Maud Renard

Heile deine Gebärmutter

arkana

Maud Renard

HEILE DEINE GEBÄRMUTTER

Die ureigene weibliche Kraftquelle wiederentdecken – für ganzheitliche Gesundheit, Authentizität und Fülle

Aus dem Französischen
von Elisabeth Liebl

arkana

Die französische Originalausgabe erschien 2021 unter dem Titel »Habiter son utérus – au coeur de la gynécologie émotionnelle« bei Tana éditions, einem Imprint von Edi8, Paris.

Sollte diese Publikation Links auf Webseiten Dritter enthalten, so übernehmen wir für deren Inhalte keine Haftung, da wir uns diese nicht zu eigen machen, sondern lediglich auf deren Stand zum Zeitpunkt der Erstveröffentlichung verweisen.

Die hier vorgestellten Informationen sind nach bestem Wissen und Gewissen geprüft. Dennoch übernehmen Autor und Verlag keinerlei Haftung für Schäden irgendwelcher Art, die sich direkt oder indirekt aus dem Gebrauch dieser Informationen, Tipps, Rezepte, Ratschläge oder Übungen ergeben. Im Zweifelsfall holen Sie sich bitte ärztlichen Rat ein.

MIX
Papier aus verantwortungsvollen Quellen
FSC® C014496

Penguin Random House Verlagsgruppe FSC® N001967

1. Auflage
Deutsche Erstausgabe

in der Penguin Random House Verlagsgruppe GmbH,
Neumarkter Straße 28, 81673 München

Lektorat: Dr. Pascal Frank
Umschlaggestaltung: ki 36 Editorial Design, München, Daniela Hofner,
unter Verwendung der Vorlage des Originaldesigns
Umschlagillustration: © Claire Astigarraga
Satz: Buch-Werkstatt GmbH, Bad Aibling
Druck und Bindung: GGP Media GmbH, Pößneck
Printed in Germany
ISBN 978-3-442-34299-0

www.arkana-verlag.de

Für meine Mutter,
meine Schwester
und meine zwei Großmütter

INHALT

EINFÜHRUNG

Mit 18 Jahren habe ich zum ersten Mal einen Osteopathen aufgesucht. Ich hatte Rückenschmerzen, aber als ich die Praxis wieder verließ, war ich darüber hinaus auch meine Wut los. Er war der Erste, der mir zeigte, wie die biologische Decodierung funktioniert. Er las alle Emotionen aus, die ich in meinem Körper festhielt. Ich weiß noch, wie geschockt ich war, dass er für diesen Mann ein offenes Buch war.

Dies war meine erste Berührung mit dem engen Band, das Geist und Körper verbindet. Vorher wäre ich nicht mal im Traum auf die Idee gekommen, dass diese zwei Elemente zusammengehören: mein Körper und mein Kopf. Als ich ihm erzählte, dass ich Architektur studierte, ging er zu dem Skelett, das in der Ecke stand, und nahm ihm einfach den Schädel ab. Dann hob er die Schädeldecke an, zeigte mit dem Finger auf die Fontanelle, den Punkt, an dem sich die vier Schädelknochen treffen, und sagte: »Schau, das hier ist der Schlussstein des menschlichen Körpers. Denn auch der Körper hat seine eigene Architektur. Und die Architektur funktioniert nach den gleichen Gesetzen wie der Körper.«

Diese Sätze haben sich in mein Gehirn eingebrannt. Sie waren der Auftakt zu einem Initiationsritus, der zur Richtschnur meines Lebens zwischen Körper und Architektur werden sollte. Doch mit 18 Jahren war ich in meinem Körper noch nicht zu Hause. Ich hatte 13 Jahre klassischen Tanz hinter mir, auf einem fast schon professionellen Niveau. Spitzentanz übte ich erst seit einigen Jahren, aber ich hatte schon Rückenschmerzen. Ich hatte meinen Körper perfekt modelliert, zu Hause war ich aber darin nicht. Ich war von einer nachgerade erschreckenden Gelenkigkeit, hatte meine Arme wunderbar grazil modelliert. Ich hielt meinen Kopf hoch, die Beine konnte ich ganz nach Belieben verbiegen. Das war die Architektur, die der klassische Tanz meinem Körper abverlangte. Sich in dieser Struktur wohlzufühlen sah anders aus ...

Nach der schmerzlichen Entscheidung, den Tanz nicht professionell zu betreiben, verbrachte ich die nächsten 13 Jahre mit dem Studium der Architektur und später der Arbeit am Bau. Ich verließ Frankreich und ging nach Belgien, wo ich lernte, in Brüssel zu leben, in einer anderen Kultur. Ein Teil meiner Arbeit war es, Baustellen so zu planen, dass die Menschen das Haus ihrer Träume errichten konnten. Und ich halte es immer noch für einen der schönsten Berufe der Welt, den Menschen ein Dach über dem Kopf zu schenken.

Doch solch ein Dach zu haben heißt ja noch nicht, dass man nie krank wird oder nie unter Schmerzen leidet. Ich jedenfalls war in meinem Körper immer noch nicht zu Hause, auch wenn ich lernte, den Raum darum herum für mich einzurichten. Neben meinem Beruf als Architektin belegte ich Kurse für Tanztheater, Pantomime und Clownerie. Nach zwei langen Reisen nach Indien und Nepal arbeitete ich nur noch halbtags als Architektin. Die restliche Zeit trat ich als Clown beim Straßentheater auf. Und eben dabei lernte ich, mich in meiner Haut auch wohlzufühlen. Ein Freund aus Venezuela schenkte mir meine erste Clownsnase: ein winziges rotes Herz, das ich mir auf die Nase kleben konnte. Diese Minimalmaske erlaubte mir, alle Seelenzustände des Menschen auszudrücken. Ich habe alles durchprobiert: Grimassen, Mimik, Körperhaltung. Alles, was die Zuschauer zum Lachen oder Lächeln brachte, Enttäuschung ausdrückte oder das Herz schlicht dahinschmelzen ließ. Mit dieser Minimalmaske fing ich an, mich in meinem Körper daheim zu fühlen.

Ich hatte also alles, was es dazu brauchte, wusste aber immer noch nicht, was ich damit anfangen konnte. Meine Fassade war immer noch intakt. Ich fühlte mich hin- und hergerissen zwischen dem Leben als Clown und dem Dasein als Architektin. Auf der einen Seite verdiente ich mehrere tausend Euro, es wurde mir viel Verantwortung zuteil und wenig Anerkennung. Auf der anderen flogen mir ein paar Münzen in den Hut, und ich konnte die Menschen zum Lachen bringen, aber als Künstlerin war ich Teil des Prekariats. Mein ganzes Leben passte nicht mehr zu mir. Es nützte mir wenig, dass ich nun in meinem Körper zu Hause war, solange dieser Körper nicht zu seinem Umfeld passte.

Und so beschlossen mein Partner und ich, alles hinter uns zu lassen und künftig in Kolumbien zu leben. Warum Kolumbien? Ich habe mir diese Frage schon tausendfach gestellt, aber bis heute keine Antwort gefunden. Wir wollten Spanisch sprechen, liebten die Cumbia, und es gab dort ein Work-and-Travel-Programm. Und wir hatten einfach ein gutes Gefühl dabei, Punktum! Jahre später ließ ich mir mal die Tarotkarten legen, und da hieß es, ich hätte auf diese Weise versucht, den Kontakt zur Linie meiner Vorfahren wiederherzustellen. Mein Urgroßvater väterlicherseits war aus Spanien vor der Franco-Diktatur geflohen. Vielleicht hat mir ja mein Unbewusstes diese Entscheidung vorgegeben. Auf jeden Fall hatte es wohl nichts dagegen einzuwenden! Mir diese Entscheidung erklären zu können heißt, dass ich sie nicht mystifiziere als den mir vom Schicksal bestimmten Weg zur »emotionalen Gynäkologie«. Ich bin losgezogen, weil ich ein privilegiertes Leben hatte als cisgeschlechtliche und heterosexuelle weiße Frau mit Hochschulbildung. Ich hatte seit Jahren Geld beiseitegelegt. Was ich in Kolumbien erlebt habe, war meine persönliche Wahl. Aber es ist auch nur meine höchstpersönliche Erfahrung. Ich möchte damit nicht Kolumbien zum Land mystischer Einsichten hochstilisieren. Heute setze ich mich übrigens intensiv für ökologische Belange ein und weiß nicht, ob ich diesen Schritt so noch einmal tun würde. Ich habe mittlerweile jede Menge Menschen kennengelernt, die in Frankreich geblieben sind und ähnlich lebensverändernde Erfahrungen gemacht haben wie ich auf der anderen Seite des Ozeans.

In Kolumbien bin ich in den schöpferischen, magischen Kessel gefallen. Meiner war der Kessel der Gynäkologie. Und damit meine ich nicht die medizinische Wissenschaft der Frauenheilkunde, die gewöhnlich so bezeichnet wird. Ich verstehe darunter vielmehr die gynäkologische Matrix, die Gesamtheit der weiblichen Geschlechtsorgane. Und in diesen Kessel bin ich gefallen, weil ich Schmerzen hatte. Drei Monate bevor ich Europa verließ, hatte ich aufgehört, die Pille zu nehmen. Nach 15 Jahren guter und treuer Dienste vonseiten der künstlichen Hormone, die auf körperlicher Ebene meine Eierstöcke betäubten und auf emotionaler mein Gehirn. Ich ließ mir eine Spirale einsetzen. Dieses winzige Ding, das aussieht wie ein Anker, sollte zu meinem ärgsten Feind werden. Ich sollte heftige Schmerzen und Blutungen kennenlernen, bis ich die Tage meines Zyklus, an denen ich mich nicht krümmte, an den Fingern einer Hand abzählen konnte. Dazu kam noch, dass meine natürlichen Hormone sich wieder meldeten – leider mit Akne, depressiven Verstimmungen und Haarausfall. Ich war nicht mehr in meinem Körper zu Hause, vielmehr wurde er von anderen Dingen in Beschlag genommen. Ich nahm alles ergeben hin, weil mein Gynäkologe mir vor der Abreise nach Kolumbien gesagt hatte, diese Probleme seien völlig normal. Es würde gut sechs Monate dauern, bis die Gebärmutter sich umgestellt habe. Und ich als brave Patientin, die den Ärzten grundsätzlich vertraute, akzeptierte geduldig, was geschah! Ich ertrug sowohl die Schmerzen als auch den ganzen Rest. Die erste Zeit in Kolumbien litt ich unter extremen Unterleibsschmerzen. Diese bescherten mir am Ende Einsichten, die mich veränderten.

Vier Monate nach unserer Ankunft entdeckte ich eine Anzeige für ein Seminar, das einige Kilometer von Bogotá entfernt abgehalten wurde: *mujeres que despiertan*, was so viel heißt wie: »Frauen erwachen«. Das Seminar dauerte vier Tage. Wir sangen, tanzten, meditierten und veranstalteten Zeremonien, bei denen wir *chicha* tranken, Maisbier. Lauter kolumbianische Frauen, von denen ich nicht eine kannte. Ich lernte die Organisatorin kennen – Laura Moreno: um die dreißig, ständig ein Lächeln auf den Lippen und beseelt vom innigen Wunsch, das Wissen und die Zeremonien ihrer Ahninnen weiterzugeben. Einige Monate später belegte ich bei ihr einen Kurs, der mich zur »Koordinatorin von Frauengruppen« machte. Und zur Meisterin in den Ritualen der Ahninnen. Mit meinem noch nicht ganz sattelfesten Spanisch nahm ich auf, was sie mir beibrachte: wie man Menschen reinigt, wie man die Energie einer Gruppe anfacht, wie man einen Altar aufbaut und wie man in Verbindung tritt mit Mutter Erde, *Madre Tierra*.

Aber das war keineswegs einer dieser klassischen Neoschamanenzirkel. Laura trug Jeans und Lippenstift. Sie trank Bier und liebte Brathuhn. Auf diese moderne Weise lehrte sie das Wissen ihrer Ahnen, der Muisca, der Indigenen aus dem Raum Bogotá. Und Laura achtete sehr darauf, dass ich mir nicht etwa ihre Kultur aneignete, sondern einen Weg fand, um ihre Lehren in meine Welt zu integrieren. Bei jedem neuen Thema wandte sie sich an mich, die »Ausländerin«, und bedeutete mir, ich solle mir überlegen, wie diese Dinge in meinem Land gehandhabt werden. Ich machte immer mit, wenn wir uns mit der kolumbianischen Erdmutter verbanden, aber ich sollte auch den Weg zu meinen europäischen Ahnen finden. Sie schärfte mir ein, dass ich zwar in Kolumbien lernen konnte, dann aber Mittel und Wege finden sollte, um das Gelernte in meiner abendländischen Kultur aufzuspüren. Später würde ich dann die druidischen und christlichen Wurzeln Frankreichs entdecken. Und danach habe ich eigene Zeremonien entwickelt, sozusagen *à la française*, was heißt mit viel Rotwein und Brot. (Auf bestimmte Dinge kann man eben nicht wirklich verzichten!) Laura zeigte mir auch, wie ich das Tor aufstoßen konnte, das mich mit der Energie in meinem Inneren verband.

Einige Jahre später saßen wir zusammen in einem Zug, der uns beide nach Brüssel zurückbrachte. Laura hatte ein Seminar im belgischen Liège gegeben. Auf der Fahrt fragte ich sie schüchtern, ob sie sich selbst als Schamanin sehe. Und sie antwortete: »Ja, ich habe eine Einweihung als Schamanin erhalten. Aber ich brauche diese Bezeichnung nicht, um Energien zum Fließen zu bringen.«

Die Begegnung mit ihr hat mir ermöglicht, wieder Zugang zu meiner Energie zu finden. Und was meine Unterleibsschmerzen anging: Mein Energiepegel war damals wirklich sehr niedrig. Von all den Dingen, die ich von Laura lernte, sollte mir vor allem eines im Gedächtnis bleiben: »Wenn du eine Lösung finden willst, schreib zehn Möglichkeiten auf. Und fang dann an mit der aktiven Umsetzung.« Und so begann ich, Wissen zu sammeln. Ich ging auf die Märkte, wo eine Kräuterfrau mir Salbei empfahl, um die Krämpfe zu lindern. Einige Stunden später hatte ich keine Schmerzen mehr. Unglaublich! (Ich brauchte also keine zehn Lösungsschritte, sondern nur einen einzigen.)

Ich betrachtete die beiden Salbeiblätter auf dem Boden meiner Tasse, die mein Martyrium beendet hatten. Und das war es tatsächlich? Zwei Salbeiblätter genügten, wo ich sechs Monate lang gelitten hatte? Warum hatte ich nicht schon früher daran gedacht? Ich wusste einfach nicht, wie ich mich um meinen Körper und meine Gebärmutter kümmern konnte. Mein Urteilsvermögen war total vernebelt, weil ich die Verantwortung immer den Ärzten überließ. Was mir nicht von ihnen empfohlen wurde, habe ich nicht gemacht … Ich litt, weil ich eine Frau war, weil es eben so war und weil der Arzt es gesagt hatte. Mit einem Mal empfand ich eine unglaubliche Wut – auf mich und auf die gesamte Ärzteschaft. Ich kann Laura Morena und dem Salbei gar nicht genug danken: Durch sie habe ich gelernt, dass mein Körper mir gehört und dass ich Lösungen finden kann, wenn er leidet. Und so begann meine lange Reise zur natürlichen bzw. emotionalen Gynäkologie. Ich sagte mir: Wenn das bei Menstruationsschmerzen funktioniert, dann klappt es auch bei Pilzkrankheiten und Blasenentzündungen …

Zuerst wandte ich mich der Pflanzenheilkunde zu. Die zweite gynäkologisch bedeutsame Begegnung fand im virtuellen Raum statt. Mit einer Frau, die sich »Hekate« nennt. Sie ist Chilenin und lehrt natürliche Frauenheilkunde und eine vom Feminismus inspirierte Selbstbeobachtung. Carolina Campos Carnifrú wird sich vermutlich nicht mehr an mich erinnern, da ich ja nur eine Schülerin unter vielen anderen war. Für mich aber war diese Begegnung von entscheidender Bedeutung. Diese engagierte Feministin hatte vor Kurzem ein Netz von Doulas[1] gegründet, die in Chile Abtreibungen vornahmen – obwohl diese dort seit 2017 nur noch dann erlaubt sind, wenn das Leben der Mutter bedroht ist, der Fötus es nicht durch den Geburtskanal schafft oder die Frau vergewaltigt worden ist. (Im Moment ist ein Gesetz in Vorbereitung, das Schwangerschaftsunterbrechungen bis zur 14. Woche erlaubt.) Carolinas Ansatz war einerseits sehr bodenständig – die Frauen lernten viel über ihre Anatomie und die Wirkung ihrer Hormone. Andererseits setzte sie auf eher energetische Prozesse wie die Vereinigung mit dem Menstruationsblut oder Rituale, die den weiblichen Zyklus begleiteten.

In Carolinas Kurs fing ich an zu begreifen, welche Macht mein Körper hatte. Und ich beschloss, auf die Spirale zu verzichten. (Der zweite Lösungsschritt!) Davor zog ich aber immer noch einen Gynäkologen zurate, um auch ja alles »richtig« zu machen. In der Praxis würdigte man mich einmal mehr zum Kind herab. Es gab nur einen einzigen Termin an einem Tag, an dem ich bereits andere Verpflichtungen hatte. Nur einen freien Termin, und den konnte ich nehmen oder es bleiben lassen. Ich sollte mich also einmal mehr auf den Marsch durch die Institutionen einlassen? Nein, danke. Ich weiß noch, dass ich auf die arme Arzthelferin, die ja nur ihren Job machte, wirklich wütend war.

Am selben Abend beschloss ich – aus Wut, aber auch in einem Akt der Selbstermächtigung[2] –, mir die Spirale selbst herauszunehmen. Unter der Dusche. Ich wusch mir die Hände, ging in die Hocke, führte zwei Finger in die Vagina ein, hustete ein wenig, damit die Gebärmutter sich zusammenzog, und zog vorsichtig am Faden. Fünf Sekunden später hielt ich die Spirale in der Hand. Es hatte kein bisschen wehgetan. Und wieder stellte ich mir die gleichen Fragen: Und das war alles? Warum habe ich nicht schon früher daran gedacht? Warum habe ich so lange gebraucht, um für mich selbst zu sorgen? In diesem Augenblick empfand ich Erleichterung, Stolz und eine Art Gelassenheit. Ich hatte mir etwas Gutes getan. Durch diesen Akt hatte ich selbstbestimmt über meinen Körper entschieden und über meine Gebärmutter. Nach all diesen gynäkologischen Entdeckungen zog ich in Kolumbien aufs Land und wurde Ballettlehrerin im Nachbardorf. Schluss mit der Schimäre der gescheiterten Tänzerin. Der Tanz kehrte durch sämtliche Poren zurück in mein Leben.

Ich ließ mich einweihen in die Kunst des Salsa und entdeckte, wie wichtig die Bewegungen des Beckens für die Qualität dieses Tanzes sind. Und es tat gut, auf diese Weise die Energie in diesem Bereich meines Körpers kreisen zu lassen. Mir wurde klar: Das Wort allein genügt nicht, um Emotionen freizusetzen. Man muss sie auch in den Körper holen und sie durch Bewegung zähmen. Aus diesen Erkenntnissen sollte einige Jahre später die Gyn'émotion entstehen, die Praxis rund um die emotionale Gynäkologie, die viel mit Tanz und Ritual zu tun haben würde.

Im ersten Teil des Buches geht es um das Becken und das, was es beherbergt, denn bevor wir uns der Gefühle bzw. Energien annehmen können, sollten wir unseren Körper kennen. Wenn Sie wissen, wo Norden ist, können Sie sich orientieren und Ihren Weg finden. Mein Norden ist das, was sich in meinem Becken, meiner Gebärmutter und meiner Vagina abspielt. Selbst wenn Ihnen die Gebärmutter entfernt wurde, ist dieser Bereich präsent, wenn auch auf unsichtbare Weise. Meiner Ansicht nach hat die Gebärmutter eine körperliche und eine energetische Funktion. Auch wenn sie nicht mehr in unserem Körper ist, so hat sie doch darin ihre Spuren hinterlassen. Wenn Sie an Ihre Gebärmutter denken, ob Sie diese noch aktuell im Körper tragen oder nicht, rufen Sie sie ins Leben. Denn in meinen Augen gibt es diese Energie der Gebärmutter. Außerdem hat jeder von uns während der ersten drei Monate seines embryonalen Lebens Bekanntschaft mit einer Gebärmutter geschlossen. In diesem Stadium besitzt der Fötus zwei Gänge, die sich ausdifferenzieren zu männlichen Geschlechtsorganen (der Wolffsche Gang) oder zu weiblichen (der Müllersche Gang). Daraus werden dann die Hoden bzw. der Uterus. Energetisch bleiben beide in uns zurück.

Diese embryonale Entwicklung wirft viele Fragen auf, was die Natur der Geschlechtsorgane, der Geschlechter und der geschlechtlichen Identität angeht. Manche intersexuelle, geschlechtslose, transsexuelle und nichtbinäre Menschen bzw. solche, die auf der Suche nach ihrer Identität sind, haben eine gynäkologische Matrix und entsprechende Menstruationszyklen. Für mich war es eine harte Nuss, über Themen zu schreiben, die ausschließlich den weiblichen Körper betreffen, wo doch im Französischen der männliche Artikel immer beide Geschlechter meint. Und das, obwohl die gynäkologische Matrix eben nicht nur für Frauen existiert. Eine inklusive Schreibweise ist hier schwer zu finden, daher habe ich häufig den Begriff der Person gewählt, die zwar weiblich dekliniert wird, aber auch Raum für andere Geschlechteridentitäten lässt. Wo es sich machen ließ, habe ich beide Geschlechter angesprochen. Wenn nicht, bin ich beim Femininum geblieben.

Die Inklusion anderer Geschlechter und Identitäten in die gynäkologische Matrix ist wichtig, damit unsere Welt endlich aufhört, das Geschlecht einzig in »weiblich« und »männlich« einzuteilen. Denn unsere geschlechtliche Identität wird ja nicht nur von unserem Körper bestimmt, sondern auch von unseren Emotionen. Die Pluralität der Geschlechter zu akzeptieren heißt, Unterschiede sichtbar zu machen. Aber auch: Vertrauen zu sich selbst und zum eigenen Körper zu haben. Bis wir ein neues medizinisches Vokabular nutzen, wird es noch eine Weile dauern. So ist es beispielsweise Unsinn, von »weiblichem Hormon« zu sprechen, wenn das Östrogen gemeint ist, oder Testosteron als »männliches Hormon« zu bezeichnen. Denn in Wahrheit sind beide Hormone sowohl im männlichen als auch im weiblichen Körper präsent. Manche Ökofeministinnen verstehen Begriffe wie »weiblich« oder »männlich« symbolisch als Ausdruck der Dualität, die in der Natur zu finden ist: Schatten und Licht, Leben und Tod, Yin und Yang. Ich habe darauf verzichtet, weil auch diese Auffassung meiner Ansicht nach die Interpretation der Geschlechter als duales System verstärkt. Wenn man bestimmte emotionale, körperliche oder energetische Verhaltensweisen als »männlich« oder »weiblich« einstuft, verstärkt man damit nur die klassischen Vorurteile. Da gilt dann die Innenschau als »weiblich«, aber das »aktive Handeln« als männlich. Ich glaube nicht an solche Dinge. Daher lasse ich mich hier von den Elementen inspirieren und spreche von »Mondenergie« oder »Sonnenenergie«. Damit es nicht zu Missverständnissen kommt.

Die dritte kolumbianische Begegnung, die mir heute noch wichtig ist, war die mit Sajeeva Hurtado. Sie ist Kolumbianerin und hat eine Ausbildung in Traditioneller Chinesischer Medizin (TCM). Von ihr stammt die Übung der Eierstockatmung. Sie hat mich gelehrt, wie die Meridiane funktionieren und wie die Symptome des Menstruationszyklus mit unseren Gefühlen zusammenhängen. Sajeeva spürt gynäkologische Erkrankungen auf und stößt die Selbstheilung an, weil sie den Betroffenen beibringt, in die gynäkologische Matrix hineinzuatmen. Denn ihrer Ansicht nach kristallisieren sich Traumata immer in der Gebärmutter. Nun nahm das Puzzle allmählich erkennbar Gestalt an: Ich eroberte mir meinen Körper zurück und entdeckte die Emotionen, die damit verbunden waren. Der letzte große Knall geschah, als ich herausfand, dass Hormone, Gehirn und Gefühle einen Molotowcocktail mixen, der uns das Leben mit dem Zyklus angenehm oder schwer macht. Daher beschäftigt sich das zweite Kapitel dieses Buches mit den Hormonen und den dahinterstehenden Gefühlen. Denn letztlich haben die Hormone ihren Ursprung im Gehirn. Wenn wir begreifen, was in uns vorgeht, verstehen wir auch, warum wir auf eine bestimmte Weise reagieren.

Im dritten und vierten Kapitel geht es um diese Reaktion. Und um die Arbeit französischer Ärztinnen und Heiler: Danièle Flamenbaum, Gynäkologin und Akupunkteurin. Marie Pénélope Pérès, Tanztherapeutin und Pädagogin. Gaëlle Baldassari, die als Psychologin ihre Klientinnen durch den Zyklus begleitet. All diese Frauen teilen mit mir die Ansicht, dass unsere Gefühle eng mit unserer gynäkologischen Matrix verknüpft sind. Die emotionale Gynäkologie eröffnet uns einen klaren Blick auf die Gefühle, die sich hinter gynäkologischen Blockaden verstecken. Sie steht gleichwertig neben der Schulmedizin und versucht in keiner Weise, diese zu ersetzen. Sie heilt weder Krankheiten noch Gefühle, sie versucht nur, diese »zu entschlüsseln«. Dabei gibt es unzählige Elemente, die berücksichtigt werden müssen. Der menschliche Körper ist wie ein Notenblatt: Es reicht nicht zu verstehen, was da schwarz auf weiß steht, um dem Ganzen eine Melodie zu entlocken. Sie müssen auch die Tempi kennen, die einzelnen Noten und die Stimme der anderen Instrumente, um daraus eine echte Symphonie zu machen.

Daher kann ein Buch niemals eine therapeutische Sitzung ersetzen. Aber es kann Sie darin unterstützen, auf sich zu hören und all das zu entdecken, was Sie am meisten berührt. Ich jedenfalls nenne für alle Blockaden Gegenmittel: Diese können Sie ansprechen oder auch nicht. Das ist absolut in Ordnung. Vergessen Sie nicht, dass Sie einzigartig sind, dass jede »Entschlüsselung« einzigartig ist. Manchmal gibt es einfach einen Missklang, weil bestimmte Elemente fehlen oder weil es nicht der richtige Moment dafür ist.

Dasselbe gilt für die Kapitel über die einzelnen Erkrankungen. Die emotionale Gynäkologie hat sich nicht zur Aufgabe gemacht, Schmerzen und Krankheiten nur auf Ihre Gefühle zurückzuführen, ohne auf Ihre übrigen Lebensumstände zu schauen. Ich höre von Klientinnen immer wieder Klagen über bestimmte Sprüche von Ärztinnen und Krankenpflegern. Sprüche wie: »Der Schmerz existiert nur in Ihrem Kopf.« Oder: »Da kann man nichts machen, das ist psychosomatisch.« Doch ein Schmerz ist immer real und muss auf der körperlichen Ebene behandelt werden. Es handelt sich dabei um Beschwerden, für die sich keine physiologische Grundlage finden lässt. Auch wenn es keinen offensichtlichen Grund gibt, auch wenn alle Tests keinen Befund ergeben: Ich glaube den Menschen, die mir von ihrem Schmerz, ihrem Unwohlsein berichten. Es ist wichtig, sie nicht im Schwebezustand ihres Geistes zu belassen, wo sie ihren Gefühlen hilflos ausgesetzt sind. Wenn man ihnen sagt, dass sie selbst für ihre Schmerzen verantwortlich sind, löst dies häufig Schuldgefühle aus. Nein, wir sind unser Körper: Er ist wir, und wir sind er.

Daher habe ich mich ganz bewusst dagegen entschieden, etwas über das Thema »Fruchtbarkeit« zu schreiben. Denn diese hängt von zwei Körpern ab, die ihre eigenen Emotionen haben: Da sind zum einen Sie, zum anderen aber der Mensch, der die Spermien hat. Oder im Falle einer Eizellenspende der zweite Elternteil. Die Vielfalt der Gefühle wird also mit zwei, mitunter auch mit drei multipliziert. Da ich nicht auf männliche Körper spezialisiert bin, habe ich zu dem emotionalen Cocktail der Fruchtbarkeit nichts zu sagen. Das zweite Thema, das hier nicht zur Sprache kommt, ist die Geburt bzw. die Zeit danach. Denn in dieser Zeit ist die hormonelle Konstellation eine andere, der Körper reagiert ganz anders, und ich habe von dieser Phase des Gebärmutterlebens schlicht keine Ahnung.

Nach zwei Jahren Lehrzeit in Südamerika kehrten mein Lebensgefährte und ich nach Frankreich zurück. Mit einer neuen, ökologisch inspirierten Überzeugung: Wir mussten lernen, unser Haus zu bestellen, wenn wir uns auf der Erde weiter wohlfühlen wollen. Als Architektin entwarf ich Pläne für ein ökologisches Habitat. Zusammen mit meinem Lebensgefährten baute ich in sieben Monaten mit meinen Händen unser ureigenstes Tiny House. Wir lebten fortan im Wald, wo ich auch gerade diese Zeilen schreibe.

Der letzte Teil dieses Buches entspringt dem Wunsch, unserer Erde mit Achtung zu begegnen und gleichzeitig voller Achtung im eigenen Körper zu leben. Ich lade Sie ein, sich mit Ihrer gynäkologischen Matrix zu versöhnen und ihr einen Platz einzuräumen, der ihrer würdig ist. Die emotionale Gynäkologie begleitet Sie bei dieser Begegnung mit sich selbst – damit Sie sich kennenlernen, sich infrage stellen, auf Ihre Gefühle hören können. Aber auch, damit Sie sich sicher fühlen können, weil Sie Ihre Grenzen kennen und Ihren Platz im Körper ebenso gefunden haben wie den auf dieser Welt. Lassen Sie nicht zu, dass jemand anders über Ihr Haus/Ihre Gebärmutter bestimmt, denn Sie sind deren Architektin oder Architekt, deren Erbauerin oder Erbauer und gleichzeitig der Mensch, der diesen Ort bewohnt. Vielleicht müssen Sie ja mit starken Menstruationsschmerzen leben, mit wiederkehrenden Pilzinfektionen oder einem starken prämenstruellen Syndrom ... Dann werden Sie lernen, wie Sie Ihre Energie einsetzen können, um diese Symptome zu lindern, statt sie nur dazu zu gebrauchen, Ihre Pläne zu vollenden. Denn jeder Mensch verdient es, gesund zu sein.

Dass Sie sich in Ihrem Körper zu Hause fühlen, Tag für Tag und Jahr für Jahr, ist das unverzichtbare Fundament für den Aufbau Ihres Selbst und Ihrer Welt. Wenn Ihre Gebärmutter elastisch und schmerzfrei ist, können Sie Ihren Platz auf der Erde einnehmen. Und diese braucht Ihr Bemühen und Ihr Engagement mehr denn je. Haus um Haus – so entsteht zuerst ein Dorf, dann eine Stadt, dann ein Land. Jedes einzelne Habitat kann Ihnen den Weg aufzeigen, Sie mit neuem Elan erfüllen. Es ist meine tiefste Überzeugung, dass die Leiden des Körpers eng verbunden sind mit den Leiden unserer Erde. Wenn es ihr auf materieller wie energetischer Ebene gut geht, dann dürfen wir sie wirklich als »Mutter Erde« sehen, die uns nährt: Sie gibt uns voller Demut alles, was wir zum Überleben brauchen. Sie bietet uns den Raum, in dem wir leben können. Und sie schenkt uns die Nahrung, die wir verspeisen, und das Wasser, das wir trinken. Heute aber leidet Mutter Erde genauso wie wir an unserem Körper. Wenn Sie für sich selbst sorgen können, haben Sie auch die Energie, sich um die Erde zu kümmern. Und umgekehrt: Wenn Sie für die Erde Sorge tragen, dann sorgen Sie gleichzeitig für sich selbst. Diese wechselseitige Abhängigkeit stößt einen Zyklus der Erneuerung an, der uns allen guttut.

Dieses Buch habe ich geschrieben in dem Wunsch, dass jeder Mensch darin Lösungen für mehr Wohlergehen findet. Damit er oder sie das Leben führen kann, dass er oder sie sich wünscht, ganz im Einklang mit sich selbst. Ob Sie nun in Ihrem privaten Reich glücklich sind oder Lust haben, auf der politischen Ebene zu kämpfen: Der Slogan der Frauenbewegung, wonach das Private politisch ist, ist auch heute noch gültig. Hier wird er ein klein wenig verändert, denn auch das Intime ist zutiefst politisch. Sich in seinem Körper wohlzufühlen ist politisch, genauso wie der Ausdruck der eigenen Gefühle. Wenn Sie Ihre Gebärmutter heilen mit all der Weisheit und Gerechtigkeit, die Ihnen eigen ist, dann können Sie auch kämpfen, ob Ihre Sache nun die ökologische, feministische, wirtschaftliche, politische, antirassistische, antikolonialistische oder inklusive ist. In Südamerika gibt es einen Mythos, der besagt, die Gebärmutter sei das zweite Herz der Frau, das in seinem eigenen Takt schlägt. Mit diesem Buch möchte ich Ihnen zeigen, wie Sie diese beiden Herzen mit Heiterkeit, Selbstvertrauen und Kraft erfüllen können.

1 DIE ANATOMISCHEN GRUNDLAGEN

Würden wir uns nicht zuerst mit den anatomischen Grundlagen beschäftigen, dann wäre dies, als würde ein Mathematiklehrer seinem Schüler den Lösungsweg einer Textaufgabe erklären, ohne ihm die Fragestellung mitzuteilen. Fehlendes Wissen über den eigenen Körper macht uns abhängig von Menschen, die über Fachkompetenz verfügen. Oder wie Victor Hugo schreibt: »Die Freiheit beginnt dort, wo die Unwissenheit endet«[3]. Die Anatomie des eigenen Körpers ist wie der Bauplan eines Hauses. Auch dieser erlaubt uns abzustecken, was uns gehört, und über unser Eigentum Bescheid zu wissen. Beginnen wir also mit einem Rundgang durch die gynäkologische Matrix.

DAS BECKEN, UNSER SCHUTZWALL

Die äußeren Körperteile haben die Aufgabe, die inneren Organe zu schützen. Der Schädel behütet das Gehirn, die Rippen schirmen Lunge und Herz ab, die Wirbelsäule umhüllt das Rückenmark. Auch das Becken hat eine Schutzfunktion. Also sehen wir uns dieses Bollwerk an und das, was sich dahinter verbirgt.

Das Becken in seiner Gesamtheit

Das Becken besteht aus mehreren Knochen, die zusammen eine Art Schüssel bilden. Seitlich die beiden Hüftbeine, die aus jeweils drei Knochen bestehen – dem Sitzbein, dem Darmbein und dem Schambein. Hinten das Kreuzbein und das Steißbein, die den vorletzten respektive den letzten Abschnitt der Wirbelsäule bilden. Diese Knochen sind durch Gelenke miteinander verbunden, die aber nicht sehr beweglich sind, sodass man manchmal das Gefühl hat, das ganze Becken sei ein einziger Knochen. Dieses Knochengefüge hat verschiedene Funktionen. Es verbindet die unteren Gliedmaßen mit dem Rumpf, und zwar über das Hüftgelenk, in das sich der Oberschenkelknochen (Femur) einfügt. Vor allem aber trägt es dank seiner Festigkeit und seines Umfangs das Gewicht des Oberkörpers, bevor dieses auf die Beine verteilt wird. Manchmal wird das Becken als Grundpfeiler der aufrechten Haltung bezeichnet, weil es die beiden Hälften des Körpers stützt. Auf symbolischer Ebene verbinden sich im Becken Himmel und Erde. Außerdem ist es der Ort, an dem die Muskeln und Nerven des oberen bzw. unteren Körpers ansetzen. Es ist wie ein Scharnier, dank dessen sich die beiden Körperhälften vertikal zusammenklappen lassen. Das zeigt schon die Tatsache, dass wir sitzen können. Schließlich schützt das Becken die weiblichen Geschlechtsorgane, die im Bereich des »kleinen Beckens« sicher sind.

Das kleine Becken

Dabei handelt es sich um die runde Höhlung im unteren Bereich des Beckens, ein kleines Gefäß im großen Kessel also. Hier liegen die Eierstöcke, die Gebärmutter und die Scheide, aber auch andere Organe wie die Blase und das Rektum. Im männlichen Körper beherbergt das kleine Becken die Prostata und die Samenbläschen, die für die Fortpflanzung unentbehrlich sind. Den Abschluss des kleinen Beckens bildet der Beckenboden, eine horizontal verlaufende Muskelschicht, die von der Vulva bis zum Anus führt. Dieses wertvolle Gefäß ist das geheime Versteck, das Ihren heiligen Raum birgt. In der *Langue des oiseaux,* der Sprache der Mystiker, kann man das kleine Becken *(bassin)* auch *bas sain* lesen, phonetisch »heiliger unterer Bereich«. Es bezeichnet also Ihr Allerheiligstes, den Tabernakel um den Heiligen Gral – Ihre Gebärmutter. Nicht zufällig ist das lateinische Wort für Kreuzbein (in Anlehnung an das altgriechische *hierón osteón*) *os sacrum*, »heiliger Knochen«, denn das Kreuzbein hat die Aufgabe, die Gebärmutter zu schützen. Dass den alten Griechen dieser Knochen als heilig galt, zeigt sich auch in ihren Ritualen: Die Priester warfen Kreuzbeine von Tieren ins heilige Feuer, und dieses enthüllte ihnen in der Art, wie der Knochen brannte, den Willen der Götter. Es diente der Wahrsagung. Dank der anatomischen Kenntnisse Ihres Beckens können Sie anfangen, die Schatzkarte Ihres Körpers zu erkunden.

Tasten Sie es als Erstes nach den Darmbeinen ab, die am leichtesten zu finden sind: zwei Höcker, die auf beiden Seiten der Hüfte hervorstehen. Versuchen Sie dann, mit den Fingern dem Verlauf der Beckenknochen unter der Haut zu folgen. Manchmal verlieren Sie die Spur, weil die Darmbeine von Muskeln, Fett und Darmschlingen bedeckt sind und ihre Oberfläche deshalb nicht tastbar ist. Aber Sie finden den Weg wieder, wenn Sie beim Schambein angelangt sind, diesem sehr harten Abschnitt, der die beiden Darmbeine verbindet. Das Schambein bildet auch den oberen Rand des kleinen Beckens, Ihres wertvollen Gefäßes. Setzen Sie Ihre Erkundungsreise fort, indem Sie die Hände zwischen die Beine führen, um zu spüren, wie hart der Knochen zwischen den Beinfalten und Ihrer Vulva ist. Auf der hinteren Seite finden Sie dann mit Leichtigkeit die Sitzbeine, die Knochen, auf denen Ihr Gewicht beim Sitzen ruht. Ihr Kreuzbein beginnt ein bis zwei Zentimeter über der Gesäßspalte. Schließen Sie die Erkundung mit dem Steiß- und dem Kreuzbein ab, indem Sie sanft die harten Partien der unteren Wirbelsäule massieren. Nach dieser Entdeckungsreise können Sie damit anfangen, die Mauern Ihres heiligen Hauses zu visualisieren. Sie haben soeben den Schutzwall Ihrer gynäkologischen Matrix entdeckt.

Ich hatte das Glück, schon von klein auf eine intensive Beziehung zu meinem Becken zu spüren, weil ich Ballett tanzte. Ich gebe zu, dass ich es eher schlecht behandelt habe, die Gelenke überdehnte, um den Spagat zu meistern oder den Rücken ganz durchzustrecken. Allerdings habe ich mein Becken erst dreidimensional wahrgenommen, nachdem ich in Kolumbien den Salsa entdeckt hatte. Die Bewegungen, mit denen man die Hüften nach vorn, hinten oder zur Seite schwingt, waren für mich ein Problem, während sie den Leuten rundherum ganz leichtfielen. Bis zu dem Tag, an dem ich verstand, dass der entscheidende Punkt war, sich gehen zu lassen. Ich musste mich nur vom Gedanken befreien, es sei unmöglich, das Becken auf diese Art kreisen zu lassen, denn dann würden mir alle auf den Po gucken. Es gelang mir zu vergessen, was andere denken könnten und was ich mir selbst eingeredet hatte, und schon schwang mein Becken im Kreis!

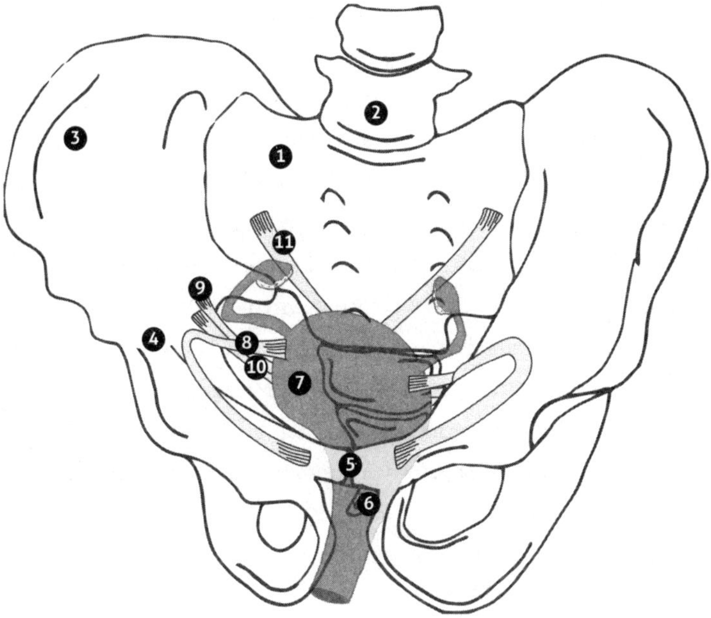

SCHEMA DES BECKENS

1. Kreuzbein (Sakrum)
2. fünfter Lendenwirbel
3. Darmbein
4. oberer Schambeinast
5. Schambeinfuge (Symphyse)
6. Vagina
7. Gebärmutter
8. rundes Mutterband (Ligamentum rotundum)
9. breites Mutterband (Ligamentum latum uteri)
10. Ligamentum cardinale (Ligamentum transversum cervicis)
11. Kreuzbein-Gebärmutter-Band (Ligamentum sacrouterinum)

STRUKTUR UND BÄNDER

Die Aufgabe der Bänder ist es, zu verbinden und Halt zu geben. Sie verknüpfen Knochen mit anderen Knochen, Knochen mit Organen sowie Organe untereinander und stellen sicher, dass das Ganze im Gleichgewicht bleibt. Die Bänder sind mit architektonischen Strukturen vergleichbar, weil sie für Stabilität sorgen. So hart unsere Knochen auch sind, sie würden nicht halten, wenn sie schlecht zusammengefügt wären. Die gleiche Festigkeit ist auch auf emotionaler Ebene notwendig. Der Mensch ist ein Herdentier, er ist dazu bestimmt, anderen Menschen zu helfen und gleichzeitig körperlich und psychisch von anderen unterstützt zu werden.

Die Dreidimensionalität der gynäkologischen Matrix

Die gynäkologische Matrix – und dieses Wort stammt übrigens aus dem Lateinischen, wo es sowohl die Gebärmutter bezeichnete als auch ein mehrdimensionales System – ist dreidimensional. Vagina, Gebärmutter und Eierstöcke bilden kein flaches Kreuz, das im Unterbauch klebt, wie es manche anatomische Bildtafeln vermuten lassen. Wenn Sie Ihre Organe nicht als flach wahrnehmen, sondern sich ihres Volumens bewusst sind, verleihen Sie ihnen eine körperliche, aber auch eine symbolische Tiefe. Wie Sie dem Schema auf der nächsten Seite entnehmen können, verläuft die Vagina diagonal Richtung Rücken, die Gebärmutter kann sowohl vorwärts als auch rückwärts geneigt sein, und die Eierstöcke befinden sich im Vergleich zum Uterus leicht nach hinten versetzt. Dieses kleine Grüppchen lebt nicht allein, sondern inmitten von Nachbarn. Die Natur mag keine leeren Räume, daher existieren in unserem Körper auch keine. Das heißt, dass die Organe sich gegenseitig berühren, aneinander anliegen. Die Gebärmutter ist so in ständigem Kontakt mit der Blase vor ihr, dem rückwärtigen Rektum und den Darmschlingen über ihr. Diese Nähe führt dazu, dass sich eine Funktionsstörung oder Entzündung eines Organs auf alle umliegenden auswirken kann.

Um zu vermeiden, dass Organe aneinander reiben, hat der Körper die serösen Membranen geschaffen. Diese Gewebe haben die Funktion eines Puffers, wie Zeitungspapier, das wir vor einem Umzug zwischen zwei Schüsseln legen, damit sie nicht kaputtgehen. Jedes Organ und jede Organgruppe verfügen über diese Art Membran, die eine Verschiebung der Organe gegeneinander erleichtert. Zum Beispiel umhüllt das Bauchfell die Gedärme, es gibt ihnen Halt im Bauch und verhindert gleichzeitig den direkten Kontakt mit Gebärmutter und Blase. Die serösen Membranen sind wichtig, damit sich die Organe problemlos bewegen können – und folglich auch für unser körperliches Wohlbefinden. Reibungen würden Schmerzen oder eine Entzündung verursachen. Die Geschmeidigkeit dieser Gewebeart können wir mit Bewegung und Stretching aufrechterhalten. (Beispielsweise können wir die Kobrastellung aus dem Yoga einnehmen, die den Rücken wölbt, um die Bauchhaut zu dehnen.)

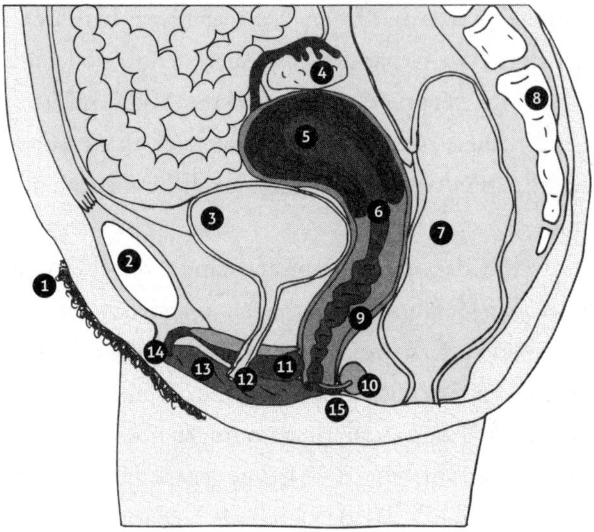

DIE SCHALE DER GEBÄRMUTTER UND IHRER NACHBARN

1. Schambein
2. Schambeinfuge
3. Blase
4. Eierstock
5. Gebärmutter
6. Gebärmutterhals
7. Rektum
8. Kreuzbein
9. Vagina
10. Vulvadrüse (große Vorhofdrüse)
11. Klitorisschenkel
12. Harnröhrenmündung
13. innere Vulvalippen (Labien)
14. Klitoriseichel
15. äußere Vulvalippen (Labien)

Die Bänder

Kommen wir zum letzten Punkt, dann sind wir mit der Anatomie durch: die »Tensegrity«. Der Begriff stammt aus der Architektur und bezieht sich auf die Fähigkeit einer Struktur, sich aus eigener Kraft zusammenzuhalten und im Gleichgewicht zu bleiben. Die

Stabilität der Hängebrücke von San Francisco beispielsweise beruht auf dem Zusammenspiel der Zugkräfte der Stahlseile und den Druckkräften der Beton-Pylone, die das Gewicht der Fahrbahn tragen. Genauso verhält es sich auch mit unserem Körper. Ersetzen Sie die Beton-Pylone durch die Knochen und die Stahlseile durch Bänder, Sehnen und Muskeln, und Sie haben ein lebendiges Beispiel für Tensegrity. Sie verleiht den inneren Organen Halt. Ohne Bänder gälte das Gesetz der Schwerkraft, und unser Herz, unsere Lungen und unsere Eingeweide würden hinunter, in den Schritt, plumpsen. Das verhindern Bänder, Membranen, Muskeln und Faszien, die für die Tensegrity des Körpers sorgen.

Dasselbe gilt auch für die Gebärmutter, die durch verschiedene Bänder an Ort und Stelle gehalten wird. Sie verhindern im Falle einer Schwangerschaft auch, dass der Fötus der Schwerkraft ausgesetzt ist. Die beiden Bänder auf der Vorderseite heißen »runde Mutterbänder«, jene auf den Seiten »breites Mutterband« bzw. »Ligamentum cardinale«. Die Bänder auf der hinteren Seite sind am Kreuzbein befestigt und heißen »Kreuzbein-Gebärmutter-Bänder«. Ein entzündetes Band kann Schmerzen oder ein Ziehen an Körperstellen verursachen, an denen Sie es nicht erwarten, wenn Sie das Prinzip der Tensegrity nicht kennen. Schmerzen im unteren Rücken während der Menstruation sind ziemlich verbreitet, und zwar aus dem einfachen Grund, dass die schwerere oder eventuell entzündete Gebärmutter Zug auf das Kreuzbein-Gebärmutter-Band ausübt, das wiederum am Kreuzbein zieht und dadurch eine Dehnung im Lendenbereich auslöst. Um diese Rückenschmerzen zu beseitigen, müssen wir aber die Gebärmutter heilen. Da der Uterus durch je ein Band mit der Blase und dem Rektum verbunden ist, kann es geschehen, dass Sie beim Wasserlassen oder beim Stuhlgang spüren, wie sich Ihr Unterbauch bewegt. Platz zu schaffen im einen oder anderen Hohlraum des Unterbauchs setzt die gesamte gynäkologische Matrix in Bewegung. Knochen, Organe und Bänder sind alle miteinander verbunden, was zu Wechselwirkungen führt. Wenn Sie Ihren unteren Rücken stützen, pflegen Sie gleichzeitig Ihre Gebärmutter, die Sie wiederum anregt, für Ihre Gefühle und folglich Ihr Leben zu sorgen.

WER WOHNT IN DER GYNÄKOLOGISCHEN MATRIX?

Ich möchte Ihnen kurz jedes Organ sowohl im anatomischen als auch im symbolischen Sinne beschreiben. Es geht um die Anatomie des Geschlechts des Typus »Weibchen«, das heißt des biologischen Geschlechts, das mit weiblichen Fortpflanzungsorganen ausgestattet ist.

Es geht mir hier um die Bedeutung, die die gynäkologische Matrix für jede von uns haben kann. Jedes Organ hat seine eigene Symbolik, und jedes Ungleichgewicht kann entsprechend interpretiert werden. Nun möchte ich aber nicht jedes Organ kategorisch mit einer bestimmten Symbolik versehen. Es gibt nichts Verletzenderes, als wenn uns jemand ohne unser Einverständnis und ohne jede Erklärung sagt, die Schmerzen an einer bestimmten Körperstelle hätten ihre Wurzeln in einem Problem mit unserer Mutter. Die biologische Entschlüsselung muss vereinbart werden und die persönliche Geschichte der Betroffenen berücksichtigen. Ich drücke es am liebsten so aus: Man legt mehrere zu entschlüsselnde Karten vor der betreffenden Person aus, damit sie selbst herausfinden kann, bei welcher es für sie am ehesten klingelt. Danach gilt es, gemeinsam die Emotionen zu entdecken, die sich dahinter verstecken.

Bei meinen Sitzungen ziehe ich gern den Vergleich zu einem Haus, um das Ganze noch aufschlussreicher zu machen. Ich bitte die Frauen, sich ihre Gebärmutter als Haus vorzustellen, und zwar nicht irgendeines, sondern ihr ureigenstes, ihren Kokon, in dem sie sich vollkommen sicher, umsorgt und voller Frieden fühlen. Dieser Vergleich entfaltet eine enorme Symbolwirkung. Man bedenke nur, dass die Gebärmutter jeden Monat einen gemütlichen Kokon für eine potenziell befruchtete Eizelle vorbereitet. Aber selbst dieses Haus kann vom Aufnahmeland in gewissen Fällen zu Feindesland werden. Wir werden uns noch ansehen, welche Art Blockade in jedem einzelnen Teil des Hauses entstehen kann.

Das weibliche Geschlecht

Laut Éric Macé, Soziologe und Mitglied des Centre Émile-Durkheim, zählt man heute 48 verschiedene biologische Geschlechter: das weibliche und das männliche sowie 46 Varianten von Intersexualität. Allerdings macht ein biologisches weibliches Geschlecht aus einer Person nicht automatisch eine Frau, denn Geschlecht ist ein kulturelles und gesellschaftliches Konstrukt. Die Bestimmung des Geschlechts und des Körpers, der dazugehört, genügt nicht, um jemanden als Mann oder Frau zu bezeichnen. Manche Menschen, die mit männlichem Geschlecht geboren wurden, können sich ganz und gar als Frau fühlen. Umgekehrt kommt es vor, dass Personen mit weiblichen Geschlechtsteilen sich als Mann fühlen und trotzdem Menstruationszyklen erleben. Viele Cisgender[4]-Frauen sagen mir, sie wünschten sich eine Rückverbindung zu ihrer Weiblichkeit. Ich antworte ihnen dann, dass ich nichts für sie tun kann, weil es genauso viele Arten von Weiblichkeit und Männlichkeit gibt wie Menschen auf der Erde. Jede Person bringt ihr Geschlecht so zum Ausdruck, wie sie es wünscht. In Frankreich zum Beispiel gilt das Tragen von Röcken aufgrund eines soziokulturellen Codes als weibliches Verhalten. Ganz anders ist es bei den Indigenen der Volksgruppe der Misak in Kolumbien, wo Männer und Frauen Röcke tragen. Entdecken Sie Ihr Geschlecht einfach unabhängig von der körperlichen Zuschreibung. Finden Sie heraus, wer Sie wirklich sind.

Die Vulva

Das Wort Vulva bezeichnet die Gesamtheit der äußeren Geschlechtsorgane des weiblichen Körpers. Den Begriff »Vulva« zu verwenden, statt auf kindliche Verniedlichungen aus der Tierwelt auszuweichen, ermöglicht uns die Wiederaneignung dieses Körperteils. Die Dinge bei ihrem richtigen Namen zu nennen ruft sie ins Leben. Wenn man anatomische Begriffe durch Verkleinerungsformen ersetzt, weicht man ins Reich der Fantasie aus. Da sich nicht alle von uns auf das Gleiche beziehen, kann das irreführend sein. So benutzen manche das Wort »Muschi« für die Vulva, während es bei anderen auch die Vagina miteinbezieht. Bei den Organen, aus denen sich die Vulva zusammensetzt, ist es ähnlich. Auch heute noch tragen einige davon den Namen der Ärzte, die sie angeblich »entdeckt« haben: die Bartholin-Drüsen (in Anlehnung an Caspar Thomeson Bartholin, der als Erster die große Vorhofdrüse beschrieben hat), die sogenannten Skene-Drüsen nach Alexander Skene. Aber diese Organe waren im weiblichen Körper bereits vor ihrer wissenschaftlichen »Entdeckung« vorhanden. Bei allem Respekt, den ich diesen Anatomen zolle: Ihr Name hat hier nichts zu suchen. Damit Sie sich Ihre gynäkologische Matrix zurückerobern können, müssen Sie sich zuerst deren Namen wieder zu eigen machen! Wörter haben Macht: Wählen Sie die Ihren also bewusst. Hier werde ich die Begriffe des feministischen Handbuchs *Notre corps, nous-mêmes* verwenden, das eine an der Wirklichkeit orientierte Bezeichnung verwendet, um die Anatomie des Geschlechts vom Typus »Weibchen« zum Ausdruck zu bringen.

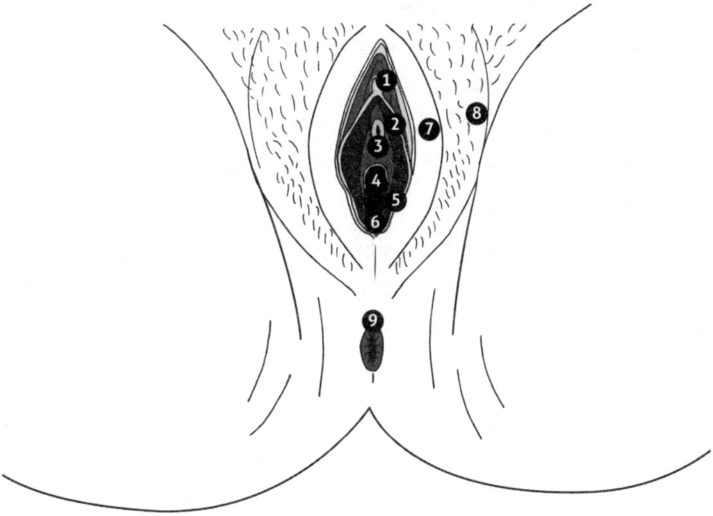

ANATOMIE DER VULVA

1. Klitoriseichel
2. Mündungsöffnung der Paraurethraldrüsen
3. Harnröhrenmündung
4. Vaginalöffnung
5. Öffnung der Vulvadrüsen
6. Schamspaltenwinkel
7. innere Vulvalippen
8. äußere Vulvalippen
9. Anus

Die Vulva stellt sozusagen die Fassade Ihres Hauses dar. Von außen noch sichtbar, ist sie es, die sich gern zeigt und sowohl mit dem Inneren als auch mit dem Äußeren in Verbindung steht. Auch wenn sie sich im Schritt befindet und Ihnen vielleicht verborgen scheint, bleibt die Vulva das, was die anderen von unseren Geschlechtsorganen sehen können.

Wenn wir von oben nach unten gehen, sehen wir als Erstes die Klitoris. Dieses Organ wurde lange ignoriert, ist aber heute dank feministischer Aufklärungsarbeit ziemlich bekannt. Die Vulva lässt von der Klitoris nur die Eichel und die Vorhaut sehen, ihr Schaft liegt ein paar Zentimeter unter der Haut verborgen. In ihrem Inneren befinden sich beidseitig zwei äußere Schenkel und zwei Vorhofschwellkörper, die groß genug sind, um die Scheidenöffnung zu umhüllen. Die Klitoris besteht aus erogenem Gewebe. In ihr münden 10 000 Nervenenden. Sie schwillt an, wenn sie (sexuell oder auf andere Art) stimuliert wird. Man nimmt sie oft als aufrecht wahr. Sie scheint sich auf ihre Schwellkörper zu stützen. Wenn wir ihre Lage innerhalb der Vulva betrachten, befindet sie sich allerdings nahezu in der Horizontalen, wenn Sie sitzen, und wirkt aufrecht, wenn Sie auf dem Rücken liegen. Als der Embryologe Edouard Van Beneden 1875 den Mechanismus der Befruchtung der Eizelle durch die Samenzelle erläuterte, beschrieb er die Klitoris als »unnützes Organ«. Bis 1998 blieb sie in den Lehrbüchern der Anatomie unerwähnt. Heute nimmt die Klitoris ihren Platz in der Anatomie als ausschließlich der Lust dienendes Organ ein.

Ist die Vulva die Fassade des Hauses, dann ist die Klitoris die Lampe über der Tür. Sie ist das Element, das Ihnen erlaubt, Ihr Haus auch zu finden, wenn es dunkel ist. Weil sie die Eingangstür erhellt, finden Sie sich auch im Dunkeln zurecht.

Unterhalb der Klitoris stoßen Sie auf die vier Vulvalippen. Zwei von ihnen bestehen aus Haut, auf der Härchen wachsen. Sie werden im Allgemeinen »große« oder »äußere« Vulvalippen genannt, wobei ich den zweiten Begriff bevorzuge, weil ihre Größe stark variieren kann. Genauso werde ich es bei den »kleinen« oder »inneren« Vulvalippen halten. Letztere sind unbehaart und weisen eine andere Hautbeschaffenheit auf, auch wenn es sich noch nicht um eine Schleimhaut wie die der Vagina oder des Mundes handelt. (Die Schleimhäute sind empfindliche Zellgewebe, während die inneren Lippen nur eine Schleimhautbeschichtung aufweisen, die der Haut Schutz bietet.) Diese vier Vulvalippen, die äußeren und die inneren, dienen dazu, Ihre verborgenen Öffnungen vor Angreifern wie beispielsweise Bakterien zu schützen. Sie sind die Verkleidung der Fassade, erlauben uns aber auch, mit der Außenwelt zu kommunizieren. Oft wird das, was mit den oberen Lippen (dem Mund) nicht gesagt wird, mit den unteren Lippen (der Vulva) ausgedrückt. Sie sind das Symbol der Kommunikation in der Beziehung zum anderen. Zwischen den inneren Vulvalippen verbergen sich mehrere Eingangs- und/oder Ausgangskanäle Ihres Körpers. Der erste davon, wieder von oben nach unten, ist die Harnröhrenmündung, die äußere Öffnung der Harnröhre, durch die der Urin austritt. Man kann sie mit der Klingel vergleichen, die einen Besucher ankündigt. Der Urin, der durch die Harnröhrenöffnung austritt, dient u.a. dem Territorialverhalten, der Markierung des Reviers.

Auf beiden Seiten der Harnröhrenmündung sitzen die mit bloßem Auge nicht sichtbaren Mündungsöffnungen der Paraurethraldrüsen, die die sogenannte weibliche Ejakulation ermöglichen. Dabei tritt gleichzeitig Flüssigkeit aus der Blase und der Prostata aus. Letztere existiert in der gynäkologischen Matrix in Form eines

Harnröhrenschwamms rund um die Harnröhre. Er besteht aus erogenem Gewebe und den Paraurethraldrüsen, die die Ejakulation möglich machen. Unterhalb dieser drei Öffnungen liegt die Vaginalöffnung, auch »Vorhof« genannt. Das ist der Eingang zum inneren Teil der Vagina, die Tür des Hauses. Wenn alles in Ordnung ist, zeigt sie sich gastfreundlich, sowohl Ihnen selbst als auch geladenen Gästen gegenüber. Auf symbolischer Ebene steht der Vorhof für das willkommene Eintreten in Ihr Innerstes. Unter bestimmten Umständen weist die Vaginalöffnung am Eingang eine feine Membran auf, das Hymen. Sein Vorhandensein ist kein Beweis für Jungfräulichkeit, weil die Membran zwar die Vagina komplett verschließen, aber genauso gut inexistent sein kann. Wenn das Hymen vorhanden ist, dann ist es bei jeder Person einzigartig, seine Form und Größe variieren stark. Es kann eine Zeit lang vorhanden sein und dann verschwinden oder ein Leben lang bestehen bleiben.

Wenn es in Ihrem Körper also ein Extra gibt, das nicht jeder hat, dann ist es das Hymen! Sozusagen die Dekoration über der Eingangstür Ihres Gebärmutterhauses!

Beiderseits der Eingangstür befindet sich eine winzige Öffnung, die Vulvadrüse oder große Vorhofdrüse. Diese Drüsen produzieren das Vaginalsekret, dessen Hauptfunktion die Befeuchtung der Vagina ist, das aber auch als Barriere gegen von außen kommende Krankheitserreger eine wichtige Rolle spielt. Die Großen Vorhofdrüsen sind die Scharniere der Eingangstür. Sie ölen sie (Vaginalsekret), sorgen dafür, dass sie gut funktioniert, sich richtig öffnet und schließt.

Ganz unten an der Vaginalöffnung und bevor die inneren Lippen sich wieder schließen, findet sich der Schamspaltenwinkel (Kommissur). Dieses u- oder v-förmige Hautstück kann sehr empfindlich sein. Hier setzt man während der Geburt einen Dammschnitt

(Episiotomie) an, sollte dieser nötig sein. Die Kommissur kann aber auch ungewollt reißen. Diese manchmal sehr schmerzhafte Verletzung kann die Circlusion (bzw. Penetration) verhindern.

Schließlich ist auch der Damm Teil der Vulva, obwohl er nicht sichtbar ist. Wie das Zwerchfell verläuft diese Muskelgruppe des Rumpfs horizontal. Der Damm bildet das Fundament Ihres Hauses. Er stützt es und verhindert, dass es bei einem Erdbeben einstürzt. Ein stabiler Damm ist ein Garant für Stabilität.

ÜBUNG

Machen Sie sich mit Ihrem Körper vertraut

Wenn wir jemandem oder etwas zum ersten Mal begegnen, verlassen wir uns meistens auf unseren Gesichtssinn. Wir mustern die Person, nehmen ihren Körper, ihre Haltung, ihre Kleidung oder ihr Benehmen wahr. So sammeln wir Indizien und können uns eine Vorstellung davon machen, wen wir vor uns haben. Auch wenn das Bild, das wir uns machen, mitunter verzerrt ist und von Vorurteilen beeinflusst wird, bleibt die Beobachtung eine der wichtigsten Grundlagen, um eine Situation einzuschätzen und dementsprechend zu handeln. So ist es auch, wenn wir mit unseren Genitalien kommunizieren möchten. Sie anzuschauen ist der erste Schritt auf dem Weg zum Verständnis. Zwar sind Vagina, Uterus und Eierstöcke innere Organe, aber die Vulva, die Fassade Ihres Hauses, ist sichtbar und kann mit Ihnen in Verbindung treten. Aufgrund ihrer Lage im Schritt ist sie Blicken nur selten zugänglich. Aber ein ganz normaler Spiegel genügt, um sie zu betrachten und mit ihr Bekanntschaft zu schließen.

Die Erforschung der eigenen Vulva ist nicht nur ein Mittel, um wieder Kontakt mit unserer gynäkologischen Matrix aufzunehmen, sondern ein Instrument, um uns unseren Körper und unsere Gesundheit wieder anzueignen. Bei einer gynäkologischen Selbsterforschung erfahren Sie, welche Farbe und Beschaffenheit Ihre Vulva und Ihr Zervixschleim haben, wenn Sie gesund sind. Und Sie können fortan erkennen, wenn etwas nicht stimmt. Diese Selbsterkundung geht auf die amerikanische Frauenbewegung – das Women's Liberation Movement – zurück, die am Ende der 1960er-Jahre entstand. Damals stellten die amerikanischen Feministinnen die medizinische Kontrolle über das Leben der Frauen infrage und kämpften für das Recht, in einer Welt der patriarchalen und bevormundenden Medizin frei über ihren Körper und ihre Fortpflanzungsfähigkeit zu bestimmen. Bis heute, mehr als ein halbes Jahrhundert später, wurden zwar bescheidene Fortschritte erzielt, aber wir sind immer noch weit entfernt von der Selbstbestimmung der Frau über ihren Körper: Das zeigen nicht nur obligatorische Röntgenuntersuchungen, das Fehlen von nicht medizinischen Lösungen für bestimmte Krankheiten oder Gynäkologen, die ihr Urteil über die Patientinnen sprechen. Auch die Einschränkung oder sogar Infragestellung des Rechts auf Abtreibung in gewissen Ländern machen dies mehr als deutlich. Die Selbsterforschung in der Gruppe ermöglicht den Teilnehmerinnen auch heute noch, ohne Tabus über ihren Körper zu sprechen und Alternativen für herkömmliche Behandlungs- und Verhütungsmethoden zu entwickeln.

Wenn Sie noch einen Schritt weitergehen möchten, haben Sie die Möglichkeit, Ihre Vagina und Ihren Gebärmutterhals mit einem Spekulum zu erkunden. Letzteres lässt sich heute ganz einfach im Internet bestellen. Mithilfe eines Spiegels und genügend Licht können Sie so das Innere Ihrer Vagina erkunden. Diese Methode ist wirklich eine Quelle der weiblichen Selbstbestimmung. Wenn Sie Interesse an diesem Ansatz haben, empfehle ich Ihnen, an Gruppen-Workshops teilzunehmen, um sich durch die einzigartige Erfahrung der Selbsterforschung Ihres Körpers wieder zu bemächtigen.

Was Sie brauchen: einen Spiegel, eine Taschenlampe, ein Spekulum (wenn Sie Lust haben, Ihre Vagina zu erkunden).

Wie es geht: Die Selbsterforschung soll für Sie ein Moment der Entspannung und Rückverbindung zum Körper sein. Wählen Sie Ort und Zeitpunkt so, dass Sie keine Angst haben müssen, gestört zu werden, und sich entspannen können. Schalten Sie Ihr Smartphone aus und schließen Sie die Tür ab, wenn Sie sich so sicherer fühlen. Sie können diesen Moment als Ritual gestalten, eine Kerze anzünden, den Raum in gedämpftes Licht hüllen, sich darauf einstimmen, mit Ihrer Vulva in Verbindung zu treten.

Nehmen Sie nun einen Spiegel und machen Sie es sich bequem; Sie können sich hinkauern und den Spiegel unter sich auf den Boden legen oder sich mit gespreizten Beinen hinsetzen und den Spiegel vor sich aufstellen. Das Wichtigste ist, dass die Position bequem ist. Mit einer Taschenlampe sehen Sie mehr. Von diesem Moment an gehören Ihr Körper und Ihre Vulva Ihnen ganz allein. Ihre Forschungsreise beginnt. Sie können die Erkundung nur mit den Augen vornehmen oder sie durch den Tastsinn ergänzen, indem Sie Ihre Hände zu Hilfe nehmen. Lassen Sie sich Zeit, um sich Ihre Vulvalippen, die Vorhaut Ihrer Klitoris und die Öffnungen von Harnröhre und Vagina sowie den Anus genau anzusehen. Sie können mit den Fingern auch die Klitorisvorhaut spreizen, um weiter vorzudringen und Ihre Klitoris zu ertasten. Oder Sie stellen bloß mit den Augen eine Verbindung her.

Achten Sie auch darauf, was Sie fühlen, wenn Sie Ihre Vulva sehen. Es kann sein, dass sich dabei Emotionen melden. Fühlen Sie sich wohl bei diesem Anblick, oder ist er Ihnen unangenehm? Manchmal können gleichzeitig widersprüchliche Empfindungen auftauchen, ein Hochgefühl zum Beispiel flankiert von Scham. Ob Sie nun Ihre Vulva sehr schön oder sehr hässlich finden, spielt keine Rolle – alle Emotionen sind in Ordnung. Die Begegnung mit Ihrer Vulva erlaubt Ihnen, wieder Kontakt mit Ihrer gynäkologischen Matrix aufzunehmen. Sagt man nicht, es sei besser, mit jedem Namen ein Gesicht zu verbinden? Jetzt kennen Sie dieses Gesicht, die Fassade Ihres Hauses, und wissen immerhin, an wen Sie sich wenden müssen, um sich zu verständigen.

Die Vagina

Die Vagina ist ein Organ, das aus Muskel- und Schleimhautgewebe besteht. Oft wird sie mit Begriffen wie »Muskelschlauch« oder »Hohlraum« beschrieben, aber sie ist nicht mit Luft gefüllt, sondern in sich geschlossen. Durch ihre hohe Elastizität kann sie sich allem anpassen, was durch sie hindurchgeht. Die Länge dieses Organs, das die Vulva mit der Gebärmutter verbindet, variiert je nach Phase des Menstruationszyklus bzw. der sexuellen Stimulation. In der Ovulationsphase oder bei starker Stimulation ist die Vagina mehr als zehn Zentimeter lang, während sie in der prämenstruellen und der Menstruationsphase viel kürzer wird. Tatsächlich kann man anhand der Länge der eigenen Vagina erkennen, wann die nächste Menstruation fällig ist.

Das Geheimnis der Vagina liegt in ihrer Fähigkeit zur Selbstreinigung. Dieses Wunder verdankt sie ihrem Säuregehalt (pH-Wert), der zwischen 3,8 und 4,5 liegt. Das saure Milieu verhindert die Vermehrung von Krankheitserregern (Pilze, Bakterien oder Viren) und schützt sie daher sehr gut vor Angriffen von außen. Wenn Sie auch nur den geringsten Zweifel daran haben, dass in Ihrer Vagina alles zum Guten steht, können Sie sich zur Beruhigung auf diese Gabe der Selbstfürsorge besinnen.

Eine Frau, die immer wieder unter vaginalen Infektionen litt, erzählte mir einmal, dass sie nach mehrjährigem Herumirren von Arzt zu Arzt endlich einen netten Gynäkologen gefunden habe. Er erklärte ihr, dass sich die Vagina ganz von selbst reinige und dass man ihr vertrauen solle, statt sie immer wieder mit allerlei Zäpfchen zu traktieren. Diesem Arzt ist es zu verdanken, dass sie das Vertrauen in ihren Körper wiederfand. Darüber hinaus stellte sie ihre Ernährung um, sodass die schädlichen Bakterien kein »Futter« mehr bekamen. Von da an litt sie nie wieder unter einer Infektion der Vagina.

Am oberen Ende der Vagina liegt der äußere Muttermund, der äußere Teil des Gebärmutterhalses, auch Zervix genannt. Man kann ihn leicht mit den Fingern ertasten, weil er, ähnlich der Nasenspitze, die Form eines großen Knubbels hat, mit einer kleinen Vertiefung in der Mitte. Der Gebärmutterhals mit dem Muttermund ist der untere Teil des Uterus. Farbe, Beschaffenheit und Position des Muttermundes verändern sich je nach Phase des Menstruationszyklus. Auf ihm sitzen zahlreiche kleine Drüsen, die den Zervixschleim produzieren. Das Sekret ist ein wahres Lebenselixier und verändert im Laufe des Menstruationszyklus seine Beschaffenheit. Während des Eisprungs lässt es die Spermien durch, um während der restlichen Zeit eine undurchdringliche Barriere zu bilden. Die Beobachtung des Zervixschleims zeigt uns, wann der Eisprung bevorsteht. Dies ist ein wichtiges Instrument für die natürliche Verhütung. Der Gebärmutterhals ist ein Kanal von ungefähr 3 Millimeter Durchmesser (außer während einer Geburt), der den Abfluss des Blutes während der Menstruation und das Aufsteigen der Spermien nach einer ungeschützten Ejakulation ermöglicht. Während einer Schwangerschaft ist er vollständig geschlossen, damit der Fötus sicher in der Gebärmutter aufgehoben ist. Bei der Geburt hingegen weitet er sich bis auf einen Durchmesser von 10 Zentimeter, damit das Ungeborene hindurchgleiten kann. Der Gebärmutterhals ist so elastisch, dass sich sein Durchmesser den Umständen entsprechend verändert: von dem einer Laborpipette zu jenem einer Kaffeetasse.

Kommen wir wieder auf die symbolische Ebene zu sprechen, auf unseren Vergleich mit dem Haus. Nachdem wir die Fassade gebührend bewundert haben, ist es Zeit einzutreten. Öffnen wir die Tür, gelangen wir in die Vagina, die am Muttermund endet und über den Gebärmutterhals mit dem Uterus verbunden ist. Sie ist der Eingang, der Vorraum, in dem man seine Gäste empfängt, aber auch Mantel und Schuhe ablegt, um es sich zu Hause gemütlich zu machen. Oft wird die Vagina wahrgenommen, als wäre sie einzig für die phallische Penetration da. Das mag auch daran liegen, weil ihr Name aus dem Lateinischen kommt, wo der Begriff für »Schwertscheide« oder »Hülle« stand. Dass für dieses Organ ausgerechnet so eine Bezeichnung gewählt wurde, spricht Bände.

Es ist wichtig, dass wir uns von diesem phallozentrischen Bild befreien. Erstens, weil die Vagina keineswegs nur einen Phallus, sondern auch viele andere Dinge aufnehmen kann: Finger, eine Menstruationstasse, ein Spekulum, Gegenstände für intime Entdeckungsreisen, Edelsteine und bei der Entbindung sogar ein Kind!

Zweitens, weil auch der Begriff Penetration die Vagina schon reduziert. Er wertet sie ab zu etwas Passivem (Mondenergie), in das man eindringt. Ich habe mal folgenden Spruch gehört: »Penetration heißt für mich eintreten, ohne anzuklopfen«. Die Vagina ist keinesfalls passiv, und ich benutze lieber das Wort *umschließen* statt *penetrieren*. Es ist die Vagina, die umfasst und uns ermöglicht, zur Sonnenenergie zu wechseln. Und sie entscheidet, ob sie umhüllen will oder nicht.

2016 hat die deutsche Philosophin und Feministin Bini Adamczak in der Zeitschrift *Analyse und Kritik* vorgeschlagen, Penetration durch ein neues Wort zu ersetzen, das einen Perspektivenwechsel beinhaltet: Circlusion. Dieser Begriff setzt sich zusammen aus der Vorsilbe *cir*, was so viel bedeutet wie »um ... herum«, und *clusion*, »schließen«. Bini Adamczak erklärt: »Circlusion ist der Gegenbegriff zur Penetration. Beide Worte bezeichnen etwa denselben materiellen Prozess. Aber aus entgegengesetzter Perspektive. Penetration bedeutet einführen oder reinstecken. Circlusion bedeutet umschließen oder überstülpen. That's it. Damit ist aber auch das Verhältnis von Aktivität und Passivität verkehrt.«[5] Dieses neue Wort zu benutzen verleiht der Begegnung zwischen der Außenwelt und der Vagina eine neue Qualität, denn letztere wird zur Akteurin ihrer Erfahrungen. Von jetzt an werde ich in diesem Buch also »umschließen« statt »penetrieren« schreiben und »Circlusion« statt »Penetration«.

Zurück zu unserem Haus. Stellen Sie sich diesen Vorraum eher als große Eingangshalle denn als kleinen Flur vor. Es muss Ihnen klar sein, dass auch geladene Gäste nur bis hier und nicht weiter kommen. Wenn die Idee, Gäste zu empfangen, Sie glücklich macht, dann statten Sie diesen Raum ganz nach Belieben aus. Manche

Menschen sehen einen stilvollen Raum vor sich, in dem man Tee trinkt, andere ein Wartezimmer mit Sofas und Kissen, auf denen man es sich gemütlich macht. In erster Linie soll es Ihnen gefallen. Wenn Sie sich darin wohlfühlen, wird es auch den Gästen behagen. Die Dekoration, die Farbe der Wände und die Möbel stehen für Ihre Vaginalflora, das heißt das normale bakterielle Leben in Ihrer Vagina. Das Bild vom Einladen verdeutlicht auch, wie wichtig es ist, dass Ihre Vagina bestimmt, wen sie empfangen möchte. Sie stimmen zu, und wenn Sie das nicht tun, können Sie die Eingangstür schließen. Das Eindringen in ein Gebäude ohne Erlaubnis des Besitzers heißt in der Juristensprache »Hausfriedensbruch«. Ohne Einladung in Ihre Vagina bzw. Ihr Haus einzudringen ist eine Vergewaltigung.

Mit diesem Vergleich appelliere ich an Ihre Vorstellungskraft. Das Bild soll Ihnen deutlich machen, dass Ihre Vagina der Innenraum ist, der empfangen kann, was von außen kommt. Allerdings sollte sie nicht auf die Fähigkeit zum Umschließen reduziert werden. Der Eingang eines Hauses ist auch die Schleuse, in der man Mantel, Schuhe oder eine Last ablegen und Schmutz abstreifen kann, um ihn nicht ins Innere des Hauses zu tragen. Ein Ort, an dem Sie sich von Dingen, Emotionen, Gedanken befreien können. Umgekehrt bietet die Sexualität auch die Möglichkeit, unbekannte Seiten Ihres Selbst zu erforschen, Dinge zu tun, die Sie sich anderswo nicht erlauben würden (siehe Seite 263).

Im hinteren Teil der Schleuse befindet sich eine Tür, der Gebärmutterhals, das Herzstück der Vagina. Er ist das Ende des Tunnels, die verriegelte Tür, für die nur Sie, der Eigentümer oder die Eigentümerin, den Schlüssel besitzen. Während die Vagina noch mit der Außenwelt in Kontakt tritt, bildet der Gebärmutterhals die Grenze zum Inneren des Körpers. Nichts gelangt hinein oder hinaus ohne seine Zustimmung. Der Gebärmutterhals ist wertvoll, weil er unsere Grenzen eindeutig festlegt. In Ihrem Empfangsraum entspricht er der doppelt verriegelten Tür an der hinteren Wand. Aber während kein Gast diese Schwelle überschreiten darf, kann Ihr Körper (und somit Sie selbst) entscheiden, was er hinein- oder herauslassen will.

Die Gebärmutter

Hinter dem Gebärmutterhals beginnt der Uterus, die Gebärmutter. Aus physiologischer Sicht besteht er aus drei Schichten, deren Namen alle auf »-metrium« enden, was vom griechischen *metrā* für »Gebärmutter« kommt:

- dem Endometrium, der inneren Schicht der Gebärmutterhöhle, auch »Gebärmutterschleimhaut« genannt;
- dem Myometrium, der Muskelschicht der Gebärmutter, die das Endometrium schützt und Kontraktionen ermöglicht;
- dem Perimetrium, der äußeren Schicht der Gebärmutter. Diese feine Membran, die das Myometrium überzieht, ist serös, das heißt sie sondert eine befeuchtende Flüssigkeit ab, die die Bewegung der Organe im Bauchraum (Blase, Bauchfell, Rektum etc.) gegeneinander erleichtert.

Die Gebärmutter hat ungefähr die Größe Ihrer Handfläche (circa sieben Zentimeter). Wie ein Schwamm saugt sich das Endometrium während des Menstruationszyklus mit Blut (und anderen Sekreten) voll, um ein Nest vorzubereiten, falls eine Eizelle befruchtet werden sollte. Kurz vor der Menstruation ist die Gebärmutter daher größer und beansprucht mehr Platz. Wenn sie dann beginnt, zieht sich das Myometrium zusammen, das Blut fließt, und die Gebärmutter verkleinert sich wieder.

Ihre Lage im Körper ist nicht immer genau gleich: Sie kann mehr in Richtung Bauch (Anteversion) oder mehr in Richtung Rücken (Retroversion) geneigt sein oder sich in einer mittleren Position befinden. Es kann vorkommen, dass während der Embryonalphase gewisse Kanäle oder Gänge nicht komplett verwachsen und die Gebärmutter dadurch zwei getrennte Uterushöhlen bekommt (Uterus bicornis). Oder es bildet sich nur ein Gang aus und die Gebärmutter hat nur ein funktionsfähiges »Horn« (Uterus unicornis). Bescheid zu wissen über die Form Ihrer Gebärmutter und deren Lage im Körper kann Ihnen helfen, bestimmte Beschwerden oder Schmerzen beim Geschlechtsverkehr und während der Menstruation zu verstehen. So empfinden viele Personen mit nach hinten geneigter Gebärmutter Schmerzen bei einer tiefen Circlusion. Gewisse Stellungen beim Sex lassen den Uterus nämlich »mitschwingen«. Während sich durch vaginales Abtasten aufgrund der Position Ihres Gebärmutterhalses feststellen lässt, wo Ihre Gebärmutter liegt, kann nur eine Ultraschalluntersuchung deren genaue Lage und Form feststellen. Wer seinen Körper kennt, weiß, wie er mit bestimmten Stellungen umgehen bzw. diese im Rhythmus oder Bewegungsumfang anpassen kann, um Schmerzen zu vermeiden.

Die Gebärmutter, Ursprung jeden Lebens, ist das Herzstück unserer gynäkologischen Matrix. Sie liegt ein paar Zentimeter unterhalb des Bauchnabels in der Mitte unseres Körpers, zwischen der Blase vorn und dem Rektum hinten. Sie hat die Form eines Dreiecks, dessen nach unten zeigende Spitze durch den Gebärmutterhals mit der Vagina verbunden ist. An die oberen Ecken des Dreiecks schließen links und rechts die Eileiter an, die in die Eierstöcke münden. Der Uterus ist im Prinzip ein »Beutel«, der leer bleibt, solange keine Schwangerschaft vorliegt. Das unglaubliche Fassungsvermögen der Gebärmutter ist hauptsächlich dem Endometrium zu verdanken, das sich bei jedem Eisprung auf eine Einnistung des Eis vorbereitet, indem es sich mit guten Dingen füllt (Blut und Schleimhaut). Die befruchtete Eizelle soll es bei ihrem Empfang so behaglich wie möglich haben. Wenn kein Embryo vorhanden ist, schuppt sich das Endometrium ab, das heißt, es löst sich von der Gebärmutterwand: Die Menstruation setzt ein.

Häufig wird die Gebärmutter als Quelle der Schöpfung betrachtet, weil alles Leben in diesem Innenraum entstanden ist, zumindest bei Säuge- und lebend gebärenden Wirbeltieren. Jedes menschliche Wesen auf dieser Erde entstammt ihr. Während einer Schwangerschaft vergrößert sich das Volumen der Gebärmutter auf ihr Fünffaches. In neun Monaten nimmt sie unfassbare Ausmaße an, die sie in einen magischen, ja mystischen Raum verwandeln. Für manche Menschen, die der biblischen Maria Magdalena eine andere Stellung einräumen als der, die sie im Christentum hat, ist die Gebärmutter der Heilige Gral. C. G. Jung hat dafür den Begriff »Gefäß« verwendet. In der tantrischen Philosophie spricht man von »Zeugungsgefäß«. In neuerer Zeit verwendet Miranda Gray in ihren »Womb Blessing«-Sitzungen den Begriff »Kessel« und verweist damit zurück auf den magischen Kessel der Mythologie, in dem wie durch Zauber alles erschaffen wird.

Die Kraft der Gebärmutter ist damit aber noch nicht vollständig beschrieben, denn dieser innere Beutel ist auch energetisch von Bedeutung. Natürlich kann er sich rein physisch füllen – nämlich mit einem Kind –, aber genauso auch mit schöpferischer Energie: Hier säen wir unsere Träume, hier entstehen unsere Pläne, hier visualisieren wir unser ideales Leben. Die Gebärmutter ist unser Traumhaus, unser Kokon, der Ort, an dem wir am glücklichsten sind. Ich persönlich betrachte sie als den Ort, an dem unsere Identität erblüht. Denn in der Gestaltung und Verwirklichung unserer Lebensentwürfe erfahren wir die Verbindung unseres tiefsten Inneren mit unserem schöpferischen Wirken.

Die Gebärmutter gleicht symbolisch dem Mond. Wir alle wissen, dass der Mond rund ist, wir ihn aber trotzdem jeden Tag anders sehen, weil sich sein Stand in Bezug auf die Sonne und die Erde verändert. Er selbst wandelt sich nicht, er wird verwandelt. Dasselbe gilt für die Gebärmutter, die sich aufgrund der hormonellen Signale von außen verändert. Sie ist die Kunstgalerie, die das Werk Eizelle aufnehmen wird.

Neben den Hormonen können auch andere äußere Einflüsse sich sowohl positiv als auch negativ auswirken. Ein Beispiel dafür ist, dass die Gebärmutter den Ruf hat, Schmerzen zu verursachen. Wenn ein Mädchen diese Aussage schon in jungen Jahren von seiner Mutter oder seinen Schwestern hört, erhält seine Gebärmutter von außen das Signal, dass sie während der Menstruation wehtun wird, und in 90 Prozent der Fälle wird sich dies dann auch bewahrheiten. Dasselbe geschieht, wenn Gynäkologen Sätze sagen wie »Schmerzen sind normal«. Dann verinnerlicht die Gebärmutter dies und produziert den Schmerz. Sagt uns hingegen eine Frau, sie habe ihre Entbindung wie ein Fest erlebt, dann kann das solchen intensiven Erlebnissen den Schrecken nehmen. Indem Sie auf das Umfeld Ihres Uterus und eventuell von außen kommende Einflüsse achten, tragen Sie auch für sein Inneres Sorge.

Die Eierstöcke

Am oberen Rand der Gebärmutter zweigt auf beiden Seiten jeweils ein Eileiter ab, der zum Eierstock führt. Sein Ende ist ein fransenbesetzter Trichter. Eierstöcke und Eileiter sind nämlich nicht direkt miteinander verbunden. Beim Eisprung befindet sich die Eizelle für einen Sekundenbruchteil weder im Eierstock noch in der Gebärmutter, sondern schwebt frei im Körper. Dank der Fransen an einem Ende können die Eileiter die Eizelle auffangen und sie in die Gebärmutter transportieren. Die Tatsache, dass die Eierstöcke nicht direkt mit den Eileitern verbunden sind, verschafft der Eizelle eine zusätzliche Möglichkeit, aufgefangen zu werden. Es ist nämlich nicht zwingend der linke Eileiter, der die aus dem linken Eierstock austretende Eizelle aufnimmt und umgekehrt. Wenn einer der Eileiter verstopft ist oder gar fehlt, sucht der zweite nach der Eizelle, die aus dem Eierstock seines Pendants austritt.

Die beiden Hohlorgane haben die Aufgabe, die Eizelle aufzunehmen, um sie in die Gebärmutter zu befördern. Sie sind ein Übergangsbereich, eine Art Rolltreppe, auf der die zirka 0,1 Millimeter große Eizelle sachte nach unten gleitet. Sie besitzt nämlich weder Muskeln noch Bänder und kann sich deshalb nicht selbstständig fortbewegen, ist also auf die Bewegung der Eileiter angewiesen, um in die Gebärmutter zu gelangen. Die Begegnung zwischen Samenzelle und Eizelle findet gewöhnlich in den Eileitern statt, weil die Eizelle maximal 24 Stunden überlebt und nur sehr langsam vorwärtskommt. Wenn sie in der Gebärmutter eintrifft, ist es oft schon zu spät, sie ist nicht mehr fruchtbar und bereits im Begriff zu zerfallen.

Viele denken, die Eizelle werde während der Menstruation nach außen abgestoßen, aber das ist nicht der Fall. Genau wie der Follikel, dem sie entsprungen ist, zerfällt die unbefruchtete Eizelle im Körper. Die Symbolik dahinter ist sehr schön: Was wir erschaffen, verwandeln wir. Ähnlich wie bei der Permakultur verliert der Körper die Eizelle (sein Kunstwerk) nicht, sondern nimmt sie wieder in den Blutkreislauf auf, damit sie in anderer Form weiterleben kann. Es entsteht eine innere Resilienz.

Nun sind wir beim letzten Organ der gynäkologischen Matrix angelangt: den Eierstöcken, zwei kleinen mandelförmigen Kugeln, die maximal vier Zentimeter lang und zwei Zentimeter breit sind. Sie liegen oberhalb der Gebärmutter auf deren hinterer Seite, näher am Rücken als am Bauch. Hierbei handelt es sich um sogenannte Gonaden oder Keimdrüsen, das heißt Fortpflanzungsorgane. In ihrem Inneren befinden sich die Oozyten, die unreifen Eizellen. Jede von ihnen ist von einem Bläschen (Follikel) umgeben. Die Eierstöcke sind Lagerräume für künftige Eizellen, und zwar schon vom Fetalstadium an. Die Oozyten werden bereits ausgebildet, wenn wir noch im Bauch unserer Mutter schwimmen. Ihre Anzahl steht also von Geburt an fest und verändert sich nicht mehr. Das bedeutet, dass Sie schon im Uterus Ihrer Mutter die zukünftigen Eizellen in sich trugen, aus denen eines Tages vielleicht Ihre Kinder entstehen. Genauso verhielt es sich auch, als Ihre Großmutter mit Ihrer Mutter schwanger war und diese bereits als Fötus jene Zelle in sich trug, aus der Sie entstanden sind. Bis zur Pubertät geschieht dann nichts mehr in den Eierstöcken. Erst da beginnt der Zyklus, der die Reifung der Follikel in Gang bringt. Nun ist es so, dass die Nerven der Eierstöcke zum vegetativen Nervensystem gehören, das automatisch gewisse physiologische Prozesse wie beispielsweise den Blutkreislauf, die Atmung oder die Körpertemperatur reguliert. Das vegetative Nervensystem wird von einer Gehirnregion namens Hypothalamus gesteuert, die auch für die Ausschüttung von Hormonen zuständig ist und somit unsere Emotionen beeinflusst. Jetzt wissen Sie also, worauf die Verbindung zwischen Ihren Gefühlen und Ihrer Gynäkologie zurückgeht.

Symbolisch gesehen sind die Eierstöcke Ihre Sonnenenergie. Sie sind dazu da, etwas ins Leben zu rufen, zu erschaffen. Sie sind es, die mit dem Gehirn kommunizieren und sich als Erste in Bewegung setzen, wenn dieses den Befehl erteilt, den Reifungsprozess der Oozyten zu starten. Ist das Gehirn der Dirigent, dann sind die Eierstöcke die Musiker. Sie erhalten Informationen und leiten sie weiter. Indem sie den Handzeichen des Dirigenten folgen und gleichzeitig die Partitur lesen, erschaffen sie eine Melodie, die sich auf den Weg nach außen begibt. Sie verkörpern auch die Sonnenenergie der Gefühle, die das Wagnis eingehen, etwas zum Ausdruck zu bringen, oder darauf verzichten. Sie sind die Akteure. Überdies vergleicht man sie häufig mit den Hoden, den männlichen Keimdrüsen. Heute heißt es ja manchmal, jemand habe »die Eier«, um etwas Schwieriges anzupacken. Das lässt sich durchaus auch auf die Eierstöcke übertragen. Der Mumm und die Kraft, zu handeln und Wagnisse einzugehen, wohnt nicht nur in den männlichen Geschlechtsorganen. Der Beweis: Die Eierstöcke sind leistungsstarke Antriebsmotoren, wenn es darum geht, einen neuen Zyklus in Gang zu bringen!

ÜBUNG

Visualisierung

Nun gehen wir dem nach, was es heißt, »in seinem Körper zu Hause zu sein«. Ich lade Sie dazu ein, sich Zeit für eine Visualisierung zu nehmen, um dieses Haus zu besichtigen. Was wichtig ist: Es handelt sich um Ihr inneres Haus, Sie können dort zwar jederzeit Gäste empfangen, aber Sie sind der einzige Bewohner. Diese Einsamkeit wird wohltuend sein. Falls Sie sich so ganz allein nicht wohlfühlen, beenden Sie die Visualisierung. Setzen Sie sie erst dann fort, wenn Sie sich dazu bereit fühlen, dieser selbst gewählten Einsamkeit zu begegnen.

Die Visualisierung ist eine Übung, die ich bei meinen individuellen Beratungen einsetze. Ich bitte die Teilnehmer, zu jeder Sitzung ein weiteres Zimmer ihres Hauses auszugestalten und mitzubringen. Sie kommen dann mit Bildern, Collagen und manchmal sogar mit Musik, die dem neuen Raum seine Atmosphäre verleihen. Von diesem Bild gehen wir aus, um die Sitzung zu beginnen und uns anzuschauen, was jedes Zimmer für die jeweilige Person beinhaltet. Hier werden wir einer geführten Visualisierung nachgehen, aber Sie können Ihr Haus, Ihren heiligen Raum, auch ganz konkret selbst gestalten – mit einem Plan, einer Zeichnung oder einer Collage. Nachdem Sie ihn ein erstes Mal aufgesucht haben, können Sie sich je nach Bedarf darin ausruhen oder arbeiten. Das Haus kann sich im Laufe der Jahre verändern, und es ist wichtig, dass Sie sich darin zu jedem Zeitpunkt Ihres Lebenszyklus ganz daheim fühlen. Diese Visualisierung eines Orts des Wohlbefindens kann sich für Sie als echte Kraftquelle erweisen.

Was Sie brauchen: ein bequemes Kissen, um sich hinzusetzen, oder ein Bett, um sich hinzulegen.

Wie es geht: Versetzen Sie sich, im Sitzen oder Liegen, in einen Zustand großer innerer Ruhe. Atmen Sie einige Male tief durch (wobei das Ausatmen länger dauern sollte als das Einatmen). Wenn Sie sich bereit fühlen, beginnen Sie, sich Ihr Traumhaus vorzustellen.

Fangen Sie mit der Umgebung an. Wo befindet sich das Haus? Haben Sie Nachbarn oder einen Garten? Gibt es ein Tier oder eine Person, die es bewacht? Betrachten Sie die Fassade. Aus welchem Material besteht sie, gibt es viele Fenster, ist es ein einstöckiges Haus oder hat es mehrere Etagen? Gehen Sie nun auf die Eingangstür zu. Welche Farbe hat sie? Wie sieht der Türgriff aus? Wenn Sie sich bereit fühlen, treten Sie ein. Der erste Raum steht für die Vagina, er ist sowohl ein Ort der Gastfreundschaft als auch der Bereich, in dem man Dinge ablegt, bevor man weitergeht. Zögern Sie nicht zu verändern, was Ihnen nicht gefällt. Das Haus soll Ihnen ganz entsprechen. Überlegen Sie sich, wie Sie für gewöhnlich Ihre Gäste empfangen: Laden Sie sie lieber zu einer Tasse Tee oder zum Essen ein? Statten Sie den Raum mit allem aus, was Sie benötigen, um jemanden willkommen zu heißen, zum Beispiel mit einem großen Tisch oder einem gemütlichen Sofa. Vergessen Sie nicht, dass Sie das Haus bewohnen, es muss zu Ihnen passen. Denken Sie auch daran, einen Garderobenständer und einen Schuhschrank hineinzustellen. Vielleicht möchten Sie hier ablegen, was Sie lieber nicht im Inneren des Hauses aufbewahren. Ziehen Sie Ihren Mantel aus oder legen Sie die Masken ab, mit denen Sie für gewöhnlich das Haus verlassen.

Ganz am Ende dieses Raums gibt es eine weitere Tür, die mit einem Schloss versperrt ist. Schauen Sie sich diese genau an. Vielleicht merken Sie, dass es Ihnen schwerfällt, diese Schwelle zu überschreiten. Sie steht für Ihren Gebärmutterhals und dessen Außenseite. Nur Sie allein können hindurchgehen. Sie haben den Schlüssel dazu. Dank dieser Tür können Sie sich in Ihrem Haus in Sicherheit fühlen. Sie kann die Form einer großen Holztür annehmen, aber auch einer Sicherheitstür. Stellen Sie sie sich mit einem Schloss oder einem Zugangsmodus vor, der klar eine Grenze signalisiert, die nicht verletzt werden darf.

Wenn Sie durch diese Tür gehen, gelangen Sie in den Wohnbereich: Ihre Gebärmutter. Hier leben, essen, lesen und schlafen Sie. Sie ist Ihr behaglicher Kokon, Ihr Privatgemach. Auf jeder Seite dieses Wohnbereichs gibt es zwei Kammern, in denen munteres Treiben herrscht: die Eierstöcke. Sie können sie als Räume visualisieren, in denen Sie sich tatsächlich in Bewegung fühlen. Manche stellen sich einen Fitnessraum vor, andere eine Küche oder eine Töpferwerkstatt. All das steht für die Aktivität in Ihrem Inneren. Wenn Sie dann spüren, dass Sie am Ende Ihrer Besichtigungstour angelangt sind, gehen Sie den Weg zurück, schließen die Tür mit dem Schlüssel wieder ab, nehmen Ihre Sachen im Eingangsbereich an sich und verlassen das Haus, wobei Sie einen kurzen Augenblick voller Dankbarkeit innehalten.

DIE BRÜSTE

Die Brüste sind nicht im eigentlichen Sinne Teil der gynäkologischen Matrix. Sie finden sich auch nicht nur im weiblichen Körper, sondern auch im männlichen. Der Unterschied hängt von den Drüsenläppchen in ihrem Inneren ab, die entweder entsprechendes Volumen schaffen oder nicht.

Als Organe ohne Muskeln bestehen die Brüste hauptsächlich aus 15 bis 25 Drüsenlappen, die von schützendem Fettgewebe umgeben sind. Gehalten werden sie von Bändern und den Brustmuskeln. Größe und Form variieren von Körper zu Körper, von Brust zu Brust, je nach Anzahl der Drüsenlappen und dem Volumen des

Fettgewebes. Die Drüsenlappen stehen mit der gynäkologischen Matrix in Verbindung, weil sie sich in der Pubertät entwickeln, wenn der Östrogenspiegel im Körper erhöht ist. Es sind also die Eierstöcke, die Hauptproduzenten des Östrogens, die für die Entwicklung der Brust verantwortlich sind.

Die Drüsenlappen sind jene Drüsen, die für die Milchproduktion sorgen. Die Menge der Milch hat absolut nichts mit der ursprünglichen Größe der Brüste zu tun, sondern hängt ausschließlich davon ab, was darin passiert. Oben an jedem Drüsenlappen befinden sich die Milchgänge, durch die gegebenenfalls die Milch bis zur Brustwarze fließt. Die Milchproduktion wird durch das Hormon Prolaktin ausgelöst, das in geringer Dosis immer im Körper vorhanden ist und dessen Produktion bei einer Schwangerschaft (oder durch ein hormonelles Ungleichgewicht) gesteigert wird. Die Brust bereitet sich auch während des Menstruationszyklus auf eine mögliche Laktation vor. Zum Ende der Regelblutung ist die Konzentration der Hormone niedrig, und die Brüste sind deshalb am kleinsten. Aber sie wirken auch glatter, weil das Östrogen die Haut verbessert. Wenn sich der Eisprung nähert, bewirkt der höhere Östrogenspiegel, dass die Milchgänge anwachsen; die Brüste können »länger« wirken, so als ob sie nach vorn wachsen wollten. Während der Gelbkörperphase, das heißt zwischen der Ovulationsphase und der Menstruation, lässt die erhöhte Progesteronproduktion die Drüsenlappen anschwellen. Die Brüste sind voller, nehmen an Volumen zu. Wenn sie schmerzen, ist dies oft Zeichen eines Östrogenüberschusses. Dieser lässt weiterhin die Milchgänge wachsen, während die Brüste durch den erhöhten Progesteronspiegel an Volumen zunehmen. Dieser Hormoncocktail kann Spannungsgefühle und Schmerzen in allen Bereichen Ihrer

Brust verursachen. Während der Regelblutung fällt der Hormonspiegel ab, und vielleicht kommen Ihnen Ihre Brüste »knotiger« vor, weil die Brustdrüsen abschwellen.

In den Wechseljahren fällt die Produktion von Progesteron und Östrogenen stark ab, Drüsen und Milchgänge verlieren an Volumen und werden durch Fettgewebe ersetzt.

Auf symbolischer Ebene steht die Brust für das Nähren, das ja ihrer Hauptaufgabe entspricht. Egal ob man sich ein Kind wünscht oder nicht, egal ob man stillen möchte oder nicht, die Brüste symbolisieren das Ernährtwerden und das Ernähren. Nahrung zu erhalten ist die erste Voraussetzung für das Überleben eines Säuglings. Auf der energetischen Ebene sind die Brüste der Mittelpunkt unserer Fähigkeit, das Lebensnotwendige zu geben und zu erhalten. Natürlich geht es einerseits um die körperliche Ernährung des Kindes (die Milch), aber andererseits auch um symbolische Ernährung (das, womit wir unsere Energie nähren). Die Brüste schenken uns Lebensenergie, und wir geben im Gegenzug unsere Energie an die Welt weiter. Die Energie, die sie der Außenwelt entnehmen und in unser Inneres bringen, geben sie wieder nach außen ab. Der Gedanke des Gebens und Nehmens ist sehr wichtig für diese Organe. Wie die Eierstöcke gehören sie zur bewegten Kraft der Sonne.

Heute werden die Brüste auf unangebrachte Weise rein auf ihre erotisierende Funktion reduziert. Natürlich soll diese nicht verteufelt werden, denn die Brüste sind tatsächlich eine erogene Zone, die beim Sex eine wichtige Rolle spielt. Aber ich bin der Meinung, dass man sie nicht systematisch darauf reduzieren sollte. Die westliche Kultur unterwirft sie heute dem Zwang, zu gefallen und zu erregen. Jeder BH, jede Brustwarze und jedes Dekolleté löst sofort einen Hype aus. In den sozialen Medien wird der Anblick einer weiblichen Brustwarze als pornografisch wahrgenommen und zensiert. Die Brustwarze eines Mannes hingegen ist politisch korrekt. Aber Sie verlieren Energie, wenn Sie lieber gefallen, statt zu nähren. Man kann das mit einem Gemüsegarten vergleichen, in dem jede Pflanze zwar üppige Blätter trägt, aber kein Gemüse wächst. In diesem Fall haben Sie Energie aufgewendet, um einen schönen Garten zu haben, aber Sie können nichts ernten. Den Brüsten ist die heilige Energie des Ernährens und Ernährtwerdens eigen, aber die Gesellschaft hat sie zum Lustobjekt degradiert.

Ein anderes Problem bei der Erotisierung der Brust ist das Tabu, die eigenen Brüste zu berühren. Auch wenn ihnen bei sexuellen Begegnungen Liebkosungen vergönnt sind, vermeiden es viele Menschen, sie in anderen Lebenssituationen zu berühren. Man kann sich in der Öffentlichkeit im Gesicht anfassen, am Bein oder am Arm kratzen, aber nicht mit der Hand über die Brüste streichen, denn das wird wie bei allen Körperteilen, die ins Erotische abgedrängt werden, als lustvoll betrachtet. Dabei streichen Menschen mit einem männlichen Körper sich häufig über den Oberkörper, ohne dass das jemanden schockiert! Das geht so weit, dass das kollektive Unbewusste manche Menschen ausgesprochen empfindlich macht, wenn es um ihre Brust geht. Sie scheuen davor zurück, sie zu berühren oder von jemandem berührt zu werden. Doch wie bei allen Körperteilen ist es wichtig, auch die Brüste zu liebkosen. Nicht nur, um sie zu würdigen und sich ihrer bewusst zu werden, sondern auch um die Blutzirkulation und den Lymphfluss zu verbessern und so zu ihrer Gesundheit beizutragen. Denn die Lymphe fließt sehr langsam. Muskeln, die normalerweise das lymphatische System stimulieren, sind in den Brüsten nicht vorhanden. Fördern Sie den Lymphfluss durch Atemübungen, Massagen und körperliche Bewegung. Stellen Sie eine Verbindung her zu Ihren Brüsten, berühren, betasten, liebkosen Sie diese, denn es ist förderlich für Ihre Gesundheit. Außerdem können Sie durch regelmäßiges Betasten von Brüsten und Achselhöhlen Anomalien entdecken, noch vor der Mammografie. Es ist an der Zeit, dass wir unsere Sicht der Brüste ändern. Sie spenden und erhalten Energie, sind voller Leben. Also seien Sie ruhig stolz darauf!

2
HORMONE UND EMOTIONEN

Der »normale« Zyklus ist einer der wirkstärksten Mythen über die Menstruation. So etwas gibt es weder im Hinblick auf Dauer und Stärke der Blutung noch im Hinblick auf deren Regelmäßigkeit. Man könnte, was den Zeitrahmen und die Blutmenge angeht, höchstens von einem Mittelwert sprechen. Mir geht es vielmehr um einen »ausgewogenen« Zyklus, das heißt einen, der Ihnen entspricht. Sie müssen sich damit wohlfühlen in Ihrem Leben – und ich betone *Ihrem* Leben und nicht etwa dem Ihrer Mutter, Freundin oder Gynäkologin.

Ihr Menstruationszyklus sollte Ihren Alltag nicht beeinträchtigen. Viele Menschen erleben ihren Zyklus als psychische Belastung, zum Beispiel weil sie nicht wissen, wann die Monatsblutung fällig ist oder weil sie dabei so starke Schmerzen haben, dass sie sich den Monat entsprechend einteilen müssen. Für sie besteht ein »normaler« Zyklus aus Schmerzen und der Notwendigkeit, so zu planen, dass sie wichtige Besprechungen oder Treffen am ersten Tag der Menstruation vermeiden können. Aber das, was für diese Menschen zur Gewohnheit geworden ist, sollte alles andere als normal sein! Leider handelt es sich dabei um eine unbewusste Programmierung unserer westlichen Gesellschaft. Ob in Familie, Schule oder Schulmedizin: Wer von Ihnen hat in Bezug auf die Menstruationsschmerzen noch nie gehört, das sei »einfach so und ganz normal«? Nun sind Schmerzen aber keineswegs normal. Ihr Zyklus sollte sich, wie gesagt, nicht negativ auf Ihren Alltag auswirken. Wenn Sie wissen, wie der Menstruationszyklus funktioniert, werden Sie in der Lage sein, gewisse Mechanismen und folglich mögliche Ungleichgewichte besser zu verstehen. Vor allem aber wird Ihnen dieses Verständnis dabei helfen, den Zyklus nicht länger als Beeinträchtigung zu erleben.

DIE HORMONE

Der menschliche Körper produziert ungefähr 50 verschiedene Hormone. Das sind chemische Substanzen, die vom Blut transportiert werden und die Aufgabe haben, das Funktionieren bestimmter Organe zu steuern. Wenn wir über die Anatomie unserer Geschlechtsorgane Bescheid wissen, verfügen wir zwar über eine gute Grundlage, um uns besser zu kennen. Aber ohne Hormone gäbe es keinen Menstruationszyklus. Es ist daher wichtig zu verstehen, wie sie wirken und welche Botschaften sie vermitteln. Die Hormone sind der Atem, der den Organen Leben einhaucht.

Der Hormonzyklus

Der Menstruationszyklus basiert auf dem Informationsaustausch zwischen Gehirn und Eierstöcken, die in einer gemeinsamen Sprache kommunizieren: den Hormonen. Sie überbringen den Organen Botschaften. Das Gehirn, der Dirigent des Zyklus, leitet den Dialog ein. Als Erstes sendet es ein Hormon mit dem Namen GnRH (Gonadotropin-Releasing-Hormon oder Gonadoliberin) über den Hypothalamus Richtung Hypophyse. Das GnRH gibt dieser Drüse zu verstehen, dass der Menstruationszyklus in Gang gesetzt werden soll. Die Follikelphase beginnt. Nachdem die Hypophyse die Information erhalten hat, leitet sie sie durch ein anderes Hormon weiter, das FSH (Follikelstimulierendes Hormon oder Follitropin), das die Eierstöcke weckt und sie dazu anregt, Eibläschen (Follikel) wachsen zu lassen, in denen Eizellen heranreifen können. Die Follikel beginnen dann mit der Produktion eines Hormons, dem Östrogen (von dem es drei Arten gibt, nämlich Östradiol, Östron und Östriol). Die Östrogene bringen die Gebärmutter dazu, ihre Innenwand (das Endometrium) darauf vorzubereiten, ein befruchtetes Ei aufzunehmen.

Wir befinden uns in der präovulatorischen Phase. Wenn das FSH einen bestimmten Schwellenwert erreicht, wählt es ein (manchmal zwei) reifes Follikel aus. Dieses beginnt, eine höhere Menge Östrogen auszuschütten, um anzukünden, dass die Entlassung einer reifen Eizelle kurz bevorsteht. Hat der Östrogenspiegel seinen Höchststand erreicht, wird das dem Gehirn übermittelt. Die Hypophyse begreift so, dass der Moment gekommen ist, die Eizelle freizusetzen (positive Rückkopplung). Zu diesem Zweck kommt ein neues Hormon ins Spiel: das LH (luteinisierendes Hormon oder Luteotropin). Es sorgt in den Eierstöcken dafür, dass das Eibläschen innerhalb von ungefähr 36 Stunden platzt, dass also der Eisprung stattfindet.

Wir sind nun in der Ovulationsphase. Die Eizelle wird entlassen, sodass die Eileiter sie dank ihrer Fransen auffangen können und ihr erlauben, in die Gebärmutter zu gelangen. Das Follikel wandelt sich in den Gelbkörper um, der das letzte Hormon des Zyklus Richtung

Gebärmutter sendet: das Progesteron (gleichzeitig wird weiterhin Östrogen produziert, aber in geringerer Menge).

Die Lutealphase beginnt. Das Progesteron hat zwei wichtige Aufgaben: Einerseits sorgt es dafür, dass sich die Gebärmutterwand weiterhin darauf vorbereitet, eine befruchtete Eizelle aufzunehmen. Andererseits hemmt es die Ausschüttung von FSH und LH, damit diese nicht das Wachstum neuer Follikel in den Eierstöcken stimulieren (negative Rückkopplung). Ziel ist, dass eine Schwangerschaft beginnt und bestehen bleibt.

Dies ist die postovulatorische Phase (oder Gelbkörperphase). Die Gebärmutter und der Gelbkörper warten jetzt, bis sie erfahren, ob ein Einnisten stattfindet oder nicht. Ist die Wartezeit zu lange, ziehen sie den Schluss, dass kein befruchtetes Ei angekommen ist. Der Gelbkörper, der das Progesteron produziert, löst sich auf, und in der Folge sinkt der Progesteronspiegel. Da dieses Hormon die Aufgabe hat, die aufgebaute Gebärmutterwand zu erhalten, verursacht der Rückgang der Progesteronkonzentration die schrittweise Ablösung des behaglichen Nests, das die Gebärmutter gebaut hatte. Die Gebärmutterschleimhaut wird ausgeschieden.

Wir sind in der Menstruationsphase. Ein neuer Zyklus beginnt, weil das Progesteron die Ausschüttung von FH und LH nicht mehr unterdrückt und das Gehirn der Hypophyse erneut signalisiert, sie solle das follikelstimulierende Hormon losschicken, um die Eierstöcke zu wecken und die Follikel auszuwählen, damit wieder eine Eizelle heranreifen kann.

Es ist gar nicht so einfach, den Menstruationszyklus wissenschaftlich zu erklären, weil die Rückkopplungsvorgänge zwischen Organen und Hormonen so komplex sind. Am besten lässt er sich anhand einer Grafik veranschaulichen.

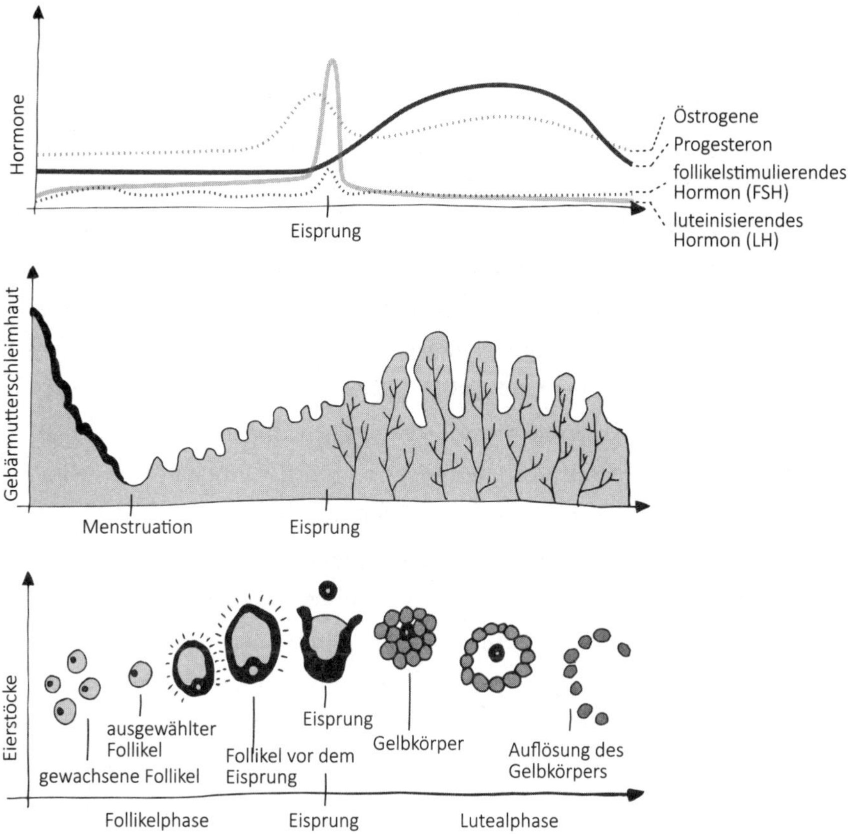

DIE HORMONKURVE UND IHRE AUSWIRKUNGEN AUF DIE EIERSTÖCKE UND DIE GEBÄRMUTTERSCHLEIMHAUT

Die Symbolik der Hormone

Wie Sie sicher verstehen, spielen die Hormone eine wichtige Rolle für den Menstruationszyklus. Sie senden Botschaften von einem Organ zum anderen, die vom Blut mühelos weitergeleitet werden, da dieses im ganzen Körper zirkuliert. Entsprechend der Botschaft treten die Organe in Aktion oder werden daran gehindert. Ich habe während meiner Ausbildung in natürlicher Gynäkologie bei der Chilenin Carolina Campos Canifrú begriffen, dass die Hormone weit mehr sind als einfach nur Botenstoffe. Für Carolina verleihen die Hormone der Aktion, die das Empfängerorgan ausführen soll, eine Farbe. Über die physiologische Ebene hinaus entsprechen sie der Energie, welche zu der Reaktion führt. Carolina (wie vor ihr schon ihre *maestrias* genannten Lehrerinnen) betrachtet jedes Hormon als Hüterin einer bestimmten Energie. Die Idee ist, dass die Hormone nicht nur das Triebwerk unserer Energie, sondern auch der Motor unserer Entscheidungen und unserer Kräfte sind. Die unsichtbare Energie mit der Chemie der Hormone zu verbinden schien mir so selbstverständlich, dass ich das an mir selbst ausprobieren wollte! Ich konnte es kaum erwarten, dass meine Hormone aus der Balance gerieten, um zu wissen, welche Hüterin ich anrufen musste! Glücklicherweise trat bei mir nie ein starkes hormonelles Ungleichgewicht auf, aber ich konnte dieses Wissen später bei den Menschen einsetzen, die ich begleitete. Wenn ich ihnen von den energetischen Hüterinnen erzähle, die mit den Hormonen verknüpft sind, finden sie schnell einen neuen Zugang zu der Problematik. Die Botenstoffe werden ihnen vertrauter und sind in ihrer symbolischen Bedeutung präsenter.

Das Gehirn: die Lebensenergie

Kommen wir zurück zum Ausgangspunkt des Zyklus: dem Gehirn. Es ist der Dirigent, ohne den gar nichts läuft. Sämtliche Vorgänge in unserem Körper, sei es ein Augenzwinkern oder eine Emotion, haben dort ihren Ursprung. Alles geht vom Gehirn aus, u. a. vom Hypothalamus, einem Teil unseres limbischen Systems, der die Emotionen beeinflusst, aber auch unsere Grundbedürfnisse steuert. Zu diesen gehört auch die Fortpflanzung. Die Funktionsweise des Gehirns ist archaisch. Auch wenn Sie sich bewusst kein Kind wünschen, wird Ihr Gehirn von der Menarche bis zur Menopause immer wieder eine Eizelle heranreifen lassen, egal was passiert. Seien Sie ihm nicht böse. Es ist im Laufe seiner Entwicklung in Sachen Empfängnisverhütung nie aktualisiert worden! In einem seiner vielen Teilbereiche heißt Fortpflanzung immer noch Überleben. Interessant wird es, wenn wir diesen Umstand aus einer anderen Perspektive betrachten und ihn uns zunutze machen. Dieses »Ziel« des Gehirns erklärt uns, warum unser Körper in Zyklen organisiert ist, und gibt uns gleichzeitig Aufschluss darüber, wie es um unsere Gesundheit steht. Denn Eisprung und Menstruation sind auch Anzeichen dafür, dass wir gesund sind. Menschen, die ihren Zyklus beobachten, können mögliche Ungleichgewichte entdecken, falls der Eisprung ausbleibt oder schmerzhaft ist.

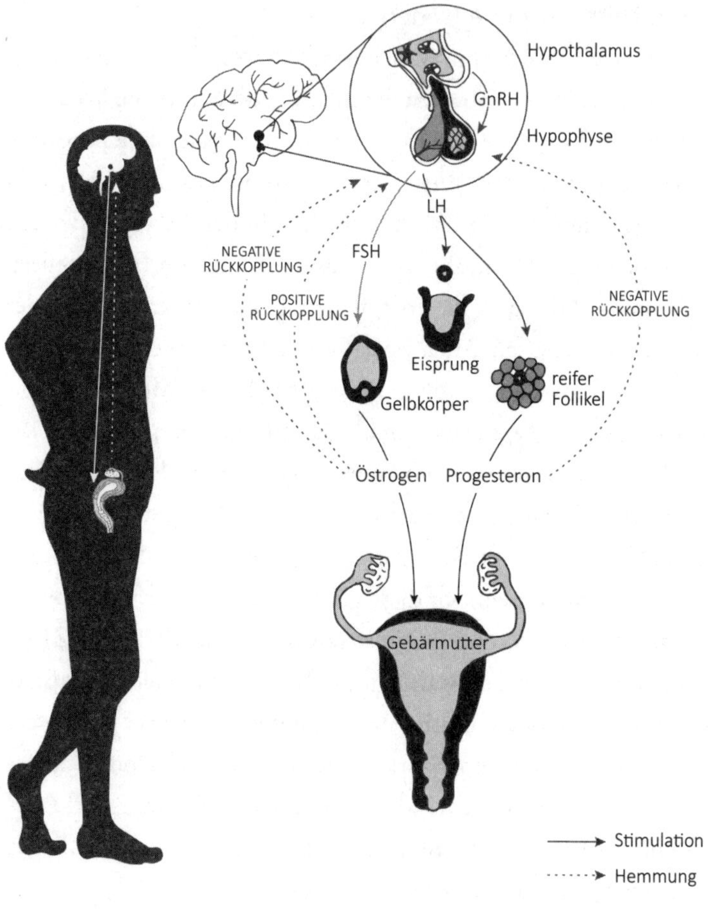

GEHIRN, HORMONE UND GESCHLECHTSORGANE

GnRH: Die Hüterin der Absicht

Ohne dieses Hormon kommt nichts in Gang: Das GnRH ist Herrin über den Menstruationszyklus. Es steht symbolisch für die Absicht und aktiviert die Mittel, um ein Ziel zu erreichen (nicht nur die Geburt eines Kindes, sondern auch andere Ziele). Die Fähigkeit, den Menstruationszyklus zu durchleben, kommt für das Gehirn (und folglich für Sie selbst) der Fähigkeit gleich, sich ein Ziel zu setzen. Wenn Sie nicht mehr wissen, wo Sie stehen, sei es im Berufs- oder im Privatleben, dann rufen Sie das GnRH an: Möge es Ihnen dabei helfen, Ihre Absicht zu bestimmen.

FSH: Die Hüterin der Schöpfung

Als »Hüterin der Erinnerung an die Schöpfung« kündet das FSH den Follikeln an, dass die Zeit gekommen ist, sich bereit zu machen. Es erinnert uns daran, dass wir aus der Schöpfung hervorgegangen sind. Indem dieses Hormon die Follikel auffordert, die Oozyten in Eizellen zu verwandeln, leitet es den schöpferischen Prozess der Umgestaltung ein. Es ist das erste Hormon in der Kette, die das Wesen, zu dem wir geworden sind, geschaffen hat. Da es seit Jahrtausenden den ersten Akt jenes Wandlungsprozesses bildet, der in ein neues Leben mündet, kann man es auch mit der Erinnerung gleichsetzen. Es ist das Hormon, das uns daran erinnert, wo wir herkommen, und uns zur Verwirklichung unserer Sehnsüchte einlädt.

LH: Die Hüterin des Muts

Das LH ist das Hormon, das dem Follikel den Auftrag gibt, die Oozyte (die im Eileiter zur Eizelle wird) zu entlassen. In der chilenischen Lehre der natürlichen Gynäkologie, in der ich ausgebildet wurde, wird es »Hormon des Muts« genannt, weil es wagt, den Eisprung auszulösen und so der Welt diese Lebenszelle zu schenken. Sein Mut kommt aus dem Vertrauen ins Leben. Es weiß nicht, was mit diesem Ei geschehen wird. Wird es Spermien begegnen? Wird es auf eine Kupferspirale treffen? Aber es interessiert sich auch gar nicht für den Rest der Geschichte. Seine Rolle besteht einzig darin, das Wagnis auf sich zu nehmen und dem Leben zu vertrauen. Es hat nur einen Gedanken: Alles ist möglich, alles kann geschehen, man muss sich nur trauen!

Östrogen: Die Hüterin der Hoffnung

Das Östrogen ist das Hormon, das uns dazu einlädt, daran zu glauben, dass es klappt. In der Phase vor dem Eisprung ist es in großer Menge vorhanden, seine Energie nimmt zu. Es ist die Hüterin der Hoffnung, die überzeugt ist, dass »alles gut gehen wird«. Es bereitet den Raum vor, der die Eizelle aufnehmen wird, richtet alles ein für den »Fall, dass ...«. Das Östrogen wird sehr geschätzt, weil es oft mit Lust und Sexualität in Verbindung gebracht wird. Es steigert unser sexuelles Verlangen, und wir verdanken ihm glänzendes Haar, festere Nägel und eine schönere Haut. Es sorgt dafür, dass wir uns besser und dynamischer fühlen. Viele Frauen schätzen die präovulatorische Phase ihres Zyklus besonders, in der oft auch das geringste hormonelle Ungleichgewicht besteht.

Progesteron: Die Hüterin der Weisheit

Das Progesteron ist das Hormon des Wissens. Es weiß schon vor uns, ob eine Schwangerschaft begonnen hat oder nicht und was im einen oder anderen Fall getan werden muss. Es weiß im Voraus, ob ein neuer Zyklus bevorsteht oder nicht. Aufgrund seiner Weisheit wünscht es, dass wir für uns Sorge tragen, indem wir uns um unsere Gebärmutter kümmern. Deshalb kann es sehr heftig reagieren, wenn wir in der Phase nach dem Eisprung nicht auf uns hören. Wie eine Großmutter, die ihre Enkel zurechtweist, verliert es die Geduld, wenn es sieht, dass wir überlastet sind. Es weiß, was im restlichen Zyklus nicht gut und richtig für uns war, und erinnert uns jetzt daran. Hinter dieser weisen Mahnung verbirgt sich natürlich das prämenstruelle Syndrom. Wenn wir in der präovulatorischen Phase und der Ovulationsphase ungesund essen, uns nicht genug ausruhen oder unsere Emotionen in uns hineinfressen, wird es uns spüren lassen, dass das falsch war. Manchmal geht es gar so weit, dass es sich gegen uns wendet. Es erinnert uns an unsere offenen Wunden und ermahnt uns, auf uns achtzugeben.

ÜBUNG

Mit den Hüterinnen kommunizieren

Wenn Sie unter einem hormonellen Ungleichgewicht leiden, das eine oder mehrere Ihrer hormonellen Hüterinnen betrifft, lade ich Sie dazu ein, mit ihr/ihnen in Verbindung zu treten. Sie können für die Hüterin, mit der Sie Kontakt aufnehmen möchten, einen Altar gestalten und sie ehren. Ein Altar ist ein konkreter Ort, an dem Sie eine unsichtbare Verbindung mit Ihren Energien, in diesem Falle mit denen Ihrer Hormone, herstellen können.

Was Sie brauchen: Ein Altar stellt eine Verbindungsstelle zu Mutter Erde dar, und diese mag keinen Kunststoff. Deshalb ist es nicht ratsam, ihn mit Gegenständen aus Plastik zu schmücken. Sie benötigen:

- ein rundes Stück Stoff oder Kieselsteine, um den Altar zu begrenzen;
- Bilder, Fotos oder Dinge, die mit der oder den Hüterinnen zu tun haben, als Bezugspunkte;
- Bild einer Gottheit, Foto einer archetypischen Darstellung, Statue etc.
- Gaben für die Hüterin – beispielsweise hausgemachte Nahrungsmittel, Gegenstände, Schmuck;
- Ihre Kraftobjekte, das heißt Dinge, die Ihnen gehören und von denen für Sie eine starke Energie ausgeht – ein Schmuckstück, Steine, Figuren;
- eine Kerze und Streichhölzer. (Feuerzeuge sind nicht empfehlenswert, weil sie die Umwelt verschmutzen.)

Wie es geht: Es ist wichtig, den Raum, den der Altar einnimmt, durch ein rundes Stück Stoff, Symbol der zyklischen Abfolge, zu begrenzen. Um mit der Hüterin in Kontakt zu treten, ist es oft am einfachsten, ihre physische Erscheinung zu visualisieren. Wenn es sich zum Beispiel um die Hüterin der Weisheit handelt, das Progesteron, mit der Sie Kontakt aufnehmen möchten, dann suchen Sie nach einer gegenständlichen Darstellung, die sie verkörpern könnte. Ich selbst sehe eine alte Frau mit faltigem, aber sanftmütigem Gesicht vor mir. Vielleicht möchten Sie sie auch mit einer Göttin in Verbindung bringen. Manche Menschen brauchen keine visuelle Darstellung, weil sie den Kontakt über freies Schreiben oder das Gehör aufbauen können. Was für Sie funktioniert, liegt ganz an Ihnen. Wenn Sie sich für ein Bild entscheiden, stellen Sie dieses auf den Altar und geben ihm eine Opfergabe mit, die dieser Hüterin gefallen könnte. Daneben oder davor kommt eine Kerze, die Sie jedes

Mal anzünden, wenn Sie sich auf die Nähe dieser Hüterin besinnen möchten. Nun stellen Sie ihr die entscheidende Frage: Was ist los? Bitten Sie sie, Ihnen das hinter den Beschwerden stehende Bedürfnis zu enthüllen, durch dessen Erfüllung sich das Gleichgewicht wiederherstellen lässt. Begegnen Sie ihr mit Dankbarkeit und Liebe. Bitten Sie sie um Milde und nehmen Sie auf, was Sie Ihnen zu sagen wünscht. Sie können das Ritual mit einer besonderen Opfergabe abschließen.

Führen Sie das Ritual während des gesamten Menstruationszyklus durch. Eine Ausnahme bildet die Menstruationsphase, während der sich die Hüterinnen (abgesehen vom FSH, der Hüterin der Schöpfung) ausruhen, bevor sie einen neuen Zyklus in Gang bringen.

Die Symbolik des Zyklus

Zahlreiche Theorien betrachten den Menstruationszyklus als Symbol der sogenannten »weiblichen« Energie. Das finde ich vereinfachend und stigmatisierend. Für mich persönlich ist der Menstruationszyklus Ausdruck der Zyklushaftigkeit des Lebens und nicht der Weiblichkeit. Überhaupt verhält sich nicht nur der weibliche Körper zyklisch, sondern alle Lebewesen. Dabei kann es sich um ganz verschiedene Kreisläufe handeln: die Verdauung, den Winterschlaf, bei manchen Tieren die Mauser. Dasselbe gilt für den männlichen Körper. So dauert die Spermienproduktion ungefähr 72 Tage: Das heißt, die Spermien brauchen zweieinhalb Monate, um auszureifen, was fast einer Jahreszeit entspricht. Auch wenn dieser Prozess nie unterbrochen wird, also jeden Tag ein neuer Zyklus beginnt, können wir sagen, dass auch der männliche Körper Zyklen kennt.

Was aber ist nun Zyklushaftigkeit? Hinter diesem Begriff verbirgt sich der Gedanke der Vergänglichkeit. Das ist keine Erfindung von mir, in der buddhistischen Philosophie findet sich dieses Konzept bereits vor 2500 Jahren. Mit dem Begriff ist gemeint, dass sich alles verändert, nichts je gleich bleibt, alles sich wandelt. Tatsächlich ist nichts starr und definitiv in unserem Leben, unserer Arbeit, unseren Liebesbeziehungen, unserer Familie. Alles kann sich verändern, in jedem Moment, weil nichts stillsteht. Das Schlechte wie das Gute, nichts ist beständig. Die Zeit schreitet ununterbrochen voran, bringt die Jahreszeiten mit sich, manchmal ist es kalt, manchmal warm, die Beständigkeit ist eine Täuschung. Auch wenn die Temperatur das ganze Jahr über stabil bleibt, wie es in einem äquatorialen Klima der Fall ist, wechseln sich regnerische mit sonnigen Tagen ab. Stillstand bedeutet Tod. Sogar in einer fauligen Pfütze ist Leben vorhanden, denn Bakterien lassen von Neuem Biodiversität entstehen.

Die Menarche: Einführung der Hormone und der Identität

Die erste Regelblutung bei einem jungen Menschen nennt man Menarche. Das Wort stammt aus dem Griechischen und setzt sich aus *mên*, »Monat«, und *archê*, »Anfang«, zusammen. Überdies ist im Altgriechischen *mênê* die Bezeichnung für den Mond. Der Begriff *Menstruation* steht also in Zusammenhang mit einem Zyklus, und zwar einem ganz spezifischen: dem Mondzyklus. Über Jahrhunderte war der Mond der Kalender, an dem sich die menstruierenden Frauen orientierten, um den Zeitpunkt zu kennen, an dem Blut zwischen ihren Schenkeln hinunterfließen würde. Die Menarche symbolisiert den Anfang eines neuen Zyklus, den Moment des Zyklischwerdens, des Mondwerdens. In den ersten Monaten oder sogar Jahren ist der Menstruationszyklus des jungen Menschen hyperöstrogen, das heißt, es wird im Körper nur Östrogen produziert. Das Progesteron kommt erst später ins Spiel, was Unregelmäßigkeiten oder Schmerzen während des Zyklus verursachen kann. Da kein Progesteron vorhanden ist, das dank seiner hemmenden Wirkung die Kontraktionen reduziert und Schmerzen lindert, reagiert der Körper manchmal viel heftiger. Auf symbolischer Ebene sieht man hier das Östrogen als alleinige Hüterin, es ist nur Hoffnung da, weil ihre ältere Schwester Weisheit, das Progesteron, abwesend ist. Nichts ist logischer, denn die Zeit der Jugend ist ganz von Hoffnung erfüllt. Jugendliche haben ihr ganzes Leben noch vor sich. Sie sind auf der Suche nach sich selbst und erhoffen sich eine bessere Zukunft. Sie experimentieren mit verschiedenen Stylings oder im sozialen Bereich. Sie sind auf Identitätssuche. Diese Suche ist sehr wichtig, die Gebärmutter steht nämlich für die Identität (siehe S. 49 ff.). Sie ist der Ort, an dem wir entstehen, aber auch jener, an dem wir sind. Dem Verb »sein« kommt hier eine grundlegende Bedeutung zu: mit seinem Körper und seinem Geist eins sein, in seinem Körper und Geist zu Hause sein, mit seinen Werten und seinen Entscheidungen in Übereinstimmung sein. Die erste Menstruation ist ein Meilenstein in der Entwicklung, sie stiftet Identität, spendet Hoffnung. Wenn wir Jugendliche begleiten, müssen wir ihnen deshalb unbedingt die Möglichkeit lassen, sich auf die Suche nach sich selbst zu begeben, zu sein.

Die Menarche erfüllt junge Menschen mit Hoffnung, regt sie zum Träumen, Experimentieren und Ausprobieren an, aber gleichzeitig werden Jugendliche oft genau zu dieser Zeit mit der Realität konfrontiert und mit der Unmöglichkeit, nach ihren eigenen Vorstellungen zu leben. Denn just zu diesem Zeitpunkt verlangen die Erwachsenen von ihnen, dass sie Verantwortung übernehmen. Wie schmerzlich ist es für ein junges Mädchen, das seine erste Menstruation erlebt, plötzlich dafür verantwortlich zu sein, NICHT schwanger zu werden. Man bringt ihr bei, dass sie von diesem Moment an eine »Frau« ist, auch wenn sie sich als Mann oder als andere Person fühlt. Mit dem Wort »Frau« verbunden ist »die Möglichkeit, schwanger zu werden«. Die Angst vor einer Schwangerschaft schreibt sich manchmal unbewusst als Angst vor dem Frausein in den Körper des jungen Mädchens ein. Dies umso mehr, als es in unserer westlichen Kultur oft verpönt ist, so jung ein Kind zu bekommen. Diese Angst wirkt sich auf andere Aspekte aus. Das Frausein wird als negativ wahrgenommen und Geschlechtsverkehr mit Gefahr assoziiert. Das bringt die junge Frau dazu, ihren Körper zu sexualisieren, auch wenn sie noch gar keine sexuellen Kontakte hat. Sie trägt nun die Verantwortung für ihre Fruchtbarkeit, manchmal ohne sich dessen überhaupt bewusst zu sein. Je nach Kultur und Familie können die Lösungen, um einer Schwangerschaft vorzubeugen, sehr begrenzt sein: Verzicht auf ein Sexualleben, künstliche Hormone (manchmal schon viel früher, als überhaupt sexuelle Kontakte stattfinden) oder Notfallverhütungsmittel. Aber eigentlich ist der erste Schritt, um seine Fruchtbarkeit zu leben und mit ihr umzugehen, seinen Zyklus zu kennen und zu beobachten. In einem zweiten Schritt kann man die junge Frau über verschiedene Methoden der Verhütung aufklären, wenn sie das wünscht. Die Menarche bietet die Gelegenheit, ihr zu zeigen, wie sie in ihrem Körper neue Möglichkeiten entdecken kann.

Die zweite große Verantwortung, die Jugendlichen häufig unbewusst auferlegt wird (und ihnen ihre Hoffnungsenergie nehmen kann), ist die negative Wahrnehmung der Menstruation. Diese beruht oft auf dem, was die weiblichen Familienmitglieder erlebt haben. Die Menstruation wird deshalb unweigerlich mit Schmerzen assoziiert oder als Last angesehen, die sich störend auf den Alltag auswirkt. Im Allgemeinen macht die Gesellschaft die Menstruation zu einem Tabu. Der einzige öffentliche Ort, an dem man darüber spricht, sind TV-Spots für Hygieneartikel (auch dies ein relativ neues Phänomen). Aber sie vermitteln den jungen Menschen, dass sie sich ja nichts anmerken lassen und so diskret wie möglich mit dem umgehen sollten, was in ihrem Körper geschieht. Dieses Gebot verstärkt die Scham, die junge Frauen mitunter empfinden, und lässt den Schmerz in ihnen Wurzeln schlagen. Dies hat zur Folge, dass sie während der Menstruationsphase im Bett bleiben und niemanden sehen wollen, weil sie sich, bewusst oder unbewusst, zu sehr schämen.

Aber die Menarche ist ein wichtiger Übergang im Leben eines jungen Menschen. In der Sprache der Mystiker, der *Langue des oiseaux*, ist solch eine *passage* (Übergang) auch ein »*pas sage*«, ein kluger Schritt auf dem Weg zu einer neuen Weisheit. Die Menarche muss als Fest ohne Tabu gefeiert werden, in das die ganze Familie, auch Männer und Jungen, einbezogen werden. Dafür gibt es viele Möglichkeiten. Sie können einen Partyraum mieten und 50 Gäste einladen, dem jungen Mädchen Blumen schenken, mit der ganzen Familie ins Restaurant gehen, mit der Tochter/Enkelin eine Frauenrunde abhalten, um sie in dieser neuen Lebensphase willkommen zu heißen. Oder Sie schenken ihr etwas, was die vier Phasen des Zyklus symbolisiert. Es ist nicht wichtig, wie Sie feiern, solange die Freude, der jungen Frau zur Seite zu stehen, spürbar ist. Nutzen Sie die Gelegenheit, ihr beim Start ins zyklische Leben Fröhlichkeit und Freude mit auf den Weg zu geben. Es versteht sich von selbst, dass die Menarche weder mit Schmerz in Verbindung gebracht noch auf ihre Funktion bei der Fortpflanzung reduziert werden sollte. Sie ist vielmehr als Auftakt für einen neuen Lebensabschnitt zu sehen. Von nun an ist die junge Frau selbstständig und reif genug, um ihre eigenen Entscheidungen zu treffen. Die Menarche zelebriert die Hoffnung auf ein starkes weibliches Wesen, das selbst hoffnungsfroh und bereit ist, seine Zyklen glücklich zu leben. Von jetzt an wird die junge Frau in den verschiedenen Phasen des Zyklus unterschiedliche Energien verspüren. Ihr dies zu vermitteln ist die beste Art, ihre Menstruation zu begrüßen.

Ich habe in Kolumbien gelernt, dass der Wert, den wir unserer ersten Regelblutung beimessen, der Wertschätzung entspricht, die wir später unserer Person entgegenbringen. Die Rückbesinnung darauf, wie Sie selbst Ihre Menarche erlebt haben, kann Ihnen verstehen helfen, wie Sie sich als Frau wahrnehmen. Nehmen Sie sich ein paar Minuten Zeit, um sich diesen Übergang in Ihrem Leben in Erinnerung zu rufen. Wie haben Sie die Menarche innerlich erlebt? Haben Sie sie verborgen oder offen gezeigt? Waren Sie stolz darauf, oder haben Sie sich geschämt? Wie hat Ihre Umgebung darauf reagiert? Denken Sie an Ihre ersten Erfahrungen mit der Zyklushaftigkeit zurück: Welche Gefühle kommen hoch? Ich möchte Sie einladen, diese unter dem Gesichtspunkt der Wertschätzung zu betrachten, die Sie heute Ihrer Person entgegenbringen. Haben Sie Ihre Menstruation je verborgen? Dann versuchen Sie auch heute vielleicht noch, keinen Wirbel zu machen. Hat man Sie wegen Ihrer Menstruation etwa gar geohrfeigt? Dann sind Sie vielleicht selbst schon verbal oder körperlich grob mit sich oder Ihrem Zyklus umgegangen. Nehmen Sie das, was diese Erinnerung in Ihnen auslöst, in Ihr heutiges Leben auf.

Die Menstruation und ihr Vokabular

Um die Monatsblutung zu bezeichnen, benutzt man unter anderem das Wort »Regel«. Der korrekte Begriff ist eigentlich Menstruation. Das Wort stammt aus dem lateinischen *menstruus* und bedeutet »monatlich«. Die Periode wiederum geht auf das Griechische *períodos* zurück, was »regelmäßig wiederkehrend« heißt. Wie so oft ruft die Sprache Überzeugungen ins Leben, über die wir uns nicht bewusst sind. Vor allem, was das Wort »Regel« angeht. Im Jahr 1690 wird es im Wörterbuch *Furetière* als Synonym zu *menstrues* erwähnt. Der Begriff »Regel« für die Menstruation stammt vom lateinischen *regula* ab, was »Lineal«, aber auch »Prinzip« bedeutet. Es wird im allgemeinen Sprachgebrauch weiterhin benutzt, weil es auf die Regelmäßigkeit der Zyklen verweist. Doch es ist auch mit den Moralvorstellungen der Kirche belastet, die jahrhundertelang durch Verbot »geregelt« hat, der fleischlichen Lust zu frönen, erst recht während der Blutung. Es gibt noch eine zweite Interpretation: Sobald eine junge Frau ihre Menarche hatte, konnte sie heiraten und musste sich den »Regeln« ihres Mannes unterwerfen.

Ob wir das Wort »Regel« nun als Verbot, Lust zu empfinden, oder als Zwang, sich jemandem zu unterwerfen, auslegen, ist einerlei, auf jeden Fall verzichten wir dankend darauf, es zu verwenden. Denn es ist nicht die Regel, seine Menstruation oder einen Zyklus von 28 Tagen zu haben, wie es uns im Biologieunterricht glauben gemacht wird. Es geht auch nicht darum, dass die menstruierende Person in dieser Phase ihrem Umfeld ihre eigenen Regeln aufzwingt, weil sie schlecht gelaunt oder sonst etwas ist. In Wirklichkeit gibt es gar keine Regeln, außer denen, die wir uns selbst auferlegen. Ich habe deshalb vor mehreren Jahren beschlossen, dieses Wort aus meinem Wortschatz zu streichen, um meinem Körper andere Ausdrücke anzubieten, die mir keine Vorschriften machen. Das Gleiche rate ich auch den Menschen, die ich begleite. Ich benutze häufig das Wort »Menstruation« andere ziehen »Mond« oder »Blutmohn« vor. Suchen Sie sich Wörter, die Sie passend finden, um Ihre Menstruation zu bezeichnen. Spüren Sie nach, was in Ihnen anklingt, und betten Sie den Gedanken der Zyklushaftigkeit in den Begriff ein. So erlauben Sie Ihrem Körper, die zyklushaften Veränderungen auch zu spüren.

Der Menstruationszyklus und seine Energien

Die Hormone haben zweifellos eine körperliche Funktion, aber sie hauchen dem Menstruationszyklus auch eine gewisse »Energie« ein, die im täglichen Leben spürbar ist. Energie ist ein schwammiger Begriff, weil er ganz unterschiedliche Bedeutungen in sich vereint: In der Physik bezeichnet er die Fähigkeit, eine Kraft auf ein System wirken zu lassen, um es zu verändern. Zum Beispiel nutzt eine Windmühle die Energie des Windes, der ihre Flügel in Bewegung versetzt, um Korn zu mahlen. Es gibt auch die »unsichtbare« Energie, das griechische »Pneuma«, das in Indien »Prana«, in China »Qi« und in Japan »Ki« heißt. Damit ist die Lebensenergie gemeint, die dem bloßen Auge verborgen bleibt und bisher wissenschaftlich nicht anerkannt ist, auch wenn das Magnetfeld, das unser Körper erzeugt, den Ansatz zu einer Antwort liefern könnte. Nach dieser Auffassung befindet sich diese Kraft, diese unsichtbare Energie, überall um uns herum und in uns. Je nachdem, was wir erleben, essen oder wie wir schwingen, strahlen wir eine bestimmte Energie aus. Ich bin der Überzeugung, dass ihre Anwesenheit in unserem Körper für dessen reibungsloses Funktionieren grundlegend ist. Allerdings glaube ich nicht, dass diese Form der

Energie tatsächlich so unsichtbar ist. Sie kommt in unserem Körper auf verschiedenartige Weise zum Ausdruck, lässt sich an Emotionen (Wut, Traurigkeit, Angst etc.), an körperlichen Zuständen (Müdigkeit, Kraftlosigkeit, Lebhaftigkeit etc.) oder mentalen Eindrücken (Effizienz, Verwirrung etc.) ablesen. Alle diese Empfindungen vermischen sich und ergeben einzigartige Energien: Man kann beispielsweise gleichzeitig wütend, schlapp und luzid sein, oder traurig, lebhaft und effizient.

ÜBUNG

Die emotionale Kurve

Ich finde es hilfreich, die Energien in einem Diagramm grafisch zu veranschaulichen. Ich sehe unsere Energie als Kurve, die immer weiterläuft, was in unserem Leben auch geschehen mag. Allerdings verläuft sie weder im Tageslauf noch im Verlauf unseres Menstruationszyklus je gleich. Ich fordere die Menschen, die ich begleite, oft dazu auf, die Kurve ihres Menstruationszyklus in ein Heft zu zeichnen. Man kann eine sinusförmige regelmäßige Kurve haben, die auf- und dann wieder absteigt, um schließlich abzuflachen auf einen linearen Verlauf. Manchmal aber schlägt sie in gewissen Phasen ganz nach oben oder unten aus. Dank dieser sehr persönlichen Methode konnte ich beobachten, dass meine Kurve am Tag nach der Ovulation immer niedrig war, was ich früher nie bemerkt hatte. Ich habe so gelernt, diese Energie in mir vollumfänglich zu spüren.

Was Sie brauchen: ein leeres Heft, einen Stift.

Wie es geht: Stellen Sie Ihre Energiekurven grafisch dar, um Ihren Zyklus zu beobachten. Zeichnen Sie in der Mitte der Seite eine waagrechte Linie: Das ist die x-Achse. Zeichnen Sie dann eine horizontale Linie, die die erste in einem rechten Winkel schneidet (y-Achse), und kennzeichnen Sie den Schnittpunkt mit einer Null. Unterteilen Sie nun die x-Achse gleichmäßig mit kleinen Strichen, von denen jeder einen Tag Ihres Zyklus darstellt. (Dauert Ihr Zyklus 27 Tage, machen Sie 27 Striche.) Unterteilen Sie auch die y-Achse, und zwar mit 20 Strichen oberhalb der Null, die Sie mit +1, +2, +3 etc. beschriften, und mit 20 Strichen unterhalb der Null, denen Sie die Werte -1, -2, -3 etc. zuteilen. Diese Achse entspricht Ihrer Stimmungslage. Der Nullpunkt bedeutet, dass Sie sich »neutral« fühlen, das heißt weder gut noch schlecht. +20 kommt dem größtmöglichen Wohlbefinden gleich und -20 dem absoluten Tiefpunkt. Beurteilen Sie jeden Tag Ihre Stimmung neu, wobei Sie am Anfang den Tagesdurchschnitt bewerten. Falls Sie Stimmungswechsel erleben, können Sie für ein und denselben Tag zum Beispiel +15 und -10 angeben. Passen Sie die Kurve Ihren Empfindungen an!

Anhand von Farben oder Symbolen können Sie die Grafik mit zusätzlichen Informationen ergänzen: Tragen Sie zum Beispiel Ihren Eisprung oder ein prämenstruelles Syndrom ein. Zögern Sie nicht, Ihre Kurve zu personalisieren. Danach können Sie Ihre Zyklen untereinander vergleichen. Es ist interessant zu sehen, ob die Kurve jeden Monat gleich verläuft oder nicht.

Ich war lange davon überzeugt, ich hätte keine zyklusabhängigen Energie- und Stimmungsschwankungen. Meine Menarche hatte ich mit 13, in einer Phase meines Lebens, in der ich jeden Tag in Body und Strumpfhose tanzte. Aufgrund der Disziplin, die das Ballett erforderte, habe ich mir nie erlaubt, meine Gefühlsschwankungen und Energietiefs während der Menstruation auszuleben. Ich durfte nie zeigen, dass ich müde war, musste immer stark sein und den Kopf hochhalten, um zu beweisen, dass ich begabter und beharrlicher als alle anderen war. Schmerzen existierten nicht für mich, weder wenn der Ballettlehrer mir die Hüfte Richtung Boden drückte, damit ich beweglicher würde, noch wenn meine Füße beim Spitzentanz bluteten oder ich Menstruationsschmerzen hatte. Das Wichtigste war für mich, keine Stunde zu versäumen und mir ja nichts anmerken zu lassen. Schwäche zu zeigen war nicht erlaubt. Ich hatte während der Menstruation nicht nur Angst vor möglichen Blutflecken auf meinem Body, sondern auch davor, dass mein Lehrer bemerken könnte, dass ich müder als sonst war.

Während all dieser Jahre, und sogar noch, nachdem ich längst aufgehört hatte, auf nahezu professionellem Niveau zu tanzen, habe ich die Gewohnheit, mir keine Energieschwankungen anmerken zu lassen, reflexhaft beibehalten. Ich versuchte, Beharrlichkeit und Unerschütterlichkeit zu beweisen. Wenn meine Freundinnen über ihr prämenstruelles Syndrom jammerten, verkündete ich triumphierend, bei mir sei alles wie immer. (Ich habe mich später gefragt, ob das nicht ein bisschen gemein war von mir.) Nicht dass ich nichts gespürt hätte, aber meine Stimmungslage war keinen Schwankungen unterworfen. Zwischen 20 und 30 habe ich immer die Pille genommen, was meine Emotionen in gewisser Weise betäubt hat. Ich erinnere mich selbst an die Worte eines Freundes aus dieser Zeit: »Es ist toll, mit dir zusammen zu sein, wenigstens nervst du nicht, wenn du deine Tage hast!« Ich freute mich damals, für mich war das ein Kompliment! In Wirklichkeit nagten hinter der neutralen Fassade unzählige Gefühle an mir, Wut, Ängste und Schmerz, die sich während all der Jahre in meinem Inneren aufgestaut hatten. Sie bahnten sich auf andere Weise ihren Weg nach außen. Ich litt unter Albträumen und Schlaflosigkeit, und mein Verhältnis zu Ernährung, Partys und Alkohol war gestört. Erst als ich die Pille absetzte und die Archetypen von Miranda Gray entdeckte, habe ich mir nach und nach erlaubt, die zyklusabhängigen Schwankungen meiner Energien zu spüren.

Ich sage es Ihnen lieber gleich: Der Ausdruck »sich erlauben« wird in diesem Buch sehr häufig vorkommen. Er ist äußerst wichtig für mich, weil ich jetzt weiß, dass ich damals alle Karten in der Hand hatte, aber mir nicht erlaubte, sie auszuspielen. Seit ich mir erlaube, meine Emotionen auszudrücken, mich müde zu fühlen, nervös zu sein oder zu weinen, gelingt es mir, meine Energien – und somit meinen Menstruationszyklus – ganz auszuleben. Und ich kann Ihnen garantieren: Ich fühle mich deshalb nicht unwohler oder erschöpfter. All das zu verstehen hilft mir zu vermeiden, dass sich Emotionen in mir aufstauen, die sonst durch andere Türen nach außen dringen würden.

Es sind die vier wichtigsten Hormone des Menstruationszyklus, verbunden mit den vier Hüterinnen, die es Ihnen ermöglichen, »sich etwas zu erlauben«: Das FSH in der Menstruationsphase als Energie der Absicht; das Östrogen in der präovulatorischen Phase als Energie der Hoffnung; das LH in der Ovulationsphase als Energie des Mutes; und schließlich das Progesteron in der prämenstruellen Phase als Energie der Weisheit. Auch wenn jede einzelne diese Phasen anders erlebt wird, zeigt die Kurve anfangs immer eine Zunahme der Energie, die dann wieder abnimmt. Die Energien des Zyklus drücken sich auch in anderen Bildern aus. Miranda Gray spricht von vier weiblichen Archetypen (die Maid, die Mutter, die Zauberin, die Alte Weise). Diese finde ich zwar interessant, aber sehr genderspezifisch, was natürlich reduzierend sein kann. Und es gibt da die Mond-Symbolik: Neumond für die Menstruation, Vollmond für die Ovulation, der zunehmende und der abnehmende Mond für die präovulatorische und die prämenstruelle Phase. Es gibt das Sinnbild der Jahreszeiten: Winter für die Menstruation, Frühling für die präovulatorische Phase, Sommer für die Ovulation, Herbst für die prämenstruelle Phase. Außerdem gibt es die Surf-Metapher von Gaëlle Baldassari, die die Webseite *Kiffe ton cycle*, »Spaß mit dem Zyklus«, ins Leben gerufen hat. Für sie ist der Zyklus, als würden wir auf einem Surfboard eine Welle reiten. Zuerst warten wir die Welle ab, dann nehmen wir sie, stehen auf, surfen durch den Wassertunnel, legen uns wieder aufs Board und warten auf die nächste Welle. Mir gefällt das Sinnbild der Sonnenphasen, weil es sich mit den Jahreszeiten verbinden lässt. So erhält man präzisere und weitergehende Hinweise: Die Menstruationsphase entspricht der Nacht; die präovulatorische Phase dem Sonnenaufgang; die Ovulationsphase dem Augenblick, wenn die Sonne im Zenit steht; und die prämenstruelle Phase dem Sonnenuntergang. Sie können in der Ovulationsphase fühlen, dass Ihre Sonne im Zenit steht, auch wenn es Winter ist, was heißt, die Sonne ist kalt. So können Sie Ihre Energien vielfältiger erleben. Aufgrund meiner persönlichen Erfahrungen unterscheide ich folgende Energieformen:

- **Die präovulatorische Phase**: In der Phase unmittelbar nach der Menstruation überwiegt das Östrogen, die Hüterin der Hoffnung. Sie steht für die Energie der Erneuerung. Eine geballte Ladung Sauerstoff. Man fühlt sich leichter, wie von einer Last befreit. Eine Empfindung, die an Knospen im Frühling und die ersten wärmenden Sonnenstrahlen denken lässt. Als wache man nach einer langen Nacht frisch gestärkt auf. Diese Phase wirkt körperlich oder geistig inspirierend. Neue Projekte lancieren Sie am besten jetzt. Diese Zeit ist wunderbar, um Aktivitäten zu beginnen oder mehr Sport zu treiben. Sie ist auch ideal, um wichtige Entschlüsse zu fassen: Ihre Entscheidungen werden von Hoffnung beseelt sein, und Sie selbst sind voller Elan. Allerdings gilt es aufzupassen, weil ein Übermaß dieser Energie im Körper sich als tückisch erweisen kann. Wenn sie verpufft ist, haben Sie das Gefühl, als hätte man Ihnen den Wind aus den Segeln genommen. Es ist wichtig, sich selbst nicht zu vergessen. Auch rate ich Ihnen, diese Energie nicht auf einmal zu verbrauchen, sondern ein bisschen davon zurückzuhalten. Sonst laufen Sie Gefahr, während der anderen drei Phasen aus dem letzten Loch zu pfeifen!

- **Die Ovulationsphase**: In dieser Phase findet, wie der Name sagt, der Eisprung statt. Das Gehirn schickt das LH, die Hüterin des Mutes, in die Eierstöcke, damit der Follikel die Eizelle aus ihrer Hülle entlässt und diese die Welt bereisen kann. Metaphorisch gesehen ist dies der Moment, in dem die Sonne am Zenit erstrahlt, der Sommer Wärme und Früchte schenkt, der Vollmond die Nacht erhellt. Diese Phase zeichnet sich aus durch eine Energie der Tatkraft und des Strahlens. Während die präovulatorische Phase dem Verstand hilft, Entscheidungen zu treffen, sorgt die Ovulationsphase dafür, dass sie auch in die Tat umgesetzt werden! Sie nehmen all Ihren Mut zusammen und legen los! Es ist die Zeit des Aufbruchs. Aber Ihr Handeln bezieht sich nicht auf Sie allein: Wie die Sonne, die ihr Licht und ihre Wärme allen Lebewesen schenkt, richtet sich auch Ihr Tun nun auf die Außenwelt. Die ovulatorische Energie strahlt, sie trägt zur Verständigung und zum Austausch bei. Jetzt ist der Zeitpunkt, Hilfe anzubieten, sich um andere zu kümmern oder zu empfangen. Aber Vorsicht: In dieser Phase überkommt einen manchmal Lust, mit der ganzen Welt zu kommunizieren und alles zu teilen oder zu sämtlichen Vorschlägen und Aufforderungen Ja zu sagen. Vergessen Sie nicht, dass Sie in der folgenden Woche nicht mehr von der gleichen Energie beseelt sein werden, wenn Sie jemandem versprechen, ihm beim Umzug zu helfen. Leben Sie in der Gegenwart, ohne zu planen!

- **Die prämenstruelle Phase**: Sie liegt zwischen dem Eisprung und der Menstruation. Hier sind zwei Abschnitte zu unterscheiden, weshalb diese Phase energetisch komplexer ist. In der Tat sinkt der Östrogenspiegel langsam, während die Progesteronkonzentration zuerst zu- und dann wieder abnimmt. All das innerhalb einer einzigen Phase! Ein Auf und Ab, kein Wunder also, wenn Sie während dieser Zeit widersprüchliche Gefühle haben. Allerdings sollten Sie allzu deutliche Hochs und Tiefs vermeiden: Besser, Sie setzen sich in ein kleines Karussell als in die Berg- und Talbahn. Ein gutes Bild für diese Phase ist der Herbst, wenn die Blätter im feuerroten Gewand strahlen, bevor sie vom Baum fallen. Oder die Sonne entflammt, bevor sie untergeht. Es ist das grandiose Finale vor dem Ende des Tages. Eine Phase voller Kreativität, Schönheit und Emotion. Sie kann noch mit Energie erfüllt sein, aber mit einer Art von Energie, von der es sich zu befreien gilt. Dies ist der Moment, in dem die Weisheit (das Progesteron) Ihnen erlaubt, sich bestimmter Dinge zu entledigen, was manchmal zu einem prämenstruellen Erleben wie Wut oder Traurigkeit führt. Lösen Sie sich von allem, was für Sie nicht mehr stimmig ist. Aber Vorsicht: Nun findet keine Kommunikation nach außen mehr statt. Wie beim Saft der Bäume kehrt die Energie ins eigene Innere zurück. Sie sollten Ihre Gefühle nicht an Ihrer Umgebung auslassen, sondern nach anderen Wegen suchen. Sie könnten tanzen, um Ihre Wut rauszulassen, ein Gedicht schreiben, um Ihre intensive Traurigkeit in Worte zu fassen, oder ein Bild malen, um Ihre Angst auszudrücken. Ebendiese Kreativität ermöglicht Ihnen, etwas Wunderschönes zu schaffen, bevor Sie für die Menstruationsphase wieder tief in Ihr Inneres zurückkehren.

- **Die Menstruationsphase**: Die Phase der Menstruation oder des Mondes. Die Winterzeit, wenn die Bäume sich tot stellen, der Mond verschwunden ist und man die Sonne nicht mehr sieht. Eine Phase, in der alles Leben unsichtbar wird. Auch was die Hormone angeht, hat man den Eindruck, ihr Spiegel sei auf null gesunken (siehe Schema S. 67). In Wirklichkeit wacht das FSH, die Hüterin der Erinnerungen, eben in diesem Moment auf und macht sich unbemerkt, aber geschickt an die Arbeit. Die Energie ist da, nur nicht wahrnehmbar. Da ist es das Beste, den Lebensrhythmus zu verlangsamen und sich zurückzuziehen, um sich auszuruhen. Nun ist Innenschau angesagt. Es ist Zeit, dass Sie Bilanz ziehen, was den hinter ihnen liegenden Zyklus angeht. Zeit, sich um sich selbst zu kümmern, indem Sie das Tempo drosseln, mehr schlafen oder leichtere Mahlzeiten zu sich nehmen. Leicht gesagt, aber schwer getan. Das gesellschaftliche Zusammenleben verbietet dies oft. Die beruflichen und persönlichen Verpflichtungen bleiben bestehen. Sie verschwinden nicht, nur weil Sie jetzt bluten. Nun kann man natürlich auch sagen, es sei an den anderen, sich anzupassen, und nicht umgekehrt. Auch das hört man mitunter. Es wäre wunderbar: Zögern Sie also nicht, wenn Ihnen diese Möglichkeit vergönnt ist! Manchmal können Sie nicht anders, als das Tempo zu verringern, weil Ihr Körper Ihnen Menstruationsschmerzen schickt, die Sie unglücklicherweise ans Bett fesseln. Es kann hart sein für manche Menschen, Ihr Tempo zu reduzieren. Aber kehren wir doch zurück zum Saft der Bäume, der im Winter weiterhin in Stamm und Wurzeln im Umlauf ist. Es ist empfehlenswert, sich während der Menstruation nach wie vor körperlich zu betätigen, behutsam, aber ohne aufzugeben, außer wenn starke Schmerzen auftreten. Die Innenschau, zu der ich Ihnen rate, heißt nicht, dass Sie untätig bleiben sollen. Gewiss, bei Neumond ist das Gestirn am Himmel nicht sichtbar. Trotzdem wissen wir, dass es da ist. Sie haben nicht null Energie in dieser Phase, sondern einfach nur wenig. Drosseln Sie deshalb Ihre Geschwindigkeit, Ihr Auto fährt weiter, egal ob im fünften oder im dritten Gang. Die Fahrt wird länger dauern, aber Sie erreichen das Ziel trotzdem. Stellen Sie sich vor, in dieser Phase schalte Ihr innerer Motor in den zweiten Gang zurück, vielleicht sogar in den ersten: Unternehmen Sie weniger. Erledigen Sie leichtere Aufgaben, lassen Sie sich mehr Zeit. Leben Sie weiter, aber sachte. Am besten können Sie sich zurücknehmen, wenn Sie den Menschen, die in Ihrer Umgebung arbeiten, signalisieren, dass Sie weniger Energie haben. Sie müssen Ihnen nicht mitteilen, Sie hätten Ihre Menstruation, auch wenn das natürlich kein Tabu sein sollte. Zu sagen, Sie hätten nicht so viel Energie wie üblich, erlaubt Ihnen, das Tempo zu reduzieren, und den Menschen um Sie herum, ihre eigenen Energien auszuleben.

BEISPIEL AUS MEINER PRAXIS

D. ist Physiotherapeutin. Während ihrer Menstruation leidet sie unter starken Schmerzen, aber als Freiberuflerin kann sie es sich aus finanziellen Gründen nicht leisten, die Arbeit jeden Monat für einen Tag ausfallen zu lassen. Sie sagt auch, dass sie in ihrem Beruf immer gleich viel Energie an ihre Patientinnen und Patienten abgeben müsse und diese deshalb unmöglich reduzieren könne. Daraufhin mache ich mir Gedanken über diese Energie, die sie geben muss. Steckt da vielleicht eine verinnerlichte Überzeugung dahinter? Tatsächlich vertritt D. die Ansicht, ihr Beruf zwinge sie dazu, sich immer gleich zu verhalten, obschon sie, wie zweifelsohne auch ihre Patientinnen und Patienten, einem Zyklus unterworfen ist. Sie schildert mir die Massagen und Gymnastikübungen für deren Rehabilitation. Wir überlegen uns zu zweit, ob es eine Möglichkeit gäbe, sie an den Tagen, an denen sie Menstruationsschmerzen hat, etwas anzupassen. D. probiert daraufhin aus, ob sie Energie sparen kann, wenn sie weniger tief massiert. Außerdem erklärt sie ihren Patientinnen und Patienten die Übungen, ohne sie vorzumachen. Sie schont sich, was sie bestimmt auch vorher tat, weil die Schmerzen sie daran hinderten, gut zu arbeiten. Aber jetzt tut sie es bewusst. Vor allem teilt sie nun den Massierten mit, dass ihr Energielevel an jenem Tag niedriger ist und sich die Therapie deshalb anders anfühlen wird. Und siehe da, manche sagen, sie hätten diese Art zu massieren als größere Wohltat empfunden als die gewohnte.

Nun, wo Sie die vier Energien des Zyklus kennen, möchte ich noch anfügen, dass die Phasen keineswegs alle gleich lange dauern. Jeder Mensch erlebt sie auf seine Weise und unterschiedlich intensiv. Was mich selbst angeht, so fielen meine präovulatorische und ovulatorische Phase lange Zeit sehr kurz aus (fünf Tage die erste und maximal drei Tage die zweite). Meine prämenstruelle Phase war dagegen sehr lang (mindestens 13 Tage). Das hatte damit zu tun, dass die Östradiolkonzentration in meinem Körper nicht konstant war. Allerdings fiel die sehr kurze präovulatorische Phase in einen Zeitraum meines Lebens, in dem ich mich in einem Stadium der Schöpfung und Innenschau befand. Die prämenstruelle Phase entsprach mir damals viel mehr, weil ich mich gerade da wohlfühlte. Heute, während ich diese Zeilen schreibe, ist meine Ovulationsphase viel länger. Ich spüre, dass sie auf energetischer Ebene eher sechs Tage dauert (was für mich ewig ist). Dafür ist meine prämenstruelle Phase kürzer. Auch wenn es stimmt, dass das Bücherschreiben auf Innenschau beruht, empfinde ich es eher als Gelegenheit, mehr Menschen über die Gynäkologie aufzuklären. Ich nehme mich also in einer Phase wahr, in der meine Sonne viel Wärme an andere aussendet, denn ich schreibe dieses Buch für Sie alle.

Allerdings kann die Reduktion des Menstruationszyklus auf vier Phasen wieder nur ein Weg sein, uns Frauen in eine bestimmte Form zu pressen. Eine meiner Lehrerinnen in Kolumbien sagte mir einmal: »Es gibt nicht vier von uns, sondern 1000!« Und sie hat recht! Häufig bekomme ich Anfragen von Menschen, die besorgt sind, weil sie gar nichts oder genau die entgegengesetzte Energie fühlen. Akzeptieren Sie auch das. Auch nichts zu spüren ist normal. Wie es bei mir im Teenageralter der Fall war, hat man

Ihnen vielleicht angewöhnt, Ihre Empfindungen und Energien zu unterdrücken, weshalb Sie die Veränderung einfach nicht bemerken. Der beste Rat, den ich Ihnen geben kann, ist, sich jeden Tag zu fragen, wie Sie sich fühlen. Nehmen Sie sich ein paar Minuten Zeit, um über Ihre Empfindungen nachzudenken. Das klingt simpel, aber haben Sie sich wirklich je die Frage gestellt: »Wie fühle ich mich heute?« Schreiben Sie Ihre Empfindungen auf und behalten Sie sie fortwährend im Auge, damit Sie Vergleiche zwischen den Zyklen anstellen können. Was die Menschen betrifft, die das Gegenteil der zu erwartenden Energie verspüren – die sich zum Beispiel während der Menstruation weltoffen fühlen und in der Ovulationsphase introvertiert –, so dürfte es Sie nicht überraschen, von mir zu hören, dass auch unsere Umgebung unsere Energie beeinflusst. Erhalten Sie eine gute Nachricht in Ihrer Menstruationsphase, ist es normal, dass Sie Lust bekommen, alle Welt anzurufen und zu feiern! Eines muss klar sein: Es geht nicht darum, dass Sie sich dazu zwingen, zu Hause zu bleiben, weil Sie sich gerade nicht in der richtigen Phase befinden! Es liegt an Ihnen herauszufinden, welche Energie gerade am besten zu Ihrem Körper, Ihrem Geist und Ihrem Leben passt. Wenn Sie sich allerdings während der präovulatorischen oder ovulatorischen Phase traurig bzw. erschöpft fühlen, dann könnte ein hormonelles Ungleichgewicht dahinterstecken (siehe S. 129). Was außer Zweifel steht, ist, dass Sie ein zyklisches Geschöpf sind. Jede Energie wird in Abhängigkeit von Ihrem Zyklus, aber auch von Ihrer Umgebung wiederkehren, manchmal auf heftige und unvermittelte, manchmal auf sanfte und ruhige Art. Was auch immer geschieht, die verschiedenen Energien stellen sich regelmäßig wieder ein!

ÜBUNG

Wenn wir keinen Zyklus haben, ist der Mond unser Verbündeter

Richten Sie sich nach den Mondphasen. Stellen Sie sich vor, dass der Mond zu Ihrem Menstruationszyklus wird. Indem Sie sich energetisch mit diesem Gestirn vereinen, stehen Sie wieder im Einklang mit Ihrer zyklischen Verfassung.

Manche Menschen, bei denen die Menstruationsblutung ganz ausbleibt oder die künstliche Hormone (Pille) zu sich nehmen, spüren keine Energieschwankungen mehr. Das ist im zweiten Fall ziemlich normal, denn die von außen zugeführten Hormone haben die Aufgabe, die Verbindung zwischen Gehirn und Eierstöcken zu kappen. Manchmal kommt es aber vor, dass sie nicht richtig dosiert sind, dann passiert genau das Gegenteil, die Schwankungen werden zu stark. Um zu erklären, was die künstlichen Hormone bewirken, verwende ich oft das Bild eines Paares, das zusammenlebt (Ihr Gehirn und Ihre Eierstöcke), das aber nicht mehr miteinander spricht, weil ständig eine dritte Person (die künstlichen Hormone) dazwischensteht. Bleibt hingegen die Menstruationsblutung ganz aus (Amenorrhoe), sind die beiden Partner verärgert und reden aus freien Stücken nicht mehr miteinander. In beiden Fällen erfüllen die Hüterinnen der Energien ihre Aufgabe nicht. Dann kann die Natur uns helfen, indem sie uns die notwendigen Energien schenkt. Gerade der Mond kann eine gute Orientierung bieten, um den verlorenen Zyklus wieder zu spüren. Das Gestirn übt eine natürliche Anziehungskraft auf alles Fließende, auf die Gezeiten, aber auch auf die Blutung und die Energie in unserem Körper aus. Die Verbindung mit der Mondenergie erlaubt uns, die energetischen Veränderungen um uns herum und in unserem Inneren wahrzunehmen. Außerdem kann Ihr Gehirn sich so bewusst werden, wie schön es ist, einen Zyklus zu haben.

Was Sie brauchen: Ihren Körper, den Mond.

Wie es geht: Vom Neumond bis zum ersten Viertel: Nehmen Sie sich vor, Ihren Blick nach innen zu richten. Achten Sie darauf, für diese Woche nicht zu viele Verabredungen zu treffen, und tragen Sie Sorge für sich.

Vom ersten Viertel bis zum Vollmond: Machen Sie sich die präovulatorische Phase zunutze: Jetzt ist der Moment gekommen, um Pläne zu schmieden und sich der Welt zu öffnen.

Vom Vollmond bis zum zweiten Viertel: Sie befinden sich in der Ovulationsphase. Treten Sie in die Welt ein, bieten Sie Ihre Hilfe an und erleben Sie den Vollmond mit seinem Energieschub.

Vom zweiten Viertel bis zum Neumond: Sie sind in der prämenstruellen Phase. Kehren Sie langsam zu sich selbst zurück, aber finden Sie für sich eine Form von Kreativität, bevor Sie sich auf die dunkle Nacht der Menstruationsphase vorbereiten.

Die energetische Reinigung des Zyklus

Der Begriff Zyklus wäre ohne die Vorstellung, dass es trotz der Zyklushaftigkeit einen Anfang und ein Ende gibt, unvollständig. Ich möchte Sie daher inständig bitten, dieses Ende während der Menstruation und die Erneuerung unmittelbar danach auch wahrzunehmen. Viele Frauen spüren diesen Neubeginn, wenn ihre Menstruationsschmerzen vorbei sind. Sie fühlen sich oft erleichtert, haben das Gefühl, wieder von vorn anfangen zu können. Alles scheint nun möglich. Wenn das Hormon der Hoffnung sich auf den Weg macht, wird dieses Gefühl verzehnfacht. Das wurde mir so schon oft berichtet. Trotzdem wünschte ich mir, dass die Frauen sich während ihrer Menstruation genauso wohlfühlen würden. Könnten wir unser Hirn so umprogrammieren, dass die Idee, die Menstruation sei lästig, schmerzhaft und ermüdend, endlich verschwände, würde sich unsere Sichtweise auf diese Phase des Zyklus total verändern.

Was ist denn eigentlich die Menstruation? Sie bedeutet ganz einfach, dass sich die Gebärmutter entleert. Sie scheidet die Gebärmutterschleimhaut aus, um wieder Platz zu schaffen. Kurz gesagt: Sie macht gründlich sauber, damit ein neuer Zyklus beginnen kann. Sind Sie schon einmal umgezogen oder haben ein Haus leer geräumt? Haben Sie schon einmal Ihre Schränke ausgemistet? Haben Sie noch nie dieses Gefühl der Leichtigkeit verspürt, wenn Sie Ihre Sachen aussortiert haben? In solchen Momenten ist es schwierig zu entscheiden, was wegsoll und was nicht. Erinnern Sie sich an dieses sperrige Möbel, dessen Schublade klemmte und das Ihnen nicht mehr gefiel? Denken Sie daran, wie befreit Sie waren, als Sie es weggegeben haben! Dieses Gefühl wünsche ich allen Menschen, wenn sie ihre Menstruation haben. Diese Befreiung! Endlich ist es draußen, endlich ist es vorbei!

Die Gebärmutter stößt nicht »nur« die Schleimhaut aus, das ist nur der körperliche Aspekt. Auf emotionaler und energetischer Ebene hat die Menstruation die Aufgabe, die Emotionen des vorangegangenen Zyklus hinauszubefördern. Ich benutze dafür gern das Bild des Brunnens, der sich während des Zyklus füllt und jeden Monat wieder entleert wird, um Platz zu schaffen. Man schafft weg, was man nicht aufbewahren möchte. Wenn die Gefühle nicht in dem Moment zum Ausdruck kommen, in dem sie auftauchen (zu einer beliebigen Zeit des Zyklus!), kristallisieren sie sich energetisch in der Gebärmutter. Wenn man sich ihrer nicht bewusst wird, setzen sie sich fest und verursachen Menstruationsschmerzen. Wie bei etwas, das nicht durchkommt, nicht verdaut werden kann, wird es manchmal zum Problem, sie gehen zu lassen. Besser, man wird seine Emotionen im richtigen Moment los. Sollten Sie sich dies noch nicht zur Gewohnheit gemacht haben, versuchen Sie, Emotionen, Energien oder Situationen, die Sie nicht mehr mit sich herumschleppen möchten, während der Menstruation ganz bewusst gehen zu lassen. Die angespannte Beziehung mit Ihrem Kollegen, der Streit mit dem Partner, das Telefongespräch mit den Eltern anlässlich des Weihnachtsfestes … Schreiben Sie all das auf. Und wenn Sie Ihre Menstruation bekommen, stellen Sie sich vor, dass alles herausfließt, dass Ihr auslaufendes Blut die Wut, die Zweifel und die Traurigkeit abtransportiert, die Sie loswerden möchten.

ÜBUNG

Die emotionale Entwässerung

Wer seine Emotionen auf gesunde Weise loslassen möchte, sollte den richtigen Moment und den richtigen Adressaten wählen. Wenn Ihnen das schwerfällt, rate ich Ihnen, zunächst einmal die Emotionen, die Sie im Verlauf Ihres Zyklus verspüren, im Auge zu behalten und die Menstruation als eine Art emotionale Entwässerung zu benutzen. So können Sie mit Ihrem Körper in Verbindung treten und ihm erklären, dass Sie sich Ihrer »blockierten« Emotionen bewusst sind und sich gern von ihnen befreien würden. Einen Satz wie diesen können Sie bei allen in diesem Buch vorgeschlagenen Ritualen verwenden. Allerdings bringt es nichts, ihn auswendig zu lernen. Oder sich Schuldgefühle zu machen, wenn Sie die Hälfte davon unter der Dusche vergessen haben. Das Wichtigste ist, dass er Ihre Befindlichkeit ausdrückt. Erfinden Sie Ihren eigenen »Zauberspruch«, der Sie in Schwingung versetzt und Ihnen flüssig über die Lippen kommt! Mein einziger Tipp hier: Formulieren Sie keine Verneinung. Das Gehirn, genauer gesagt das Unbewusste, erkennt die Negation nicht. Seien Sie kreativ und finden Sie den Satz, der zu Ihnen passt.

Was Sie brauchen: ein Heft oder die Notizbuch-App Ihres Smartphones, eine Dusche.

Wie es geht: Notieren Sie während des ganzen Zyklus die starken Gefühle, die Sie erlebt haben. Wenn Ihre Menstruation beginnt, lesen Sie vor der ersten Dusche die Liste der Emotionen durch, die Sie loslassen möchten. Spüren Sie, wie das Wasser an Ihnen herunterströmt. Achten Sie auch auf das Blut, das Ihnen zwischen den Beinen hinunterfließt, und rufen Sie sich alle Momente des Unbehagens in Erinnerung, die Sie während dieses Zyklus erlebt haben. Ich rate Ihnen auch, einen Zauberspruch zu erfinden, der verdeutlicht, dass etwas zu Ende ist. Zum Beispiel: »Mit diesem Blut, das mich verlässt, lasse ich auch die Gefühle los, von denen ich mich befreien möchte.«

Die Idee dahinter ist, dass Sie während Ihrer Menstruation ein Gefühl der Befreiung erleben. Wenn Ihnen das Ritual zur Gewohnheit geworden ist, kann es sogar sein, dass Sie diesen Augenblick der Befreiung kaum erwarten können!

Die Wechseljahre

Die Menopause ist die letzte Blutung einer Frau, auf die zwölf Monate lang keine weitere mehr folgt. Die Zeit darum herum nennt man Perimenopause. Das heißt so viel wie »um die Menopause herum«, denn der Prozess zieht sich über mehrere Jahre hin. Aus diesem Grund nennt man dies auch die »Wechseljahre«. Es sind meist die hormonellen Ungleichgewichte vor und nach der Menopause, die Probleme verursachen können. Auf körperlicher Ebene beginnt diese Phase mit einer Abnahme des Progesteronspiegels, weil die Anzahl der Follikel zurückgeht, die in der Gelbkörperphase dieses Hormon hauptsächlich produzieren. Daher wird es nicht mehr hergestellt. Der Zyklus durchläuft eine hyperöstrogene Phase (wie bei der Menarche), bis keine Follikel mehr vorhanden sind. Allerdings produziert die Nebennierenrinde bis zum Alter von 70 Jahren weiterhin geringe Mengen von Östrogen. Ist über die Dauer eines Jahres keine Menstruationsblutung mehr erfolgt, dann ist die Menopause damit abgeschlossen.

Aus energetischer Sicht stoppt die Menopause den Zyklus der Menstruation. Warum? Nun, der Körper und das Gehirn arbeiten jeden Monat hart, um einen ausgewogenen und gesunden Menstruationszyklus zu schaffen. Jeden Tag variiert die Konzentration der Hormone, was Ihrem Körper viel Energie abverlangt. Er erledigt diese Aufgabe mit Eifer, hauptsächlich aus dem archaischen Reflex heraus, die Fortpflanzung und Erhaltung der Art zu garantieren. Mit fortschreitendem Alter ermüdet der Körper rascher, verdaut langsamer, erholt sich weniger schnell und reagiert empfindlicher auf Schmerz. Das Gehirn entscheidet sich deshalb, die Energie, die es für den Menstruationszyklus braucht, in etwas anderes zu stecken, um beispielsweise Schmerz oder Müdigkeit wettzumachen.

Es ist ein bisschen wie bei einem Becherspiel: als würde das Gehirn die Energie umfüllen. Es sagt sich: »Für den Menstruationszyklus verbrauche ich zu viel Energie, während ich mich jeden Tag mit der Verdauung abplage. Nun setze ich die Energie des Zyklus lieber dafür ein!«

Im Prinzip trifft der Körper diese Entscheidung, um die vorzeitige Degeneration der Zellen zu verhindern. Grund für die Menopause ist also, dass der Körper auf diese Weise unbeschwert altern kann. Ich möchte aber darauf hinweisen, dass »altern« hier kein negativer Begriff ist, denn dieser Prozess beginnt vom Moment unserer Geburt an. Trotzdem ist es oft gerade die Vorstellung des Alterns, die während der Wechseljahre Beschwerden verursacht.

Die »schrumplige Alte«, die Mona Chollet in ihrem Buch *Hexen. Die unbesiegte Macht der Frauen* beschreibt, verkörpert die Abscheu vor dem alternden weiblichen Körper, die bei den Frauen die »fixe Idee vom Verfall« auslöst, also die Angst davor, zu den »Alten« zu gehören. In Filmen, TV-Serien und Werbespots sind junge Körper und Mutterschaft überrepräsentiert: Die Mehrheit der Frauen ist jünger als 25, hat einen straffen Körper, einen flachen Bauch und keine einzige Falte! Von der Pharmalobby gar nicht zu reden, die sich seit ein paar Jahren der Wechseljahre bemächtigt hat, um eine »Krankheit« daraus zu machen. Heute findet ein allmähliches Umdenken statt. Es freut mich, dass die Medienpräsenz von Frauen in den Wechseljahren zugenommen hat. Sie wieder ins Scheinwerferlicht zu rücken bedeutet, allen Menschen zu erlauben, in Freude statt voller Scham zu altern.

Die Wechseljahre sind eine Zeit der Stärke. Von wegen Krankheit! Sowohl in Frankreich als auch in Kolumbien habe ich oft dieses Sprichwort gehört: »Vor der Menstruation ist man ein Kind.

Während der Menstruationsjahre lernt man, eine Frau zu sein. In den Wechseljahren aber wird man zur Frau.« Die Menopause ist die Entscheidung des Körpers, seine Energie umzuwandeln. Sie ist die Macht, energetisch jederzeit alles tun zu können. Wenn der Zyklus vier energetische Phasen umfasst, dann ist die Menopause seine Apotheose. Die vier Phasen sind nicht fort: Wir kennen sie so gut, haben sie so viele Male erlebt, sie haben sich dem Körper und dem Herzen so sehr eingeprägt, dass wir keine Hormone mehr brauchen, um sie zu spüren. Wenn man möchte, kann man die Energie, die man zu einem bestimmten Zeitpunkt braucht, einfach aufrufen. Die Wechseljahre stehen für die Fähigkeit, in jedem Moment die Energie zu leben, die man freisetzen will. Das Progesteron, die Hüterin der Weisheit, verschwindet, wird nicht mehr gebraucht, denn die Frau verfügt in den Jahren nach der Menopause frei über diese Weisheit. Sie wird zur weisen Frau. In Kolumbien hat mich tief beeindruckt, welchen Respekt man den Alten zollt. Sie sind die Menschen, auf die man hört, die über Wissen verfügen und aufgrund ihrer Erfahrung fähig sind, Gerechtigkeit walten zu lassen. Der mächtigen Weisheit der Menopause muss mit genauso viel Respekt begegnet werden wie der schützenden Energie der Schwangerschaft oder der leidenschaftlichen Energie der Menarche.

Wenn ich Frauen begleite, die sich in der Perimenopause befinden, staune ich meist über die Gemeinsamkeiten, die sie aufweisen. Die Wechseljahre sind ein Stadium der Entsagung, in der man sich Zeit nehmen sollte, um Bilanz zu ziehen, sich bewusst zu werden, was man als belastend und was als einfach erlebt hat. Gleichzeitig ist es einc Zeit der Akzeptanz: Man muss lernen, sich so zu lieben, wie man ist. Das Selbstwertgefühl ist einer der wichtigsten Schlüssel zu einem zufriedenen Leben. Wie ein Mantra können Sie jeden Morgen vor dem Spiegel wiederholen: »Ich verzichte auf Aufregung. Ich akzeptiere meine innere Ruhe, indem ich mich so liebe, wie ich bin.«

DIE EMOTIONEN

In einem Märchen wäre der Menstruationszyklus die Hauptfigur und die Emotionen die Nebenfiguren, die dem Helden oder der Heldin helfen, ihr Abenteuer zu bestehen, wie beispielsweise die Kieselsteine dem Däumling oder die sieben Zwerge dem Schneewittchen. Ohne sie kommt der Protagonist bzw. die Protagonistin nicht weiter. Trotzdem drängt man sie oft in den Hintergrund, weil die Hauptfigur allein mit der Situation fertigzuwerden scheint. Wenn wir auf unsere Emotionen hören und sie akzeptieren, lassen wir uns von diesen Nebenfiguren helfen, sodass die Geschichte ein glückliches Ende nimmt. Aber bevor wir mit den Ungleichgewichten der gynäkologischen Matrix weitermachen, muss klar sein, was eine Emotion überhaupt ist. Wenn wir wissen, was sich hinter dem Begriff verbirgt, können wir unsere Gefühle so unbeschwert wie möglich erleben.

Das Hormon GnRH (siehe S. 65) ist der Ausgangspunkt des Menstruationszyklus. Ohne GnRH würde in Ihren Eierstöcken nichts passieren, und diese würden keine Signale an die Gebärmutter senden. Nun wird dieses Hormon im Hypothalamus gebildet, einer Gehirnstruktur, die sowohl unsere Grundbedürfnisse als auch unsere Emotionen regelt. Wenn die Bedürfnisse befriedigt sind, funktioniert der Hypothalamus korrekt und sendet Hormone, darunter das GnRH, in den Körper aus. Sind die Grundbedürfnisse aber nicht gestillt, ist eine Fehlsteuerung absehbar.

Nehmen wir das Beispiel der Magersucht. Diese Verhaltensstörung hat verschiedene Ursachen: genetische und psychologische ebenso wie Umgebungsfaktoren. Aber was immer die Ursachen auch sind – vereinfacht gesagt wird hier das Grundbedürfnis der Nahrungsaufnahme nicht befriedigt. Was dem Hypothalamus zuvor als notwendiges Bedürfnis galt, die Nahrungsaufnahme, ist es nun plötzlich nicht mehr. In der Folge sind die neuronalen Schaltkreise, die den Appetit regulieren, gestört und der Hypothalamus gerät durcheinander. Das GnRH gelangt nicht mehr zur Hypophyse, FSH wird nicht mehr ausgeschüttet. Die Eierstöcke erhalten keine Informationen aus dem Gehirn und lassen keine Follikel mehr reifen. Es wird kein Östrogen mehr ausgeschüttet, der Menstruationszyklus ist unterbrochen, und die Menstruation bleibt aus.

Dies ist ein extremes Beispiel, aber es zeigt, welch wichtige Rolle der Hypothalamus und mit ihm die Emotionen für den Menstruationszyklus spielen. Die Durst- und Hungersignale teilen uns genau wie unsere Emotionen mit, dass eines unserer Bedürfnisse nicht befriedigt ist! Neben den Grundbedürfnissen wie Essen, Schlafen und Sich-sicher-Fühlen steuert der Hypothalamus über seine Hormone und die darüber vermittelten Emotionen auch andere Bedürfnisse, wie sich zu freuen, eine Situation zu verändern, sich zu verteidigen, zu einer Gruppe zu gehören oder sich zu entfalten. Es ist deshalb entscheidend, sich um seine Grundbedürfnisse und seine Emotionen zu kümmern, wenn wir Sorge für den eigenen Zyklus tragen wollen.

Die Emotionen und das Zusammenspiel von Körper und Geist

Emotionen zu definieren ist eine komplexe Thematik, weil es sich dabei um sehr unterschiedliche und individuelle Erfahrungen handelt. Allen gemeinsam ist, dass es sich um psycho-physiologische Empfindungen handelt, das heißt um Vorgänge, die auf körperlicher und geistiger Ebene zugleich stattfinden. Diese Erkenntnis ermöglicht uns, den emotionalen Zustand nicht nur festzustellen, sondern auch zu erklären.

Dass Gehirn und Emotionen verbunden sind, habe ich zum ersten Mal in beruflicher Funktion gehört. Zu jener Zeit arbeitete ich in einem Architekturbüro, und man hatte mir ein Coaching empfohlen, damit ich auf den Baustellen selbstsicherer auftreten könnte. Zu jener Zeit war ich eine junge Architektin mit einem ausgeprägten Hochstapler-Syndrom. Als ich mit 26 Projektleiterin wurde, hielt man mich aufgrund meines jugendlichen Aussehens und meines Frauseins oft für die Praktikantin. Dabei war ich es, die die Anweisungen gab. Ich steckte voller Ängste. Da ich beweisen wollte, dass ich meiner Aufgabe gewachsen war, stand ich ständig unter Stress. Ich täuschte Entschlossenheit und Disziplin vor, um meine Anwesenheit zu rechtfertigen, obschon ich mich manchmal bei dem Gedanken, einem Kunden per Telefon schlechte Nachrichten mitteilen zu müssen, wie gelähmt fühlte. Ich kann mich nie genug bei meiner auf Neurowissenschaften spezialisierten Coaching-Expertin dafür bedanken, dass sie mir gezeigt hat, wie ich mit meinen Gefühlen umgehen kann. Sie war die Erste, die mir erklärt hat, dass vor Angst zu erstarren eine ganz normale Reaktion ist. Es war ein archaischer Totstellreflex und eine völlig gerechtfertigte Reaktion meines Gehirns auf die neue Situation. Nachdem ich die

Funktionen des limbischen Systems, einer anderen Gehirnregion, entdeckt hatte, verfügte ich endlich über die nötigen Erklärungen für meine mitunter übertriebenen Reaktionen. Diese Prozesse zu begreifen hat mir geholfen, schnell Strategien zu entwickeln, um mit den lähmenden Gefühlen im Beruf umzugehen. Meine erste Strategie war, mich jeder Person, die neu auf die Baustelle kam, vorzustellen, um meiner Rolle voll und ganz gerecht zu werden und Missverständnisse bei der Belegschaft auszuschließen. So entwickelte ich Selbstvertrauen und war bald sehr viel entspannter auf der Baustelle.

Emotionen sind körperliche Reaktionen

Der Hypothalamus hat zwar die Kontrolle über unsere Emotionen, aber unsere Sprache steuert er nicht. Er beherrscht nämlich kein einziges Wort. Es gibt drei große Bereiche im Gehirn: Der Neokortex regelt die Denkfähigkeit, den Verstand und die Sprache. Das limbische System, auf das der Hypothalamus angewiesen ist, lässt uns Emotionen erleben. Der Hirnstamm (auch Reptiliengehirn genannt) steuert unsere archaischen Instinkte. Die letzten beiden sind stumm. Sie kommunizieren auf andere Art, äußern ihre Bedürfnisse weniger komplex über den Körper. Der Hypothalamus, der ein winziger Teil des limbischen Systems ist, signalisiert seine Bedürfnisse und seine Emotionen über die Körpersprache. Wenn wir zum Beispiel hungrig sind, knurrt unser Magen. Sind wir müde, gähnen wir. Wenn wir uns schneiden, stoßen wir einen Schrei aus. Erst nachdem wir etwas körperlich gespürt haben, sind wir in der Lage, dies auch verbal auszudrücken: »Ich bin hungrig.« »Ich bin müde.« »Ich habe Schmerzen.« Bedürfnisse sind also auch ohne Worte spürbar. Die Emotionen gehen ebenfalls den Weg über den

Körper. Das Wort Emotion stammt vom lateinischen Verb *emovere*, wobei der Präfix *»e-«* einen Ursprung anzeigt und *movere* »sich bewegen« heißt: also »was aus der Bewegung entsteht«. Und die Gemütsbewegung geht den Weg über den Körper: eine Träne, ein Zittern, ein Lachen, eine Anspannung, ein Stirnrunzeln, ein Schmerz, ein Schrei und so weiter. Die verbale Sprache kommt erst danach. Ich sage gern, dass in jeder neuen Situation die Emotion eine Tausendstelsekunde vor dem Gedanken da ist, der dann alles zu übersetzen versucht. Die Emotion ist etwas, was nicht im Körper bleibt, sie ist flüchtig.

Emotionale Intelligenz

Oft haben wir den Eindruck, es sei genau umgekehrt. Zum Beispiel ist man traurig und beginnt dann zu weinen. In Wirklichkeit sendet das Gehirn aber zuerst eine Botschaft an den Körper, die eine physische Empfindung auslöst. Erst danach identifiziert unser Verstand diese Empfindung, und schließlich erkennen wir diese als Emotion und geben ihr einen Namen. Im Falle der Traurigkeit kann die körperliche Empfindung dadurch zum Ausdruck kommen, dass Tränen aufsteigen, wir einen Knoten in der Magengegend oder eine gewisse Übelkeit verspüren. Wenn wir eines dieser Erkennungszeichen bemerken, identifizieren wir es als Traurigkeit. Erst danach erlauben wir uns (oder auch nicht), sie äußerlich zum Ausdruck zu bringen oder sie zu benennen. Unsere Emotionen sind körperliche Reaktionen auf Situationen in der Außenwelt, auf einen bestimmten Reiz oder auf etwas, das wir aus vergangenen Erfahrungen gelernt haben. Das nennt man »emotionale Intelligenz«. Das Gehirn weiß, was es will, aber es teilt es zuerst dem Körper und danach dem Verstand mit.

Stellen Sie sich folgende Situation vor: Sie sind auf einer Wanderung und sehen auf dem Weg vor sich plötzlich eine schlafende Schlange. Ihr Hypothalamus schickt Signale, die den Herzschlag beschleunigen, der die Muskeln in die Lage versetzt, schnell zu reagieren. (Zum Beispiel damit Sie sofort einen Schritt zurücktun und der Schlange ausweichen können.) Erst wenn Sie außer Gefahr sind, werden Sie sich sagen: »Mensch, jetzt hatte ich aber ganz schön Angst!« Wenn es ums Überleben geht, ist es im ersten Augenblick völlig unwichtig, dass Sie Ihre Emotion benennen können. Was Sie zum Zurückweichen veranlasst, ist eine körperliche Reaktion, die automatisch abläuft: ein »archaischer Reflex«, der Ihnen ermöglicht, die Situation zu beurteilen und rasch eine Lösung zu finden. Diese emotionale Intelligenz versetzt uns in allen Lebenssituationen in Bewegung.

Das Beispiel der Schlange ist simpel, aber gleichzeitig aussagekräftig. Es ist kein Wunder, dass der Körper angesichts der Gefahr, von einer Giftschlange gebissen zu werden – also in einer potenziell tödlichen Situation –, schneller reagiert als der Verstand. Allerdings ist das Risiko, urplötzlich zu sterben, heutzutage geringer als noch vor einem Jahrhundert. Zahlreiche Krankheiten, die einst tödlich verliefen, sind harmlos geworden, und im 20. Jahrhundert haben viele Leute keine Ahnung, was der Begriff »überleben« überhaupt bedeutet. Warum also reagiert unser Gehirn weiterhin auf diese Weise? Erstens weil es seit Jahrtausenden so funktioniert und darauf konditioniert ist, uns unverzüglich zur Flucht oder zum Totstellen zu veranlassen, wenn Lebensgefahr droht. Das ist durchaus von Vorteil, denn es bewahrt uns davor, dem Feuer zu nahe zu kommen und manch anderen fatalen Fehler zu begehen. Und zweitens, weil auch die Emotionen, selbst die unbedeutendsten,

Reaktionen zum Überleben sind. Wenn Sie zum Beispiel erfahren, dass der Mensch, den Sie lieben, Sie verlassen will, weinen Sie, weil die Trennung wehtut, aber auch Ihre Einsamkeit. Ihr Gehirn wird Einsamkeit interpretieren als Schwierigkeit, allein zu leben oder als Ausschluss aus der Gruppe, von der Ihr Überleben abhängt.

Hinter jeder Emotion steht folglich in unterschiedlichem Maße der Wunsch fortzubestehen. Wie können wir also unser Gehirn vor der Angst zu sterben bewahren? Die Lösung ist: Anpassung an die neue Situation. Und wie soll das gehen? Indem wir auf unseren Körper hören! Er gibt uns den Anstoß, etwas zu unternehmen, indem er uns zum Weinen, Schreien oder Lächeln bringt. Unsere Anpassungsfähigkeit ermöglicht uns weiterzuleben, vorzugsweise voller Freude. Das Gehirn wird versuchen, die Freude im Körper wiederzufinden. Es fordert uns zum Handeln auf, um die Emotion der Freude wiederzubeleben. Im Falle einer Trennung weist uns die Traurigkeit darauf hin, dass wir zwei Möglichkeiten haben, wenn wir überleben wollen. Entweder lernen wir, allein zu sein. Oder wir suchen uns anderswo Gesellschaft. Wir können also trauern und danach zu neuen Ufern aufbrechen, um wieder zur Lebensfreude zu finden.

Warum Emotionen so wichtig sind

Emotionen äußern sich unabhängig von unserem Willen. Sie kommen hoch, damit wir handeln und uns einer neuen Situation anpassen können. Erst im zweiten Schritt registrieren wir sie. Die Fähigkeit, sie zu benennen, ist entscheidend. Nur so können wir anschließend verstehen, was das Gehirn uns mitteilen wollte. Diese Fähigkeit beruht auf einem persönlichen Lernprozess, der normalerweise bereits in der Kindheit beginnt. Manchen Menschen bleibt er jedoch verwehrt. Deshalb sind sie unfähig mitzuteilen, was in ihnen geschieht. Wenn man aber nicht auf seine Emotionen hört, werden die Signale des Hypothalamus immer stärker, bis schließlich entweder die Emotion so gewaltig wird, dass sie explodiert (zum Beispiel in einem Wutausbruch), oder dass seelischer Schmerz entsteht. Unsere Emotionen zu ignorieren ist, als halte man den Atem an, um ganz still zu sein. Aber dann müssen wir doch nach Luft japsen, und das ist viel lauter als simpel ein- und auszuatmen! Wie aber können wir unsere Emotionen äußern? Wie sie wahrnehmen? Wie wissen, dass wir sie richtig erkannt haben? Zunächst müssen wir spüren, dass uns eine Emotion überkommt. Auch wenn jeder Mensch anders ist, gibt es Tausende von Signalen, die uns helfen, solche Empfindungen auszumachen.

Von der Emotion zum Gefühl

Ich halte es für wichtig, über Gefühle zu sprechen, bevor ich mich wieder dem Thema der Emotion zuwende. Es gibt einen wesentlichen Unterschied zwischen einem Gefühl und einer Emotion. Man sollte die beiden nicht verwechseln. Die Emotion geht vom Körper aus und dauert ein paar Minuten, weil, wie wir gesehen haben, das limbische System seine Botschaft zuerst über den Körper vermittelt, und diese erst nachher vom Verstand verarbeitet wird.

Beim Gefühl verhält es sich umgekehrt. Es kommt aus dem Verstand und geht manchmal über den Körper (auch wenn das nicht zwangsläufig so ist). Vor allem aber hält es länger an. Es ist ein Gedankenkonstrukt. Nehmen wir wieder das Beispiel der Schlange: Bei ihrem Anblick befällt Sie Angst. Das ist eine Emotion, die sofort eine Reaktion auslöst und vorbeigeht, sobald die Gefahr gebannt ist. Wenn Sie sich aber auf der nächsten Wanderung davor fürchten, einer Schlange zu begegnen (ohne dass Sie eine sehen!), dann ist das ein Gefühl der Besorgnis.

Eine Emotion kann nicht positiv oder negativ sein, sie ist immer neutral, eine Reaktion Ihres Körpers auf eine Situation. Man muss sie annehmen und sich von diesem Energiestoß durchschütteln lassen, sie ganz zum Ausdruck bringen, ohne sich ihr zu widersetzen. Nur so kann man sich von ihr befreien. Ein Gefühl kann eine komplexe Mischung aus verschiedenen Emotionen oder Ausdruck unterdrückter Empfindungen sein. Wenn unsere Emotionen den Weg nach außen nicht finden, besteht das Risiko, dass sie auf uns zurückfallen. Dadurch kann sich ein dauerhaftes Gefühl der Unsicherheit in uns breitmachen.

Die vier großen Emotionen

Zahlreiche Theoretikerinnen und Theoretiker haben sich mit den menschlichen Emotionen beschäftigt und diskutieren über die sogenannten Grundemotionen, von denen es je nach Theorie vier bis acht gibt. Hier die vier wichtigsten, die am häufigsten mit dem Menstruationszyklus in Verbindung gebracht werden: Freude, Angst, Wut und Traurigkeit.

Freude

Die wichtigste Emotion, die wir alle immer wieder spüren möchten, ist die Freude. Wir trachten ständig nach dieser Gemütsregung, es sei denn, wir befinden uns in einer instabilen seelischen Verfassung. Die Freude ist eine wunderbare Emotion. Unser Körper und unser Geist streben diesen Zustand unermüdlich an, weil er in uns ein Glücksgefühl erzeugt, während alle anderen Emotionen kurzlebig sind. Wenn wir Freude empfinden, sind sämtliche Bedürfnisse –

Hunger, Durst, Sicherheit – gestillt. Alles ist in Ordnung. Oft teilen wir solche Momente gern mit anderen. Wenn wir voller Freude sind, lachen wir viel und suchen nach Gesellschaft, nach Austausch. Körperlich fühlen wir uns wohl, manchmal vergessen wir in diesen Momenten sogar unsere Schmerzen. Freude äußert sich körperlich durch ein Lächeln, ein freudiges Erschauern, ein schneller schlagendes Herz bei einer guten Nachricht oder Schmetterlinge im Bauch beim Wiedersehen mit einem bestimmten Menschen. Wir fühlen uns leicht und beschwingt.

Manche Menschen haben Schwierigkeiten damit, dieses Gefühl in sich zu erspüren. In der heutigen Gesellschaft entspricht das Teilen von Freude nicht unbedingt dem guten Ton. In manchen Familien oder Kulturen stößt es gar auf Ablehnung. Insbesondere in der französischen Kultur meckern die Leute häufiger, als sich zu freuen. Ich hingegen bin jemand, der oft lächelt. Ich weiß, dass das zu meinen Pluspunkten gehört. Ich erinnere mich noch sehr gut an eine Schulfreundin aus der Grundschule, die öfter zu mir sagte: »Hör auf zu lächeln!« Damals, mit neun, war ich ganz baff. Ich verstand nicht, was daran falsch sein sollte. Später fragte ich mich, wie ein Kind, das während einer Pause im Schulhof eine solche Aufforderung äußert, wohlerzogen worden ist.

Als Erwachsene ist mir der Mentalitätsunterschied zwischen Franzosen und Belgiern aufgefallen. In Belgien sind Selbstironie und Humor tief verwurzelte Werte, und ich habe mich sofort wohlgefühlt, weil dort viel mehr Lebensfreude herrschte. Jedes Mal, wenn ich nach Frankreich zurückkehrte, überraschte mich das andauernde Gejammer und Genörgel. Ich erinnere mich sogar an eine Freundin, die mir riet, ich solle aufhören, zu lächeln und fröhlich zu sein, damit ich nicht an »die falschen Leute« gerate. Seine Freude zu zeigen hieß für sie, sich in Schwierigkeiten zu bringen. Schnell begriff ich, dass es nicht immer gut ankam, wenn ich meine Freude zum Ausdruck brachte. Es wurde als überheblich, manchmal gar gefährlich gesehen.

Es gibt Erziehungsmethoden, die die Lebensfreude förmlich ersticken. Zum Beispiel, wenn Erwachsene Kinder, die voller Freude toben, dazu auffordern, still zu sein oder sich zusammenzureißen. Manche von uns haben schon in der Kindheit gelernt, diese für das gute Funktionieren von Körper und Geist so entscheidende Emotion nicht zu zeigen. Ziel unseres Gehirns ist es aber, zu diesem freudigen Zustand zurückzukehren, zu dieser Unbeschwertheit. Der Menstruationszyklus gerät nicht aus der Balance, wenn er mit Freude erlebt wird. Diese Emotion in unserem Inneren wieder aufzuspüren und sie zum Ausdruck zu bringen ist ein gutes Mittel, um unsere körperlichen Beschwerden zu lindern.

Angst

Angst ist eine Reaktion auf eine neue Lebenssituation, die für uns eine potenzielle Bedrohung darstellt. Wenn unser Gehirn registriert, dass wir einer unmittelbaren Gefahr ausgesetzt sind, und diese als lebensbedrohlich einstuft, löst es diese Emotion aus. Natürlich ist der Begriff »lebensbedrohlich« relativ. Manchmal geht es tatsächlich ums körperliche Überleben. (Man hat Angst, krank zu sein oder zu sterben.) Aber es kann sich genauso gut um das materielle Überleben (die Angst, am Monatsende seine Rechnungen nicht mehr bezahlen zu können), das emotionale Überleben (die Angst vor der Einsamkeit) oder das soziale Überleben (die Angst, von der Familie abgelehnt zu werden) handeln.

Angst ist ein Alarmzeichen, ähnlich einem Warnsignal auf dem Armaturenbrett Ihres Wagens. Es kann während der Fahrt plötzlich aufleuchten und signalisiert Ihnen, dass es etwas zu überprüfen gibt. Angst ist eine Warnung im Hinblick auf unsere nahe oder ferne Zukunft. Unser Gehirn zeigt uns an, dass ein Ereignis unsere Sicherheit potenziell bedroht. Darauf reagieren wir reflexartig, indem wir fliehen oder uns verstecken. Auf der Stelle kehrtzumachen und so schnell wie möglich aus der Gefahrenzone zu kommen ist einer dieser archaischen Reflexe. In unserer Gesellschaft findet die Flucht allerdings auf viel subtilere Art statt. Zum Beispiel, indem wir uns hinter einem Lächeln verstecken, viel Sport treiben, schweigen, viel oder gar nichts essen oder aggressiv reagieren. In manchen Fällen hemmt das Weglaufen unsere Entfaltung. Um dies zu verhindern, ist es das Wichtigste, wieder Vertrauen zu fassen. Die Angst zeigt uns, worauf wir vertrauen müssen, um sie zu überwinden: zum Beispiel darauf, wieder gesund zu werden, eine Lösung für die Begleichung unserer unbezahlten Rechnungen zu finden oder uns gegenüber unserer Familie zu behaupten. Sich nicht von der Angst beherrschen zu lassen lohnt sich. Wenn wir beim Radfahren schon auf der Straße jedes Mal gefürchtet hätten zu sterben, hätten wir uns nie auf den Schotterweg gewagt. Unser Vertrauen in die Fahrradreifen nimmt uns die Angst.

Für mich persönlich ist Angst zweifellos die Emotion, die ich am besten kenne. Sie überkam mich jedes Mal, wenn ich meine Komfortzone verließ. Etwa als ich aus Frankreich nach Belgien ging und danach nach Kolumbien aufbrach, ohne die Sprache zu beherrschen. Oder als ich meine ganzen Ersparnisse in unser Tiny House steckte. Ich bin oft einfach so ins Ungewisse gesprungen. Das Ballett aber hat mir wie nichts anderes geholfen, mit meinen Ängsten fertigzuwerden. Schon von klein auf war das Lampenfieber hinter der Bühne eine der Empfindungen, die ich immer wieder erleben wollte. Ich war süchtig nach dem Adrenalinstoß vor dem Auftritt, denn gleich danach durchfluteten mich die Endorphine und das Serotonin (das Hormon des Vertrauens!), die in mir ein enormes Glücksgefühl auslösten. Mein Gehirn gewöhnte sich an diesen Moment der Hochstimmung, den ich unmittelbar nach dem Lampenfieber erlebte. Im Laufe der Jahre habe ich gelernt, meine Ängste – auf der Bühne oder anderswo – zu zähmen, indem ich klar auf das Hochgefühl zusteuere. Dasselbe gilt im Übrigen für jede sportliche Betätigung, auch wenn kein Lampenfieber im Spiel ist. Durch körperliche Bewegung werden Endorphine ausgeschüttet, die ein Gefühl der Gelassenheit und des Glücks auslösen.

Angst bringt uns dazu, Selbstvertrauen zu verspüren. In was setzen Sie Ihr Vertrauen? Manche kranken Menschen vertrauen voll und ganz auf die Wirksamkeit einer medikamentösen Behandlung, nicht aber auf ihren Körper. Natürlich sind Medikamente oft sehr wirksam, doch in manchen Fällen handelt es sich – erwiesenermaßen – um einen Placeboeffekt. Lernen Sie deshalb, auf Ihre Selbstheilungskräfte zu setzen statt nur auf Dinge, die von außen kommen. Stellen Sie sich vor, Sie sind ein Vogel auf einem Ast. Es kann sein, dass dieser brüchig ist und bricht. Dennoch hat der Vogel keine Angst, sich darauf niederzulassen. Er weiß ja, dass er fliegen kann. Angst lehrt Vertrauen. Wenn wir auf sie hören, können wir zulassen, uns verletzlich zu fühlen. Wir können herausfinden, wie wir wieder Selbstvertrauen entwickeln.

Die körperliche Angstreaktion beruht auf der Ausschüttung von Stresshormonen wie Adrenalin und Cortisol. Bei Stress, einer Form der Angst, räumt das Gehirn der Cortisolausschüttung gegenüber der Progesteronausschüttung Vorrang ein, da beide Hormone sehr ähnlich aufgebaut sind. Dadurch sinkt der Progesteronspiegel, und es kommt zum prämenstruellen Syndrom mit Menstruationsschmerzen und Stimmungsschwankungen. Ein zu hoher Cortisolspiegel führt also zu einem niedrigen Progesteronspiegel, was sich auf die gynäkologische Matrix auswirkt. Wir sollten deshalb lernen, unseren Ängsten Ausdruck zu verleihen, damit das Cortisol nicht zu lange im Körper verbleibt und die anderen Hormone ihre Arbeit tun können. Nur so werden wir einen gesunden Menstruationszyklus erleben!

Wut

Wut ist eine Emotion, die entsteht, wenn wir uns unsicher oder ungerecht behandelt fühlen. Unser Überleben hängt davon ab, dass wir sie bewältigen, sie hinter uns bringen. Und dazu gehen wir zum Angriff über. Ich lege den Akzent auf den Ausdruck »hinter uns bringen«, weil Wut im Prinzip eine Ablehnung des momentanen Zustands ist. Wir wünschen uns, dieses »Nein« hinter uns zu lassen, damit wir unser Leben leben können. Wir beurteilen die momentane Situation als etwas, was nicht geschehen dürfte, als Ungerechtigkeit. Die Wut der Bevölkerung kann eine Revolution auslösen und zu einem Regierungswechsel im Land führen. Der Einzelne kann sich durch seine persönliche Wut aus einer unheilvollen Situation befreien. Wir werden wütend, um eine Situation zu verändern, zum Beispiel eine unfreundliche Person zu einem anderen Verhalten zu bewegen.

Allerdings ist Wut auch die Emotion, die sozial am wenigsten akzeptiert ist. Gerade weil eine unglaubliche Energie in ihr steckt, kommt sie oft auf unangebrachte und impulsive Art zum Ausdruck. Deshalb wird sie meist schon seit der Kindheit unterdrückt und ist dann im Erwachsenenalter schwierig zu erkennen. Wird sie nicht ausgelebt, staut sie sich auf und nimmt an Intensität zu. Wie beim Dampf in einem Schnellkochtopf steigt der Druck und muss irgendwann zwangsläufig durch ein Ventil entweichen. Leider ist es nicht immer das richtige. Die Wut kann sich im falschen Moment entladen oder sich gegen Personen richten, die gar nichts damit zu tun haben. Dann macht sie sich in Form von körperlicher und verbaler Aggressivität Luft. Es beginnt ein Teufelskreis: Je stärker die Wut unterdrückt wird, desto stärker bricht sie sich plötzlich Bahn. Je öfter dies geschieht, desto weniger Akzeptanz findet die Wut, was zur Folge hat, dass sie weiterhin unterdrückt wird. Von gesunder Wut können wir dann sprechen, wenn ihre Ursache rechtzeitig geklärt wurde und sich der Ärger im richtigen Moment und gegenüber der richtigen Person Luft macht. Sie haben verstanden, welches Bedürfnis Ihre Wut ausgelöst hat, und konnten sich mit dem Menschen aussprechen, der den Finger in die offene Wunde gelegt hat.

Um den Teufelskreis zu durchbrechen, ist es wichtig, das Bedürfnis ausfindig zu machen, das sich hinter der Wut verbirgt. Hinter dem Bedürfnis, eine Situation zu verändern, steckt häufig der Wunsch nach Beachtung, Zuwendung oder Gerechtigkeit. Wenn uns Situationen oder Menschen wütend machen, dann weil sie uns wichtig sind und wir uns wünschen, dass auch wir dabei von Bedeutung sind. Die Wut ist ein verflixt guter Spiegel. Wir müssen verstehen, warum wir das Bedürfnis nach Anerkennung haben. Die Wut richtet sich gegen den anderen, es geht aber bei dieser Emotion immer auch um uns selbst. Deshalb sollten wir sie hinterfragen. Wenn Sie das Bedürfnis nach Anerkennung haben, fehlt es Ihnen möglicherweise an Selbstachtung. Sind Sie sich selbst gegenüber mitfühlend? Die Wut ist ein Alarmsignal, das uns daran erinnert, dass die Selbstliebe ein wunder Punkt ist. Diese Emotion entfacht die Flamme unseres heiligen Feuers. Sie befreit die Vitalenergie, die in uns steckt, und gibt uns die Möglichkeit, zu handeln, uns mehr zu lieben, mehr auf uns zu hören und uns mehr zu behaupten.

Der Umgang mit Wut hat mir persönlich am meisten Schwierigkeiten bereitet. In meiner Familie war diese Emotion verpönt. Eine Art Stolz verbot es meinen Eltern, zu schreien oder zornig zu werden. Natürlich wurde ich als Kind getadelt, aber ich habe meine Eltern nie streiten sehen, habe mich selbst nie mit meiner Schwester gezankt und auch in der Pubertät nicht rebelliert. Selbstverständlich ist mir das lieber, als wenn ich mit cholerischen Eltern aufgewachsen wäre. Aber dieses Nichtvorhandensein offenkundiger Wut hat dazu geführt, dass ich diese Emotion letztlich unterdrückt habe: Mir fehlte es ganz einfach an Beispielen dafür, wie sich Wut äußert. Folglich war ich selbst nicht fähig, sie zum Ausdruck zu bringen. Ich habe meine Wut jahrelang fest in mir verschlossen. Wenn ich auf irgendeine Art wütend war, litt ich unter Schlaflosigkeit und grübelte herum, ohne dass mir einfiel, für diesen Zustand das Wort »Wut« zu verwenden. Im Nachhinein denke ich, dass das Ballett für mich ein wichtiges Ventil war, um den Dampf abzulassen, den ich nicht bewusst loswerden konnte. Überdies fürchtete ich als Erwachsene die Wutausbrüche anderer, vor allem die meiner Partner, weil ich ja als Kind so etwas gar nie erlebt hatte. Ich war nicht in der Lage, angemessen darauf zu reagieren, weil ich mich selbst für diese Wut verantwortlich machte. Ich suchte den Fehler bei mir und fand deshalb eine Reaktion meinerseits unangebracht. Erst nachdem ich mich eingehender mit Emotionen befasst hatte, verstand ich diesen Mechanismus. Ich hatte einen Großteil meines Lebens damit verbracht, mein Handeln zu rechtfertigen, damit andere nicht wütend wurden. Herumzuschreien liegt mir auch heute noch nicht, weil es einfach nicht zu meinem Charakter passt. Aber ich kann zumindest spüren, wie die Wut hochkocht, und – was das Wichtigste ist – ich kann sie in Worte fassen. Ich brauche nur, in gelassenem Ton, den Satz »Ich bin wütend« auszusprechen, um mich zu beruhigen. Der Deckel des Dampfkochtopfs geht auf, und die Luft entweicht. Genau das heißt es, seine Wut zu äußern!

Durch die Gyn'émotion-Lektionen verstehen viele Frauen, wie wichtig es ist, ihrer Wut Ausdruck zu verleihen, und können nun gelassener damit umgehen. Allerdings kann Wut auch dann noch unter einer tiefen Schicht anderer Emotionen begraben sein. Sie macht sich im Körper breit, weil sie verbal nicht nach außen dringen darf. Genau wie bei der Angst sind Adrenalin und Cortisol hier die verantwortlichen Hormone. Je stärker die Wut unterdrückt wird, desto höher steigt der Cortisolspiegel. Noch einmal: Wenn Sie mit Ihrer Wut umgehen können, verhindern Sie, dass zu wenig Progesteron ausgeschüttet wird, und fühlen sich in der Phase vor und während der Menstruation unbeschwerter.

Traurigkeit

Auf Angst oder Wut folgt oft Traurigkeit, eine tiefergehende Emotion. Tatsächlich bleibt in unserem Herzen manchmal ein bitterer Nachgeschmack zurück, wenn Angst oder Wut abgeklungen sind. Um einer Gefahr zu trotzen oder ihr zu entgehen, sehen wir uns unter Umständen gezwungen, eine bestimmte Entscheidung zu treffen, die uns im Nachhinein traurig macht.

Traurigkeit kann uns aber auch unabhängig von Angst oder Wut überkommen. Sie nistet sich ein, wenn ein glückliches Band, das uns mit jemandem oder etwas vereint, entzweigeht. Manchmal schneiden wir es bewusst durch, manchmal reißt es unabhängig von unserem Willen. Das kann die Entscheidung sein, eine Situation zu verändern, oder auf einen unfreiwilligen Schnitt (durch Tod oder Trennung) zurückgehen. In Kolumbien wird das Wort *duelo,* »Trauer«, sehr oft für einen alltäglichen Verlust benutzt. Manche Menschen sagen mit großer Selbstverständlichkeit, dass sie »in Trauer sind«, zum Beispiel wenn sie ein Schmuckstück verloren haben. Dieser Gebrauch des Wortes »Trauer«, wenn es um solch »belanglosen« Dinge geht, hat mich anfangs schockiert, weil er für mich untrennbar mit dem Tod verknüpft war.

Heute scheint es mir ganz klar, dass Trauer und Traurigkeit unmittelbar miteinander zu tun haben: Wenn wir unsere Traurigkeit uneingeschränkt ausleben, heißt das, dass wir um jemanden oder etwas trauern. Traurig zu sein bedeutet, dass ein Band zerbricht, und manchmal fühlen wir uns hilflos angesichts dieses Verlusts. Genau gesagt trauern wir nicht um das Band an sich, sondern um das, was es für uns beinhaltete, und es ist wichtig, dies benennen zu können. Wenn wir ein Schmuckstück verlieren, ist es nicht der Verlust des Objekts, der uns traurig macht. Vielmehr vermissen wir das, was es für uns darstellte. Sie liebten dieses Schmuckstück, weil es genau Ihrem Stil entsprach und Ihre Schönheit so gut zur Geltung brachte. Ohne es fühlen Sie sich verunsichert. Vielleicht war es ein Geschenk, und nun ist Ihnen, als wäre Ihnen das Band zu einem lieben Menschen abhandengekommen. Ihren Kummer auszuleben erlaubt Ihnen, eine Tür zu schließen und sich bewusst zu werden, dass es sehr schwierig oder sogar unmöglich sein könnte, sie wieder zu öffnen. Es fällt uns oft schwer zu akzeptieren, dass nichts unverändert bleibt. Die Trauer kann durch ein Bedürfnis nach Trost oder Einsamkeit zum Ausdruck kommen, aber um sie zu überwinden, müssen wir die verlorene Person oder Situation loslassen. Hier kommt wieder der Begriff der Zyklushaftigkeit ins Spiel. Jedes Mal, wenn wir ein neues Kapitel aufschlagen oder von einem Menschen Abschied nehmen, akzeptieren wir unweigerlich, dass nichts im Leben Bestand hat. Das Traurigsein eröffnet uns unglaublich viele Möglichkeiten, denn indem wir akzeptieren, dass Menschen oder Dinge aus unserem Leben verschwinden, halten wir dem Neuen die Tür auf und finden dadurch andere Mittel, unsere Bedürfnisse zu stillen. Wenn wir herausgefunden haben, welche ungestillten Bedürfnisse wir in uns tragen, müssen wir neue Bänder knüpfen, um unsere Traurigkeit zu lindern. Jedes gerissene Band veranlasst uns, eine neue Wahl zu treffen. Und das empfinden wir als befreiend.

Wie Angst und Wut geht auch die Traurigkeit auf die Ausschüttung von Cortisol zurück, aber nicht ausschließlich. Ein weiterer Auslöser ist das Absinken des Serotoninspiegels. Nun ist es so, dass das Östrogen, das Hormon, das ausgeschüttet wird, wenn es uns gut geht, die Serotoninproduktion verringert. Eine niedrige Östrogenkonzentration wirkt sich also negativ auf unseren Gemütszustand aus. Das erklärt die depressiven Verstimmungen in der Zeit vor der Menstruation.

Das Vortäuschen und Verbergen von Emotionen

Unser Gehirn hat nicht nur die Fähigkeit, Emotionen zum Ausdruck zu bringen, es kann auch »so tun, als ob«. Das ermöglicht uns der Frontallappen des Neokortex. Und schon haben wir den Salat. Manchmal verbergen wir unsere Emotionen. Dafür können soziale oder religiöse Gründe verantwortlich sein, aber auch die Erziehung, die wir genossen haben. Seit unserer Kindheit haben wir verinnerlicht, dass manche Emotionen bei anderen ein bestimmtes Verhalten bewirken. Es kann zum Beispiel sein, dass unsere Eltern oder Lehrer auf Wut mit strengen Zurechtweisungen reagierten, die in uns Schuldgefühle weckten. Sätze wie »Du bist nicht hübsch, wenn du wütend bist« oder »Es nützt nichts, wenn du quengelst« und »Ich sehe dich lieber lächeln« führen dazu, dass wir schon im Voraus zu wissen meinen, wie andere über unsere Wut urteilen werden. Dasselbe gilt für alle unsere Emotionen. Unser Gehirn hat verinnerlicht, dass es manchmal vorteilhafter ist, »zu tun, als ob«, um die Zuneigung der Menschen nicht zu verlieren. Deshalb sind manche unfähig zu sagen, dass sie sich nicht wohlfühlen. Sie haben gelernt, sich nie zu beklagen oder in jeder Situation zu lächeln. Das Gehirn spielt falsche Fröhlichkeit vor, um Traurigkeit oder andere Gemütsbewegungen zu verbergen. Manchmal wählt es die Taktik des Schweigens, um seine Emotionen nicht ausdrücken zu müssen. Aber diese nagen unbemerkt weiter an uns und graben sich immer tiefer in den Körper ein, wo sie schließlich in der gynäkologischen Matrix oder anderswo Schmerzen und Ungleichgewichte erzeugen. Das Verbergen von Emotionen aber kann sich zur Zeitbombe entwickeln und genau das gegenteilige Ergebnis hervorrufen, als wir beabsichtigt hatten. Wenn Sie Ihre Angst kaschieren, bekommen Sie unter Umständen so heftiges Bauchweh, dass Sie sich ausgerechnet dann vor Schmerzen krümmen, wenn Sie der Person gegenüberstehen, vor der Sie sich partout nichts anmerken lassen wollten.

Genau deshalb ist es so wichtig, dass Sie Ihre Emotionen kennen und ausdrücken können. Auf diese Weise tragen Sie aktiv zur Erhaltung Ihrer Gesundheit bei.

Die Bibliothek der Emotionen

Es ist entscheidend, dass man seine Emotionen voll und ganz leben kann. Manche Menschen können nicht zwischen Wut und Traurigkeit unterscheiden. Seine Emotionen zu erkennen lässt sich, wie alles andere auch, erlernen. Schon in der Kindheit lehren uns Erziehung, Bücher und Filme, dass Schreien eher ein Anzeichen von Wut und Weinen eines von Traurigkeit ist. In Wirklichkeit ist es allerdings um einiges komplizierter: Wir können vor Angst schreien und vor Freude weinen. Vor allem aber sind alle Menschen verschieden. Das kollektive Gedächtnis interpretiert die körperlichen Reaktionen je nach Erziehung oder Kultur anders. Deshalb kann es vorkommen, dass Sie Ihre Reaktionen falsch auslegen. In diesem Fall geht es nicht ums Verbergen von Emotionen, sondern es liegt eine Verwechslung vor. Zum Beispiel verwechseln wir oft Angst mit Aufregung. Vielleicht sind wir nervös, weil wir gerade dabei sind, einen neuen Lebensentwurf in die Tat umzusetzen, und spüren körperliche Angstsymptome wie Herzklopfen, feuchte Hände, ein flaues Gefühl im Magen oder Schlaflosigkeit. Allerdings könnte es sich genauso gut um Aufregung handeln, eine Art Mischung aus Begeisterung und Ungeduld. Sie müssen selbst verstehen, was Ihr Körper Ihnen sagen will und vor allem in welchem Gemütszustand Sie sich befinden: Ist das, was Sie verspüren, nun eher Angst oder Begeisterung?

Auch kann das, was für uns normal ist, weil wir es so gelernt haben, von anderen falsch interpretiert werden. Ich erinnere mich an die Erzählung einer Frau, deren Mann sie für wütend hielt, wenn sie die Stimme hob. Dabei drückte sie auf diese Art nur ihre Begeisterung aus, weil in ihrer Familie oft laut gesprochen wurde, ohne dass Wut im Spiel war. Sie musste sich anstrengen, ihr Verhalten zu ändern, um ihren Ehemann zu beruhigen und verstanden zu werden, was sie als sehr mühsam empfand. Damit weder für Sie selbst noch für Ihr Umfeld solche Missverständnisse entstehen, können Sie eine Bibliothek Ihrer Emotionen anlegen. Spüren Sie jedes Mal, wenn Sie eine solche wahrnehmen, nach, wo im Körper und wie sie zum Ausdruck kommt. Anschließend versuchen Sie ganz ehrlich die Emotion zu benennen, die diese körperliche Empfindung hervorgerufen hat. Wenn Sie möchten, können Sie dafür die Liste auf Seite 126 zu Hilfe nehmen. Sobald Sie die richtige Emotion erkannt haben, notieren Sie die körperliche Empfindung zusammen mit dem Adjektiv, das Ihnen passend scheint, um sie zu definieren. Mit der Zeit entsteht so eine akkurate Bibliothek Ihrer Emotionen, dank der Sie das, was Sie erleben, immer genauer und schneller bestimmen können. Am Anfang werden die verschiedenen Emotionen sehr weit gefasst sein – Angst, Traurigkeit oder Freude –, aber Schritt für Schritt werden Sie sie genauer erkennen können und die Feinheiten innerhalb der Hauptkategorien wahrnehmen. Je exakter die Benennung ist, je sicherer Ihr Körper, dass er verstanden wurde, desto schneller legt sich die Emotion von selbst und desto weniger laufen Sie Gefahr, dass sie sich in Ihrem Körper einnistet. Es wird Ihnen auch keine Schwierigkeiten mehr machen, anderen Menschen, sofern es diese betrifft, zu verstehen zu geben, was in diesem Moment in Ihnen vorgeht. Beim nächsten Mal, wenn Sie diese körperliche Empfindung verspüren, können Sie sie viel schneller der richtigen Emotion zuordnen und rasch handeln. Es ist sehr wichtig, auch Kinder zur Erstellung ihrer eigenen Emotionsbibliothek anzuregen. Anfangs haben sie gewöhnlich nicht genug Worte für das, was in ihrem Körper vorgeht. Zu spüren, was in uns geschieht, und die emotionale Sprache zu verstehen ist eine unglaubliche Lernerfahrung. Kinder, die sich ihrer Emotionen bewusst sind, werden viel eher in der Lage sein, ihre eigenen Bedürfnisse wahrzunehmen.

Wie viele Menschen habe ich das Erwachsenenalter mit den drei »negativen« Emotionen – Angst, Wut und Traurigkeit – erreicht, ohne mir wirklich im Klaren zu sein, wie befreiend es wäre, sie ausdrücken zu können. Mein erster Kurs in Gewaltfreier Kommunikation (GFK) war eine Offenbarung. Die Kursleiterin hat uns eine Liste von Adjektiven gegeben, die die Hauptemotionen näher bestimmen sollten. Dabei habe ich bemerkt, dass die französische Sprache über einen unglaublich reichen Wortschatz verfügt, um die Feinheiten von Emotionen auszudrücken. Wut reicht zum Beispiel von bloßer Gereiztheit zu rasendem Zorn. Mir wurde auch klar, dass mein Wortschatz diesbezüglich mehr als dürftig war. Wut war für mich ganz einfach Wut! Ich hatte den Eindruck, bisher nur mit den vier Grundfarben gelebt zu haben. Mit dieser Liste von Emotionen hatte ich endlich Zugang zu den Tausenden Nuancen der ganzen Farbpalette! Die Liste lag von nun an als ständiger Begleiter in meiner Handtasche. Sobald ich ein Unbehagen verspürte, suchte ich mit ihr nach dem richtigen Wort. Sie hat mir geholfen, den Wortschatz meiner Emotionsbibliothek zu entwickeln. Ich erinnere mich daran, dass ich lange das Adjektiv »hilflos« mochte. Wenn ich nicht genau wusste, wie ich mich fühlte, sagte ich mir einfach, ich sei der Situation gegenüber »hilflos«. Mit diesem Adjektiv konnte ich am besten ausdrücken, dass ich im Moment nicht das richtige Wort fand und dass das völlig in Ordnung für mich war. Diese Liste der Emotionen habe ich fortan beibehalten. Ich verwende sie immer noch für meine Beratungen. Dank ihr habe ich gelernt, mich selbst zu verstehen, und viel gelassener zu sein.

Die Liste unserer Emotionen

Freude
- angeregt
- aufgeregt
- beflügelt
- berauscht
- beschwingt
- dankbar
- erleichtert
- fröhlich
- gerührt
- leidenschaftlich
- optimistisch
- stolz
- überglücklich

Motivation
- abenteuerlustig
- angeregt
- beflügelt
- begeistert
- begierig
- belebt
- eifrig
- fasziniert
- gespannt
- interessiert
- kreativ
- lebhaft
- leidenschaftlich
- neugierig
- schelmisch
- tatkräftig
- übermütig

Unbeschwertheit
- behaglich
- entspannt
- erfüllt
- glückselig
- lebhaft
- locker
- ruhig
- satt
- sicher
- versonnen
- verzaubert
- zufrieden
- zuversichtlich

Traurigkeit
- ängstlich
- bekümmert
- beschämt
- betrübt
- deprimiert
- elend
- empfindungslos
- entmutigt
- enttäuscht
- verletzlich
- verzweifelt
- zerbrechlich
- zutiefst reumütig

gemischte Gefühle
- bestürzt
- beunruhigt
- durcheinander
- entgeistert
- erstaunt
- fassungslos
- genervt
- gespalten
- gespannt
- hilflos
- hin- und hergerissen
- perplex
- skeptisch
- sprachlos
- überrascht

- unbehaglich
- unentschlossen
- verdutzt
- verlegen
- verletzt
- verloren
- verunsichert
- verwirrt
- zögerlich

Müdigkeit

- abgespannt
- ausgebrannt
- ausgelaugt
- erledigt
- erschöpft
- geistesabwesend
- geschwächt
- gleichgültig
- kraftlos
- leer
- schlapp
- überfordert
- unwohl
- zerstreut

Liebe

- angeregt
- bewegt
- bezaubert
- entzückt
- erfüllt
- erregt
- gerührt
- leidenschaftlich
- mitfühlend
- sensibel
- vertrauensvoll
- warmherzig

Wut

- angewidert
- aufgebracht
- bitter
- eifersüchtig
- empört
- erbost
- frustriert
- gekränkt
- genervt
- gereizt
- irritiert
- stinksauer
- ungeduldig
- verärgert

Angst

- alarmiert
- angespannt
- angsterfüllt
- ängstlich
- angstzerfressen
- besorgt
- beunruhigt
- entsetzt
- erschüttert
- gestresst
- kopflos
- misstrauisch
- nervös
- panisch
- schockiert
- unruhig
- verängstigt
- verschreckt

3
DEN ZYKLUS UMWANDELN

Zwischenblutungen, Menstruationsschmerzen und Stimmungsschwankungen gegen Ende des Zyklus sind leider für viele Frauen Alltag. Ein schwer greifbarer schlechter Ruf hat die gynäkologische Matrix zum Ort der Schmerzen und Probleme werden lassen. Eine tief sitzende Überzeugung lässt uns glauben, dass diese Schmerzen normal sind. Sicher haben auch Sie schon mal gehört: »Das ist normal. So ist das halt, wenn man eine Frau ist.«

Aber würde die Natur wirklich Schmerzen in diesen Organen zum Normalfall machen? Ist es vorstellbar, dass der ansonsten so perfekt abgestimmte Körper den Frauen eine Gebärmutter beschert, nur damit sie am eigenen Leib erfahren, was Schmerz ist? Die Schöpfungsgeschichte der Bibel will uns das weismachen. Was verspricht Gott doch gleich Eva, kaum hat Adam in den Apfel gebissen? »Viel Mühsal bereite ich dir, sooft du schwanger wirst. Unter Schmerzen gebierst du Kinder. Du hast Verlangen nach deinem Mann, er aber wird über dich herrschen.«[6] 2000 Jahre lang hörten und lasen die Frauen vor uns, unsere Ahninnen, deren Kinder wir sind, diesen Satz. Abertausende Menschen, Generation um Generation, haben diesen Satz unbewusst aufgenommen und verinnerlicht, dass der Schmerz Gottes Strafe ist. Und auch wenn die Religion in unseren Tagen eine weniger bedeutende Rolle spielt, so hält die Gesellschaft an dieser Regel doch fest. Aber Grausamkeit gehört nicht zum natürlichen Funktionsumfang des menschlichen Körpers, er strebt nicht automatisch nach Schmerz. Die Natur hat uns vielmehr mit einem magischen Organ ausgestattet, mit dem wir Leben spenden und Zyklen gestalten können. In diesem Raum hat der Schmerz nichts verloren.

HORMONELLES UNGLEICHGEWICHT

Die Hormone sind ein Teil unseres Lebens, und ich will hier keine hierarchische Gliederung nach Cortisol, Adrenalin, Östrogen und Serotonin vornehmen. All diese Stoffe spielen in unserem Körper eine wichtige Rolle. Ich habe mich lange gegen die Hormone gewehrt und wollte nicht, dass sie mein Leben beherrschen. Die Behauptung meiner Freundinnen »Das bin nicht ich, das sind nur meine Hormone« hat mich immer schon entsetzt. Ich bin davon ausgegangen, dass mein Geist alles steuert und dass mein Körper sich anpassen muss.

Heute weiß ich, dass meine Hormone mich führen und leiten. Sie sind, was der Geist nicht ist. Sie zeigen mir, was er mir nicht geben kann. Sie sind meine Spontaneität und meine Intuition. Ich denke zwar immer noch, dass nicht sie mein Leben lenken, aber mittlerweile weiß ich, dass sie mir gute Orientierungspunkte liefern, wenn ich vor der Frage stehe, welchem Weg ich folgen soll. Und sie reagieren auf das, was ich sie erleben lasse. Ich bin überzeugt, dass die Art, wie mein Geist – und auch meine Umwelt –

auf mein Leben und meinen Körper einwirken, auch auf der Ebene der Hormone spürbar ist. Wenn die Hormone mit mir durchgehen, verursachen sie ein körperliches und emotionales Ungleichgewicht. Dann sind sie keine Führer, sondern Party-Crasher. Ein klassisches Beispiel dafür ist das prämenstruelle Syndrom: Was dem Körper nützen soll, wird plötzlich zur Last, es bringt unser ganzes Leben durcheinander. Wenn man an diesem Punkt des Zyklus Stimmungsschwankungen erlebt oder plötzlich todmüde wird, dann ist das nicht normal. Und selbst wenn Sie Ihre Hormone zu Recht dafür verantwortlich machen, so steht dahinter doch ein tiefer liegendes Problem. Sie werden Ihr hormonelles Gleichgewicht erst finden, wenn Sie mehr Balance in Ihr Leben bringen.

Wenn die Hormone verrücktspielen

Zuerst einmal müssen wir unterscheiden: Zyklusschwierigkeiten, die auf äußere Einflüsse (Viren, Bakterien etc.) zurückgehen, und solche, bei denen innere Regelkreise beeinträchtigt sind. Wenn Ihr Zyklus mindestens drei Monate lang gestört ist, rate ich Ihnen, sich mit Ihren Hormonen auseinanderzusetzen, um herauszufinden, wie Ihr Hormonsystem mit Ihren Problemen zusammenhängt. Zu Zyklusstörungen kommt es dann, wenn eines der im letzten Kapitel genannten Hormone einen zu hohen oder zu niedrigen Spiegel aufweist – und sich das wiederholt. Beim prämenstruellen Syndrom zum Beispiel ist das der Fall. Da der menschliche Körper sehr gut organisiert ist, ist das endokrine System (das System der Drüsen und Zellen, die die Hormone produzieren) mit Kontrollmechanismen ausgestattet, die ein Zuviel oder Zuwenig an Hormonen effektiv verhindern. Wie also kommt es, dass dieses System trotzdem aus dem Gleichgewicht gerät?

Die Ausscheidungsorgane

Die Antwort hierauf ist nicht im Hormonsystem zu suchen, sondern in den Ausscheidungsorganen. (Zu ihnen zählen u. a. Leber, Gallenblase, Niere, Darm.) Die Hormone bleiben, nachdem sie ihre Botschaft übermittelt haben, erst einmal im Blutstrom erhalten, auch wenn sie abgebaut werden – bis die Ausscheidungsorgane sie aus dem Körper entfernen. Sind diese überlastet, können sie ihre Arbeit nicht mehr erledigen. Die »alten« Hormone (das bereits verwendete Östrogen und Progesteron) verbleiben im Körper und stören die Kommunikation mit den Eierstöcken und der Gebärmutter, sodass neu gebildete Hormone ihre Botschaft nicht mehr korrekt übermitteln können. In diesem Zustand kann es sein, dass sich im Blutbild kein hormonelles Ungleichgewicht zeigt, da der Spiegel von Östrogen und Progesteron »normal« zu sein scheint: Die Probleme entstehen, weil die noch aktiven Hormone nicht an ihre Rezeptoren andocken können. Und das sieht man im Blutbild nicht.

Meist hat die Unfähigkeit, die »alten« Stoffe auszuscheiden, mit der Leber zu tun, die durch zu viel Fett, Zucker, Alkohol und künstliche Hormone überfordert ist.

Ist die Leber überlastet, sucht der Körper nach anderen Ausscheidungswegen. Hier bietet sich die Gebärmutter geradezu an, da sie ja einmal im Monat Blut aus dem Körper ausstößt. Die Leber »schickt« ihr also Giftstoffe, damit sie diese während der Menstruation ausscheidet. Eben das verursacht Gerinnsel und Schmerzen. Aber diese Stoffe werden mitunter auch über die Haut ausgeschieden, dann bekommen wir Akne. Und wenn die Ausscheidung auf emotionalem Weg erfolgt, werden wir reizbar.

Die Besonderheiten des prämenstruellen Syndroms

Das prämenstruelle Syndrom (PMS) stellt sich in der Lutealphase ein und wird von Symptomen begleitet, die uns ernsthaft beeinträchtigen können. Diese Symptome verschwinden dann zu Beginn oder am Ende der Menstruation wieder. Die Gynäkologie kennt mittlerweile gut 150 PMS-Symptome: Kopfschmerzen, depressive Verstimmungen, Reizbarkeit, kalter Schweiß, Blähungen, Brustschmerzen, Rückenschmerzen, Bauchweh, Gelenkschmerzen, Nervosität, Konzentrationsmangel, Apathie oder Akne. Doch bevor wir uns damit beschäftigen, was das PMS genau ist, sollten wir uns Klarheit darüber verschaffen, was in dieser Phase des Zyklus eigentlich passiert: Wir konzentrieren uns auf uns selbst. Die Hüterin der Weisheit, das Progesteron, tut das Ihre, und es ist absolut normal, in dieser Zeit stärker in sein Innenleben abzutauchen. Jetzt reagiert auch das Immunsystem schwächer als sonst. Sie merken, was in Ihrem Leben funktioniert und was nicht. Das ist vielleicht nicht immer der schönste Augenblick, ansonsten aber absolut gesund. Von einem »prämenstruellen Syndrom« spricht man, wenn diese Tendenzen krankhafte Züge annehmen, wenn sie also Ihren Alltag so sehr beeinträchtigen, dass Sie anfangen, diese Zeit zu fürchten.

Welche Rolle die Hormone beim PMS spielen

Um zu verstehen, was sich beim PMS auf der hormonellen Ebene abspielt, müssen wir zum Zyklus zurückkehren. Die Symptome stellen sich wie gesagt in der Lutealphase ein, also nach dem Eisprung, und sie dauern an, bis es zur Menstruation kommt. (Siehe die Kurve auf S. 67.) In dieser Zeit ist das Progesteron das bestimmende Hormon. Aber manchmal ist auch das Östrogen noch erhöht. Man nennt das ein »hyperöstrogenes Hormonklima«. Das Ungleichgewicht dieser beiden Hormone ist die Hauptursache für das PMS. Im Körper macht sich dies durch Wassereinlagerungen bemerkbar (Brüste, Bauch, Akne, starke Blutungen), aber auch auf emotionaler Ebene (Reizbarkeit, Wut etc.). Deutlich seltener tritt das PMS bei einem Überschuss an Progesteron auf. Die Symptome dabei haben mit einem Mangel an Energie zu tun: Schwindelgefühle, Übelkeit, Traurigkeit, Konzentrationsmangel, Angst, Depression etc. Nicht selten hängt dies mit einer Schwermetallvergiftung (z. B. durch Blei) zusammen.

Wenn Sie genau wissen wollen, welche Ursache Ihr PMS hat, ist es wichtig, sich über Ihren Zyklus klar zu werden. Das beginnt mit einer aufmerksamen Beobachtung: Stellen Sie zuerst fest, wann Ihr Eisprung stattfindet und wie viele Tage die Ovulations- bzw. Lutealphase dauert. Nutzen Sie dazu die symptothermale Methode: Sie messen die Körpertemperatur beim Aufwachen, untersuchen den Zervixschleim und tasten den Muttermund ab. Notieren Sie auch Ihre Empfindungen und die Symptome, die regelmäßig wiederkehren, zum Beispiel Lust auf Zucker, enorme Müdigkeit zu einem bestimmten Zeitpunkt, Schlaflosigkeit, Verstopfung, starke Libido ... All diese Beobachtungen über drei Zyklen hinweg zeigen Ihnen, was wirklich in Ihnen vorgeht. Mithilfe dieser Bilanz können Sie ein prämenstruelles Syndrom festmachen. Aber Sie eröffnen sich so auch einen ureigenen Zugang zu Ihrem Körper. Sie wissen, wie er funktioniert, ohne gleich zum Arzt zu müssen. Haben Sie trotzdem das Gefühl, mehr Unterstützung zu brauchen, wenden Sie sich an Ihre Gynäkologin oder Ihren Gynäkologen oder Ihre Hebamme. Eine Blutentnahme während der Lutealphase sagt Ihnen, wie es um Ihren Hormonspiegel bestellt ist. Möglicherweise können Sie dann ja versuchen, ihn mit natürlichen Mitteln in den Griff zu bekommen, denn dafür gibt es eine ganze Reihe von Möglichkeiten.

Hyperöstrogenismus

Von dieser Erkrankung existieren zwei Formen: der echte und der relative Hyperöstrogenismus. Bei der »echten« Variante hat der Körper in der Lutealphase zu viel Östrogen in sich, der Progesteronspiegel hingegen ist normal. Bei der »relativen« Variante ist der Östrogenspiegel normal, wird aber nicht ausreichend vom Progesteron ausgeglichen. Beim echten Hyperöstrogenismus müssen Sie Ihre Ausscheidungsorgane untersuchen. Der relative geht dagegen auf Stress zurück, verursacht von körperlicher und/oder seelischer Überlastung aufgrund von zu viel Cortisol. Wie wir auf Seite 115 gesehen haben, ist Cortisol das Stresshormon schlechthin. (Es heizt auch unsere Wut an.) Und es ähnelt strukturell dem Progesteron. Der Körper zieht im Zweifelsfall immer die Produktion von Cortisol vor, weil dieses Hormon uns überleben hilft. Je mehr Stress Sie also haben, desto höher ist die Gefahr, dass Ihr Körper zu wenig Progesteron produziert. Das aber ist ein Teufelskreis: Stress verursacht PMS, das an sich ja schon nicht angenehm ist und daher noch mehr Stress bewirkt. Der wiederum reduziert den Progesteronspiegel weiter, was das PMS noch verstärkt. Ein Kampf gegen uns selbst also. Auch wenn wir den Progesteronspiegel mit Pflanzen stützen können, ist es wichtig, zuerst herauszufinden, was uns Stress verursacht, um die Bombe entschärfen und den Prozess umkehren zu können.

Auch in der Menopause gibt es eine hyperöstrogene Phase, denn die Progesteronproduktion nimmt ab, bevor auch die Östrogenproduktion gesenkt wird. (Diese wird noch aufrechterhalten, bis wir etwa 70 sind, weil Östrogen auch in der Nebennierenrinde hergestellt wird.) Wenn die Ausscheidungsorgane überfordert sind, bleiben die inaktiven Östrogene im Körper und lösen Wechseljahressymptome wie Blähungen, Hitzewallungen und Trockenheit der Vagina aus. Auch hier gilt es, die Funktionalität der Ausscheidungsorgane zu erhalten, damit auch das »alte« Östrogen ausgeschieden werden kann.

Hyperprogesteronämie

Ein Zuviel an Progesteron kommt zwar deutlich seltener vor, aber auch dieses kann ein PMS auslösen. Wenn das Progesteron im Körper dominant ist, so ist dies häufig relativ, d. h. das Progesteron ist normal hoch, der Östrogenspiegel jedoch zu niedrig. Östrogen ist ein Hormon, das die Erweiterung der Blutgefäße fördert. Ist zu wenig davon vorhanden, ziehen sich die Gefäße minimal zusammen, was sich etwa in Kopfschmerzen oder vaginaler Trockenheit äußert. Außerdem stärkt das Östrogen die Serotoninproduktion (das Wohlfühlhormon!). Wenn der Östrogenspiegel sinkt, dann wird auch das Serotonin weniger – was wiederum Angstzustände fördert.

Eine echte Hyperprogesteronämie ist selten, geht aber mit sehr starken Symptomen einher. Eine der wichtigsten Wirkungen von Progesteron ist sein aktivierender Einfluss auf GABA (Gamma-Aminobuttersäure), einen wichtigen Neurotransmitter, der das zentrale Nervensystem hemmt. Es verlangsamt also die Signale dieses Systems. Im Großen und Ganzen ist GABA ein natürliches Beruhigungsmittel, das die Muskeln entspannt und den Herzrhythmus verlangsamt. Werden die GABA-Rezeptoren durch Progesteron aktiviert, entspannen sich die Muskeln im Unterbauch und in der Gebärmutter. So wird verhindert, dass sie sich zusammenziehen, wenn es zur Einnistung eines Eis kommt oder sich falsche Wehen andeuten. Ein Zuviel an Progesteron verstärkt auch den GABA-Spiegel, der den Körper »schlafen legt«. Das führt zu Unentschlossenheit und Müdigkeit bis hin zur depressiven Verstimmung. Und damit hätten wir die Ursache für die prämenstruelle dysphorische Störung (PMDS).

Die Hyperprogesteronämie kann auf eine Vergiftung mit Schwermetallen zurückgehen. Verantwortlich ist meist Blei, das in verschiedenen Industriezweigen verwendet wird (bei der Produktion von Stahl, Messing bzw. von Kraftfahrzeugteilen). Heizkraftwerke verschmutzen damit immer noch Luft, Boden und Wasser. Auch in Nahrungsmitteln findet sich immer noch Blei. Bis in die 1960er-Jahre waren haushaltsübliche Wandfarben immer noch mit Blei versetzt. Wasserrohre in unseren Häusern können mit Blei verschweißt sein. Und auch Zigarettenrauch kann Bleipartikel enthalten.

Emotionale Entschlüsselung des PMS

Die emotionale Gynäkologie sieht das prämenstruelle Syndrom als Auseinandersetzung zwischen der Hüterin der Hoffnung (Östrogen) und der Hüterin der Weisheit (Progesteron). Die Hoffende und die Wissende sind sich nicht einig und bekämpfen sich. Die Hoffnung sagt sich vielleicht, dass es ja nicht schaden kann, weiterhin viel Zucker zu konsumieren und einen hektischen Lebensstil zu pflegen, auch wenn das müde macht. Oder sie tut, als wäre alles bestens, obwohl irgendwo eine tiefe Trauer vergraben ist. Daher ruft die Hüterin der Weisheit die Hoffende zur Ordnung und verzehnfacht, was die Betreffende verbergen will. Beobachten Sie diese Konfrontation und fragen Sie sich, was sie bedeuten könnte. Dazu sollten Sie wissen, seit wie vielen Zyklen Ihr PMS schon besteht. Wenn es erst vor ein oder zwei Monaten aufgetreten ist, nehmen Sie am besten neue Lebenssituationen unter die Lupe. Je länger Sie mit PMS kämpfen, desto stärker hat sich dieser Konflikt schon eingegraben und beeinflusst Ihr ganzes Leben. Leiden Sie jedoch seit Ihrer ersten Menstruation unter PMS, empfehle ich Ihnen, sich Ihre Kindheitserfahrungen anzusehen oder sich mit dem auseinanderzusetzen, was Ihre Ahninnen früherer Generationen erfahren haben.

ZURÜCK INS GLEICHGEWICHT

Sie haben viele Möglichkeiten, um hormonell wieder in ein Gleichgewicht zu finden. Zunächst einmal sollten wir uns ansehen, welche Gemeinsamkeiten zwischen den verschiedenen gynäkologischen Störungen bestehen können. Die konventionelle Medizin greift hier sehr schnell zu Medikamenten gegen Schmerzen und Entzündungen oder verabreicht gar künstliche Hormone, aber manchmal nützt auch das nichts. Wenn Sie diese Mittel nehmen wollen, ist das Ihre persönliche Entscheidung und absolut in Ordnung. In meiner Arbeit begegnen mir immer wieder betroffene Frauen, die lieber ihr Martyrium auf sich nehmen, als eine Paracetamoltablette zu schlucken. Natürlich können bestimmte Medikamente der Gesundheit schaden. Nichtsdestotrotz bieten sie im kritischen Moment eine sinnvolle Lösung. Sie sollten sich den Griff zum Schmerzmittel auch erlauben, um sich selbst eine Verschnaufpause zu gönnen. Es wird Ihnen guttun, wenn Sie für ein paar Stunden, Wochen, Monate nicht mehr an Ihre Beschwerden denken müssen. Also: Bitte keine Schuldgefühle! Aber machen Sie sich klar, dass das keine dauerhafte Lösung ist. Mit Medikamenten können Sie nur die Symptome lindern. Oder wie meine Großmutter immer sagte: »Das ist, als würde man sich anpinkeln, um es warm zu haben. Anfangs hilft es, aber danach ist einem noch kälter!« Wenn Sie sich also für Medikamente entscheiden, machen Sie sich bewusst, dass dies zwar kurz- und mittelfristig eine sinnvolle Entscheidung ist, Sie aber eine langfristige Lösung suchen.

Es gibt eine ganze Menge natürlicher Hilfsmittel, die aber im »kritischen« Moment nicht so wirksam sind. Je früher Sie jedoch mit der Anwendung beginnen, desto mehr werden sie Ihnen zur Gewohnheit – und das ist die beste Lösung. Die gute Nachricht ist, dass Sie diese Mittel einfach austesten können, weil der Zyklus sich ja ständig wiederholt. Natürliche Hilfsmittel wirken auf das hormonelle Ungleichgewicht ein, statt es einfach nur zu überdecken. Und wenn Sie Ihren Körper in die Balance bringen, stellt sich auch im Zyklus ein neues Gleichgewicht ein, das Sie vor Schmerzen schützt.

Die Ernährung

Der US-Amerikaner Jim Rohn, Berater für persönliches Wachstum, sagt, dass wir ein Querschnitt aus jenen fünf Persönlichkeiten sind, mit denen wir am häufigsten zu tun haben. Man könnte hinzufügen: Wir sind ein Querschnitt aus dem, was wir regelmäßig zu uns nehmen. Die Ernährung stillt nicht nur den Hunger und erhält den Körper. Sie haben hier zwei Möglichkeiten: Entweder meiden Sie bestimmte Nahrungsmittel, um eine Überbelastung zu verhindern. Oder Sie setzen auf Lebensmittel, die den Stoffwechsel insgesamt fördern. Die Ratschläge, die Sie im Folgenden finden, sind allgemein gehalten. Jeder Stoffwechsel ist anders. Jeder Mensch braucht eine individuell abgestimmte Ernährung. Wenn Sie glauben, Sie müssten Ihre Ernährung umstellen, dann probieren Sie das aus. Aber Vorsicht: Sie können damit auch einige Unordnung anrichten. Ein drastischer Wechsel der Ernährungsweise ist – außer in wenigen Fällen – meiner Ansicht nach nicht empfehlenswert. Ich werde Sie auch nie dazu auffordern, bestimmte Nahrungsmittel »ein für alle Mal« von der Speisekarte zu streichen. So etwas führt meist zu Störungen des Essverhaltens, und das ist nicht unser Ziel. Der Körper kann auch mit schädlichen Substanzen umgehen, sofern die Dosis gering ist. Ihre Mahlzeiten sollten ein Vergnügen sein. Daher kann der Schuss nach hinten losgehen, wenn Sie ohne qualifizierte Ernährungsberatung Zucker oder Fett ganz von Ihrem Speiseplan streichen.

Vor einigen Jahren habe ich selbst eine Ernährungsberaterin aufgesucht, die mir riet, keinen Zucker und keine Getreideprodukte mehr zu essen. Den Mittelpunkt meines Lebens in Brüssel bildeten damals vorzugsweise Treffen mit Kollegen in Bars oder Restaurants. Keinen Zucker mehr zu konsumieren reduzierte mein Sozialleben gleichsam auf null. Lieber verzichtete ich auf Treffen mit Freunden, als mit meinem Kamillentee neben begeisterten Biertrinkern zu sitzen, was mir schwer zu schaffen machte und mich heiße Tränen vergießen ließ. Mir wurde klar, dass mein (leicht alkoholisiertes) Sozialleben mich zuckerabhängig machte. Aber der Rückzug von der Welt passte einfach nicht zu mir. Fazit: Also beendete ich das Ganze und lebte weiter wie vorher. Erst in Kolumbien lernte ich eine gesündere Ernährungsform kennen: weniger Brot und Käse, dafür viel mehr köstliche Früchte …

Um solche Jo-Jo-Effekte zu vermeiden, sollten Sie in jedem Zyklus nur ein Nahrungsmittel weglassen und beobachten, ob sich dadurch etwas verändert. So könnten Sie sich beispielsweise entscheiden, in diesem Zyklus auf Kaffee zu verzichten, im nächsten auf weißen raffinierten Zucker. Wenn Sie das Gefühl haben, dass beides Ihnen bekommt, dann können Sie im nächsten Zyklus versuchsweise auf beides verzichten. Eine Ernährungsumstellung sollte mittel- bzw. langfristig geplant werden. Wenn Sie Ihren Zyklus beobachten, dann können Sie Ihre Tests exakt durchführen und herausfinden, ob Sie auf einem guten Weg sind. Wenn nötig, konsultieren Sie einen Spezialisten, der Ihnen hilft, sich für Dinge zu entscheiden, die Ihnen guttun, ohne dabei Ihrem Körper zu schaden.

Bestimmte Nahrungsmittel sind langfristig Gift für die Gesundheit. Die klassische französische Ernährung mit vielen Raffinerieprodukten (Brot und Nudeln aus Weißmehl) und tierischen Nahrungsmitteln (Fleisch, Käse, Butter, Milch) ist zu protein- und fettreich und liefert gleichzeitig zu wenig Vitamine und Mineralstoffe. Das fördert Entzündungen und vergiftet unsere Organe. Dazu kommen dann noch der Raffineriezucker (weißer Zucker) und eine ordentliche Dosis Muntermacher wie Koffein sowie Alkohol. Und schon ist die Gang perfekt, die unseren Zyklus durcheinanderbringt! Das erste Organ, welches das zu spüren bekommt, ist Ihre Leber, die vollkommen überlastet ist … Wenn Sie in der prämenstruellen und menstruellen Phase auf bestimmte Nahrungsmittel verzichten, wird das hormonelle Ungleichgewicht bereits positiv beeinflusst. Manche Menschen erzählen mir, sie würden sich ohnehin schon gesund ernähren und wüssten nicht, was Tipps in dieser Hinsicht ihnen noch bringen sollten. In so einem Fall kann es sein, dass die Leber nach Jahren mit einer bestimmten Ernährungsweise bereits total überlastet ist und es erst eine Entgiftungsphase braucht, bevor die neue Ernährung ihre Wirkung entfalten kann. Es könnte auch sein, dass diese Leute spezielle Stoffwechselprobleme haben. In diesem Fall können an sich »gesunde« Lebensmittel toxisch wirken. Ich denke da speziell an Getreideprodukte und bestimmte fermentierte Gemüsesorten. Wenn dies bei Ihnen zutreffen sollte, wenden Sie sich am besten an einen Ernährungsspezialisten, um die für Sie richtige Lösung zu finden.

Hier nun eine Liste von Lebensmitteln, die man reduzieren bzw. ganz meiden sollte:

- Genussmittel: Koffein (Kaffee, Tee und Softdrinks), Alkohol, Drogen. Lassen Sie sich auf das Vergnügen ein, Kräutertee aus Pflanzen zu trinken, die in Ihrer Gegend wachsen. Pfefferminze und Brennnessel sind ausgezeichnete Verbündete, denn sie schenken dem Körper schon am Morgen Energie, ohne ihn zu belasten.
- Gesättigte Fette: Chips, Frittiertes, fettes Fleisch. Essen Sie lieber weißes Fleisch (oder gar keines) und bereiten Sie es im Dämpfer zu.
- Fette, die Entzündungen fördern: Backwaren, Konditorwaren, Schokoriegel.
- Weißer Zucker: Softdrinks, Schokolade, Pralinen. Die Süßschnäbel unter uns können sich mit Obst behelfen. Wenn Sie kochen, verwenden Sie unraffinierten Zucker wie Rapadura. Oder, noch »lokaler«, kaufen Sie Honig vom Imker aus Ihrer Gegend!
- Ausgemahlenes Mehl: Weißbrot, Nudeln aus Weißmehl etc. Je vollwertiger Getreideprodukte sind, umso besser! Aber

Vorsicht: Wenn Sie auf Vollkorn umstellen, achten Sie darauf, Produkte aus biologisch-organischem Anbau zu kaufen. Vollkorn aus nicht biologischem Getreide ist schädlicher als Weißmehl.

- Salz: Salzen Sie nach Möglichkeit nicht nach und verbannen Sie die Sojasoße aus Ihrer Küche. Ebenso wie Fertiggerichte und Wurstwaren. (Salz fördert die Wassereinlagerung im Körper, was beim hyperöstrogenen Klima zu Schwellungen, beispielsweise im Gesicht oder an den Beinen, führt.) Setzen Sie lieber auf Gewürze und Öle, um Ihre Mahlzeiten zu verfeinern!
- Milchprodukte: Butter, Kuhmilch, Käse, Joghurt. Besser sind Frischkäse und Produkte aus Ziegen- oder Schafmilch.

Die Ernährung kann Ihnen auch helfen, ein eventuelles PMS zu verhindern. »Functional Food« ist heute in aller Munde. Es heißt, dass manche Nahrungsmittel heilen können. Manche lindern PMS, weil sie antientzündlich wirken. Sie sind also besonders ratsam während der prämenstruellen und menstruellen Phase, auch wenn Sie sie während des gesamten Zyklus zu sich nehmen und so Ihre Gesundheit verbessern können. Aus gesundheitlichen, aber auch ökologischen Gründen ist es besser, diese Lebensmittel saison- und ortsgerecht in Bioqualität zu kaufen. Ich empfehle Ihnen hier also keine Avocados, Bananen oder Schokolade ...

- Wasser: Trinken Sie eineinhalb Liter pro Tag (nur Wasser, ohne Tee oder andere Getränke). Wasser ist Leben!
- Lebensmittel reich an Omega-6-Fettsäuren: Nachtkerzenöl, Borretschöl.
- Lebensmittel reich an Omega-9-Fettsäuren: Olivenöl.

- Lebensmittel reich an Omega-3-Fettsäuren: Leinöl, Walnussöl, fette Fische, Bioeier, Rapsöl, Leindotteröl. Alle unterstützen die Synthese von antientzündlichen Molekülen.
- Kalzium: Mandeln, Sardinen, Garnelen, Chinakohl.
- Magnesium: Hafer, Spinat, Mandeln, Haselnüsse.
- Pflanzliches Eisen: Linsen, Brennnesseln, Petersilie, Algen, Sonnenblumenkerne.
- Zink: Meeresfrüchte, Vollkorngetreideprodukte, Getreidekeime.
- Grünes Gemüse: Spinat, Erbsen, Mangold, grüne Bohnen, Salat. Diese Gemüsesorten sind reich an Mineralstoffen, Vitaminen und Fettsäuren.
- Sonne: Natürlich können Sie die Sonne nicht essen, aber Sie können sie über die Haut aufnehmen. Wir brauchen das Sonnenlicht genauso wie das Wasser, um uns lebendig zu fühlen. Außerdem stellt der Körper auf diese Weise Vitamin D her, das wiederum hilft, Menstruationsschmerzen zu lindern.

Und vergessen Sie nicht, hin und wieder Wildpflanzen zu sammeln. Sie enthalten sehr viel mehr Vitamine und Mineralstoffe als unsere übliche Nahrung. Löwenzahn, Brennnesseln, Taubnessel, Ampferarten und Klee sind gut verdauliche Pflanzen, die auch im Garten wachsen und zu Salat oder Tee verarbeitet werden können. Sie sind leicht zu finden und sehr wirkungsvoll. Ich persönlich habe sehr viel weniger Hunger, seit ich hin und wieder Wildpflanzen verzehre, weil sie mir schon in geringen Mengen geben, was ich brauche.

Was unsere Hormone stört

Das endokrine System, welches das Zusammenspiel der Hormone regelt, besteht aus verschiedenen Drüsen. Unseren Zyklus beeinflussen vor allem: die Hypophyse, die Schilddrüse und die Eierstöcke. Diese Drüsen schicken Botschaften (Hormone) an andere Drüsen oder an aufnehmende Organe. (So nimmt der Eierstock LH und FSH auf, der Uterus Östrogen und Progesteron.) Endokrine Disruptoren sind nun chemische Stoffe (natürlichen oder künstlichen Ursprungs), die die Hormonbotschaft nachahmen und die Organe durcheinanderbringen, indem sie ihnen »falsche« Informationen schicken. Die Botschaft der Drüsen wird sozusagen kurzgeschlossen. Manche dieser endokrinen Störenfriede blockieren einen laufenden Prozess, andere wiederum stimulieren Organe, die zu einem bestimmten Zeitpunkt eigentlich Pause machen sollten …

Mittlerweile ist bewiesen, dass endokrine Disruptoren selbst in winzigen Dosen beträchtliche Schäden im Organismus anrichten können. Das endokrine System selbst arbeitet ja mit minimalen Dosen. Sie können die Disruptoren nur vermeiden, indem Sie dem Kontakt mit Dingen aus dem Weg gehen, die diese enthalten. Was nicht ganz einfach ist, denn man findet sie in vielen Gegenständen des täglichen Gebrauchs. Kunststoffe enthalten endokrine Disruptoren, Verpackungsmaterial aus Plastik, Schüsseln aus Polyethylen, WC-Brillen, Armaturenbretter etc. Auch in Kosmetika und Körperpflegeprodukten sind diese Stoffe häufig enthalten. Ebenso wie in bestimmten Pestiziden, was einmal mehr die Bedeutung einer biologisch-organischen Ernährung unterstreicht. Auch die Luft enthält mitunter Schadstoffe, in denen endokrine Disruptoren vorkommen. Und Kleidungsstücke, vor allem solche, die wasserundurchlässig sind. Im Internet finden Sie Listen der jeweiligen

Produkte. Stellen Sie hier ruhig Ihre eigenen Nachforschungen an, denn je nach Ihrem Beruf, Ihren sonstigen Tätigkeiten und Ihrem unmittelbaren Umfeld kann es durchaus sein, dass Sie diesen Stoffen ständig ausgesetzt sind. Chlordecon zum Beispiel ist ein Insektizid, das zwischen 1972 und 1993 auf zahlreichen Bananenplantagen in Guadeloupe und Martinique verwendet wurde – ein alarmierendes Beispiel. Der Stoff stört den Östrogen-Regelkreis und ist verantwortlich für Zyklusstörungen, Prostatakrebs und Frühgeburten. Spätschäden lassen sich noch nicht abschätzen. Das Gesundheitsministerium auf Martinique hat 2019 die Endometriose auf die Liste jener Krankheiten gesetzt, die von Chlordecon verursacht werden können.

Wir müssen uns bewusst machen, dass endokrine Disruptoren Langzeitgifte sind, die nicht nur unserem Körper schaden, sondern auch der Tierwelt. Der Zusammenhang zwischen diesem Pestizid und dem Menstruationszyklus scheint vielleicht nicht auf der Hand zu liegen. Aber wenn wir mehr Sorgfalt darauf verwenden, was wir unserem Boden, unserem Obst und Gemüse zumuten, dann können wir auch besser Sorge tragen für unseren Körper. Das ökologische Engagement ist für unsere Menstruationsgesundheit von entscheidender Bedeutung.

Heilkräuter

Heilkräuter können helfen, den Zyklus zu harmonisieren und aufrechtzuerhalten. Sie werden seit Jahrtausenden verwendet. Im Mittelalter galten sie als »Medizin der einfachen Leute«. Wie schulmedizinische Medikamente wirken auch Heilpflanzen auf die Symptome, nicht auf die tiefer liegende Ursache. Für eine ganzheitliche Heilung ist es nötig, die emotionale Ursache zu finden.

Manche der Pflanzen enthalten wirksame Bestandteile, die den menschlichen Hormonen ähnlich sind. Man spricht dann von »hormonähnlicher« Wirkung. Einige können Ihnen helfen, Ihren Zyklus zu regulieren, wenn Ihr Östrogenspiegel oder der Progesteronspiegel entweder zu hoch oder zu niedrig ist.

ÜBUNG

Der Draht zu den Pflanzen

Auch der Einsatz von Heilkräutern ist nicht so harmlos, wie es vielleicht wirken mag. Ich empfinde Pflanzen als lebende Wesen, Früchte der Mutter Erde. Sie um Hilfe zu ersuchen hat die Qualität eines Rituals. Wenn Sie Heilkräuter einfach so einnehmen, um eine bestimmte Wirkung zu erzielen, kann es sein, dass sich nichts bewegt. Denn in der Medizin der einfachen Leute gibt es keine »Patienten«, sondern nur Menschen, die auf ihre Gesundheit einwirken. Es ist wichtig, dass Sie mit »Ihrer« Heilpflanze kommunizieren. Das folgende Ritual soll Ihnen helfen, den körperlichen Prozess energetisch zu begleiten, damit Sie tatsächlich einen Draht zu dem betreffenden Kräutlein herstellen können.

Was Sie brauchen: Blätter, Wurzeln, Blüten, mit denen Sie einen Aufguss herstellen können; heißes Wasser.

Wie es geht: Bevor Sie den Aufguss machen, danken Sie der Pflanze für ihre Hilfe. Stellen Sie sich vor, wie ein feiner farbiger Lichtstrahl die Pflanzenteile mit Ihrem Herzen oder Ihrer Gebärmutter verbindet. Bevor Sie Ihren Kräutertee trinken, überlegen Sie sich ein Mantra wie das folgende, das Unterstützung und Dankbarkeit ausdrückt: »Mögest du (Name der Pflanze) mir helfen, um (Ihr Problem) zu heilen. Danke, dass du mir deine wertvolle Hilfe anbietest. Und ein inniger Dank an die Erde, die uns deine Gegenwart schenkt. Ich liebe dich.«

Die unten aufgeführten Pflanzen helfen Ihnen, Ihren Zyklus ins Gleichgewicht zu bringen, Ihre Schmerzen zu lindern und den Menstruationsfluss anzuregen. Da sich die Pflanzen in ihrer Wirkung manchmal recht ähnlich sind, ist es gar nicht so leicht, die passende zu finden ... Auch hier gilt: Probieren geht über Studieren! Das funktioniert auch über das Empfinden: Betrachten Sie die ganze Pflanze. Schnuppern Sie an ihr. Recherchieren Sie, wie sie in freier Wildbahn aussieht und welche Farbe ihre Blüten haben. Vielleicht erinnern Sie sich an eine frühere Begegnung mit der ganzen Pflanze.

Wenn Sie sich dann von einer stärker angezogen fühlen als von der anderen, folgen Sie Ihrer Intuition. Ihr Instinkt wird Ihnen zeigen, was gut für Sie ist. Die Verwendung von Heilkräutern ist eine Kunst. Ich darf Ihnen hier keine exakten Dosierungen nennen, das verbietet in Frankreich das Gesetz. Aber Sie können die Pflanze sowohl als Aufguss verwenden wie als ätherisches Öl. Oder Sie setzen auf einen Heilstein, der mit ihr verbunden ist. Die Medizin der einfachen Leute verwendet die Pflanze in ihrer naturnahen Form: Blätter oder Blüten, frisch oder getrocknet. Im Allgemeinen können Sie davon ausgehen, dass Sie auf einen Liter heißes Wasser 10 bis 15 Gramm getrocknete Pflanzenteile brauchen. Lassen Sie den Aufguss einige Minuten ziehen und trinken Sie ihn dann in drei Portionen über den ganzen Tag verteilt, warm oder kalt. (Achtung: Rechnen Sie den Kräutertee bitte nicht auf die empfohlene Trinkmenge von eineinhalb Liter Wasser pro Tag an.)

Kommen wir nun zu den Pflanzen:

- **Himbeere (Rubus ideaeus):** Reguliert den Hormonhaushalt. Empfohlen bei Zyklusunregelmäßigkeiten, vor allem wenn der Zyklus zu lange dauert. Sie können diesen Tee während des gesamten Zyklus trinken – ausgenommen die Woche der Menstruation, wo Sie den Körper in Ruhe lassen sollten.
- **Schafgarbe (Achillea millefolium):** Diese Pflanze hat progesteronähnliche Eigenschaften und wirkt daher dem Östrogen entgegen. Deshalb können Sie sie bei Hyperöstrogenismus verwenden, wenn Sie also unter Wassereinlagerungen und Stress leiden. Trinken Sie sie während der Lutealphase. Die Schafgarbe lindert auch Menstruationsschmerzen und reduziert den Blutfluss.
- **Mönchspfeffer (Vitex agnus-castus):** Wie die Schafgarbe eignet sich der Mönchspfeffer vorzugsweise bei Hyperöstrogenismus. Er wirkt beruhigend und wird bei Menstruationsschmerzen ebenso empfohlen wie bei Amenorrhoe (Ausbleiben der Menstruation).
- **Muskatellersalbei (Salvia sclarea):** Diese Pflanze empfiehlt sich bei Hyperprogesteronämie, also wenn Sie während des Zyklus unter depressiven Verstimmungen leiden. Man verwendet sie auch bei Kopfschmerzen und bei einem stark verkürzten Zyklus.
- **Brennnessel (Urtica dioica):** Ich habe diese Pflanze ausgewählt, weil sie leicht zu finden ist und wegen ihrer vielfältigen positiven Wirkungen seit Jahrtausenden als Heilkraut eingesetzt wird. Sie enthält viele Vitamine und Mineralstoffe. Ihres hohen Eisengehalts wegen wird sie bei starken Blutungen verordnet. Ihr diuretischer Effekt reduziert Wassereinlagerungen. Außerdem wirkt sie körperlicher und intellektueller Erschöpfung entgegen. Trinken Sie den Tee morgens und mittags, aber nicht abends.

- **Löwenzahn (Taraxacum dens leonis):** Diese Pflanze hat nicht direkt mit dem weiblichen Zyklus zu tun, doch sie unterstützt die Leber. Wie die Brennnessel findet sie sich massenhaft in der Natur. Der Tee regt die Leber an, die Gallenflüssigkeit schwemmt die inaktiven Hormone aus. Der Löwenzahn wirkt harntreibend und wird daher auch bei Wassereinlagerungen empfohlen.

Bewegung

So wie es heißt, man könne gehen, solange man keinen Krampf in der Wade hat, so sollte man sich auch während des Zyklus und vor allem bei Menstruationsschmerzen bewegen. Ein sanftes Stretching kann die Muskulatur der Gebärmutter entspannen. Zu wenig Bewegung führt dazu, dass Organe oder seröse Membranen aneinander reiben. Wenn Sie Zwiebeln anbraten, ohne zu rühren, kleben diese auch an der Pfanne fest. Genauso »kleben« Ihre Organe aneinander, wenn sie nicht mal durchgeschüttelt werden … Bewegung bringt Leben in die gynäkologische Matrix. Selbst wenn der kritische Moment zu schmerzhaft ist und Sie sich nur noch danach sehnen, sich endlich hinlegen zu können und sich nie wieder rühren zu müssen, kann die Bewegung des Atems helfen. Atmen Sie tief ein und wölben Sie dabei den Bauch nach außen. Stellen Sie sich vor, wie sich Ihre Gebärmutter streckt. Allein diese bildliche Vorstellung kann die Krämpfe lindern. Sportliche Betätigung während der prämenstruellen Phase lindert später Menstruationsschmerzen. Außerdem fördert Bewegung die Schweißabsonderung und damit die Ausleitung von Giftstoffen. Bewegung ist ein probates Mittel, um die Ausscheidungsorgane anzuregen.

Gehen Sie ein wenig mehr zu Fuß als sonst, tanzen Sie oder strecken Sie sich lang aus, um Ihre Bauchregion zu entspannen. Das hilft, die Energie zum Zirkulieren zu bringen und Schmerzen zu vermeiden. Yoga, vor allem ruhige Formen wie Yin-Yoga, begleiten Sie auf sanfte Weise.

Auch als Tänzerin kann ich Ihnen nur empfehlen, sich zu bewegen. Der Tanz wirbelt auf charmante Weise Moleküle und Energie auf. Wenn Sie sich zu einem bestimmten Rhythmus, einer bestimmten Dynamik bewegen, überträgt diese Schwingung sich auf den gesamten Körper. Das versetzt die Organe in Bewegung und macht warm. Wenn Sie das Band zwischen der gynäkologischen Matrix und dem Tanz verstärken wollen, sollten Sie sich auf Bewegungen konzentrieren, die das kleine Becken vibrieren lassen. Das bringt die Energie der Gebärmutter zum Schwingen. Bestimmte Tänze haben ihren tieferen Grund. Zum Beispiel der Bauchtanz oder das Twerking: Beide konzentrieren sich auf das Becken. Die Tänzerin Sosa erklärte mir einmal, dass das Twerking ursprünglich Teil von Fruchtbarkeitstänzen war, aber auch zur Abtreibung genutzt wurde. Tatsächlich können ruckartig schnelle Beckenbewegungen während der Lutealphase die Einnistung des befruchteten Eis verhindern. Fruchtbarkeitstänze und Luna-Yoga setzen auf Bewegungen, die die Energie im kleinen Becken zirkulieren lassen.

Außerdem setzt das Tanzen Serotonin und Dopamin frei und wirkt so gegen Stress. Der Cortisolspiegel im Körper wird reduziert, was die Ausschüttung von Progesteron fördert! Zeitgenössischer Tanz, freier Tanz, Salsa, Biodanza, orientalischer Tanz, Salontanz, Swing, Folkloretänze ... Der Tanz bietet alles, was das Herz begehrt. Oder Sie tanzen zu Ihrem Lieblingssong schon morgens im Badezimmer. Der erste Schritt, um den Körper in Bewegung zu bringen!

DER ZYKLUSRHYTHMUS

Beim Menstruationszyklus geht es um eine Reihe physiologischer Phänomene (Menstruation, Eisprung, Entwicklung der Gebärmutterschleimhaut etc.), die periodisch immer in der gleichen Ordnung ablaufen. In Wirklichkeit aber besteht dieser große Zyklus aus einer ganzen Reihe von kleineren, die ineinandergreifen: die Regelkreise von Hypothalamus, Hypophyse, Eierstöcken, Gebärmutter, Eileiter und Vagina. Auch wenn die üblicherweise als »weiblich« bezeichneten Geschlechtsorgane miteinander in Verbindung stehen, ist der Rhythmus dieses Zyklus jedem Menschen eigen. Er kann aber je nach Alter, Ernährung, Umweltbedingungen und persönlicher Geschichte variieren.

Von Zyklus zu Zyklus

Man erzählt sich, dass die Frauen früherer Zeiten alle miteinander bei Neumond menstruierten. Sie kamen zusammen, um gemeinsam zu bluten und in der Gruppe das Ende des alten Zyklus zu feiern und den neuen zu begrüßen.

Die amerikanische Schriftstellerin Louise Lacey ging davon aus, dass dieses Sicheinpendeln der Zyklen mit dem Hormon Melatonin zu tun hat. In ihrem 1981 veröffentlichten Buch *Lunaception* schrieb sie, dass das Tageslicht für den Menstruationszyklus eine entscheidende Rolle spiele und sich der Zyklus der Frauen mit dem Aufkommen des Kunstlichts desynchronisiert habe. Tatsächlich ist es der Zusammenhang zwischen Menstruations- und zirkadianem Zyklus, der hier entscheidend ist. (Der Begriff »zirkadian« kommt vom lateinischen *circa diem,* was wörtlich heißt »während eines Tages«.) Dieser biologische Zyklus regelt im Körper den Schlaf-

Wach-Rhythmus, die Körpertemperatur, die Nahrungsaufnahme, aber auch die Hormonausschüttung während dieser 24 Stunden.

Hierbei spielt das Melatonin eine ganz entscheidende Rolle. Es regt die Ausschüttung von GnRH an, das den gesamten Menstruationszyklus in Gang setzt. Wie aber produziert der Körper das Melatonin? In der Dunkelheit, während des Schlafes. Vereinfacht ausgedrückt heißt das: Das Licht verringert bzw. unterdrückt die Produktion des Schlafhormons Melatonin. Je mehr Licht, desto weniger Melatonin. Bei vielen Säugetieren fällt die Paarungszeit in eine Phase, in der die Tage kurz sind und es mehr Dunkelheit als Licht gibt. Dann wird mehr Melatonin ausgeschüttet und dadurch mehr GnRH produziert …

Louise Lacey experimentierte mit einem Lebensstil, der sich am Hell-Dunkel-Verhältnis früherer Zeiten orientierte, also vor Aufkommen des Kunstlichts. Zu jener Zeit war nachts nur das Mondlicht präsent (das bei Vollmond auch noch deutlich stärker war). Die Autorin schlief in absoluter Dunkelheit, ausgenommen der drei Tage, an denen der Eisprung stattfand. An diesen Tagen schlief sie bei Licht. Resultat: Das Licht löste regelmäßig den Eisprung aus (was durch das Messen der Basaltemperatur bestätigt wurde). Ihr Zyklus wurde gesünder und regelmäßiger. Was auch andere Frauen bemerkten, die diese Technik anwendeten. Auf diese Weise beeinflusst die Helligkeit des Mondes den Menstruationszyklus. Diese Erfahrung harrt noch der wissenschaftlichen Bestätigung. Ich persönlich habe diese Methode noch nicht ausprobiert. Ich finde aber die Idee interessant, dass so alltägliche Dinge (wie Helligkeit und Schlaf) eine wichtige Rolle bei der Balance unseres Menstruationszyklus spielen können!

Dieser ist eng verknüpft mit anderen Zyklen, von denen einer den anderen nach sich zieht. Ich stelle mir gern vor, dass dies ähnlich funktioniert wie die Zahnräder einer Uhr. Jedes Rädchen greift ins andere, das seine Bewegung auf ein weiteres überträgt, und das ganze System zusammen schafft das Leben … Wenn Sie also Ihren Menstruationszyklus pflegen, dann harmonisieren Sie damit die Zyklen des Lebens.

Die Dauer der Zyklen

Zuallererst möchte ich Sie einladen, den Mythos vom 28-tägigen Zyklus zu vergessen! In Wirklichkeit nämlich haben nur 13 Prozent der menstruierenden Menschen einen 28-Tage-Zyklus. Als regelmäßiger Zyklus gilt, was sich zwischen 23 und 35 Tagen abspielt. Aber der 28-Tage-Mythos sorgt bei vielen Frauen für Kummer. Wenn ihr Zyklus kürzer ist, denken sie, sie seien aus dem Gleichgewicht. Das kommt – leider – von falschen Angaben in vielen Lehrbüchern. Von einem unregelmäßigen Zyklus spricht man, wenn er entweder kürzer als 23 Tage ist oder länger als 35. Und das auch mindestens drei Monate nacheinander. Eine andere Form fehlenden Gleichgewichts ist es, wenn er jedes Mal eine andere Dauer aufweist. Man spricht von einem gestörten Zyklus, wenn sich die Dauer von zwei aufeinanderfolgenden Zyklen um mehr als sieben Tage unterscheidet. Dauert Ihr Zyklus einmal 35 Tage, beim nächsten Mal aber nur 26, so beträgt der Unterschied zwischen den beiden Zyklen folglich neun Tage. Und das heißt, Ihr Zyklus ist gestört. Die Beobachtung des eigenen Zyklus ist ein wichtiges Instrument, um sich über die eigene Gesundheit und das eigene Energieniveau klar zu werden. Aber Sie sollten kleineren Unterschieden nicht allzu viel Bedeutung beimessen. Das macht einen nur verrückt. Lassen Sie Ihrem Zyklus genug Raum für Spontaneität. Lassen Sie sich davon durchdringen!

Zu kurzer Zyklus

Die emotionale Gynäkologie geht davon aus, dass die Länge des Zyklus für den Rhythmus der inneren Reinigung steht. Die Gebärmutter entscheidet, wann der richtige Moment gekommen ist, um alte Energien abzustoßen, damit eine energetische Erneuerung stattfinden kann. Je nachdem, welche Erfahrungen Sie gerade machen, kann sich das von Zyklus zu Zyklus geringfügig oder aber radikal unterscheiden. Wenn sich der Zyklus plötzlich verändert, heißt das, dass die Gebärmutter einen schnellen Wandel braucht. Vielleicht, weil sie bereits vollgeladen mit Emotionen ist und sich reinigen will, bevor sie wieder zu ihren anderen Aufgaben übergehen kann. Die Ursachen dafür können vielfältig sein: Trauer oder Verlusterfahrungen, sei es, dass man künftig auf bestimmte Dinge verzichten muss, die einem wichtig waren, sei es, dass ein nahestehender Mensch gestorben ist. In diesem Fall sollten Sie sich fragen: Was ist mir im Moment zu viel? Was muss so schnell entsorgt werden? Was sollte sich an meinem Alltag ändern? Was in meinem Leben muss aufhören? Welchen Verlust habe ich erlitten? Woran habe ich sehr gehangen, was in meinem Leben momentan aber nicht präsent ist?

BEISPIEL AUS MEINER PRAXIS

Eines Tages konsultierte mich eine Frau und schilderte mir erschrocken, dass ihr Zyklus sich unvermittelt auf 15 Tage verkürzt hatte. Sie erzählte, dass ihr Mann sie Knall auf Fall verlassen hatte und sie sich wirklich sehr einsam fühlte. Sie fragte mich, ob es normal sei, dass ihre Menstruation so rasch wiederkehre. Wie bei so vielen Beispielen, die ich in diesem Buch anführe, lag die Antwort auch hier schon in der Frage. Der emotionale Schock, den die Entscheidung ihres Partners ausgelöst hatte, warf ihren Zyklus aus dem Gleichgewicht. Ich erkenne in dieser Geschichte zwei symbolische Ebenen: Zum einen hat die Gebärmutter geholfen, die Emotionen, die sie zu überwältigen drohten, schnell loszuwerden. Und sie hat dazu beigetragen, dass diese Frau das Ende dieser Partnerschaft sofort lebt und nicht erst in 15 Tagen. Ihre Gebärmutter hat ihr gezeigt, bis zu welchem Punkt die Veränderungen gehen sollten, und dass sie mit einer großen Reinigung anfangen müssen.

Zu langer Zyklus

Manchmal aber lässt die Menstruation auf sich warten. Auch in diesem Fall sehe ich das als Hinweis auf eine energetische Reinigung. Sie will nicht kommen. So als müsste der Brunnen erst ganz volllaufen, bevor sie stattfinden kann. Oder als würde die Gebärmutter darauf warten, dass man sozusagen den Hahn öffnet. In beiden Fällen mangelt es an aktiver Energie. Man kann sich fragen, ob die Sonnenenergie stagniert. Oder ob sie in irgendeiner Form blockiert ist. Gibt es in Ihrem Leben momentan ein Problem, das gelöst werden muss? Einen Streit vielleicht, den Sie beenden sollten? Oder stehen Sie privat oder beruflich vor einer Entscheidung? Lassen Sie vielleicht etwas so vor sich hin köcheln, weil Sie keine Lust haben, eine Entscheidung zu treffen? Auch in diesem Fall wird die Gebärmutter irgendwann das Endometrium abbauen, aber wenn Sie für das dahinterstehende Problem keine Lösung gefunden haben, dann verlängert sich vielleicht auch Ihr nächster Zyklus.

BEISPIEL AUS MEINER PRAXIS

Als ich anfing, mit der Gyn'émotion zu leben, mich also mit meiner Tätigkeit selbstständig zu machen, habe ich mir drei Monate Zeit gegeben, um zu prüfen, ob das Konzept finanziell tragen würde. In der Zwischenzeit erhielt ich eine Einladung zu einer Tagung in Lille. Es war das erste Mal, dass ich einen Vortrag über das gynäkologische Wissen unserer Vorfahren halten sollte. Meine Menstruation sollte am Vorabend der Tagung einsetzen. Aber natürlich sorgte der Stress dafür, dass sie nicht wie vorgesehen kam. Ich sagte mir, dass die große Reinigung vermutlich nach der Tagung einsetzen würde, weil ich damit den Stress abbauen würde. Sieben Tage später bewegte sich noch immer nichts ... Das verstand ich nun gar nicht, denn in meinen Augen hatte die Blockade mit der Tagung zu tun. Ich rede mit meinem Körper, versuche, ihn zu beruhigen, ihm zu sagen, dass alles vorüber ist und dass er loslassen kann. Einige Tage später mache ich Kassensturz, zum ersten Mal seit Beginn meiner Selbstständigkeit. Ich stelle fest, dass ich mit der Anzahl der gebuchten Beratungen die nächsten drei Monate problemlos überstehe. Das ist eine gute Nachricht. Ich bin beruhigt. Was ich auf die Beine gestellt habe, funktioniert auch in wirtschaftlicher Hinsicht. Eine Stunde später meldete sich meine Menstruation. In Wirklichkeit war sie also viel »bodenständiger«, als ich gedacht hatte. Es war nicht die Angst, vor Publikum zu sprechen, die die Blutung verschoben hatte, sondern eine viel pragmatischere Form von Stress: die Sorge um meine finanzielle Sicherheit! Ich begriff, dass meine Menstruation die Angst vor dem Mangel nicht loslassen konnte, solange ich nicht die Gewissheit hatte, am Ende des Monats meine Rechnungen bezahlen zu können. Dieses Beispiel zeigt, dass wir auch die Erfüllung unserer Grundbedürfnisse berücksichtigen sollten, wenn sich ein Ungleichgewicht im Zyklus einstellt.

In diesem Fall fühlte sich mein Hypothalamus nicht sicher und hat mir das ganz klar gezeigt.

Unregelmäßiger Zyklus

Manchmal büßt unser Zyklus seine Regelmäßigkeit vollständig ein. Dann unterscheidet sich die Länge von Zyklus zu Zyklus stets um mehr als sieben Tage. Wir wissen also nicht, wann die Menstruation eintritt. In diesem Fall sollten Sie als Erstes prüfen lassen, ob keine hormonellen Schwierigkeiten zugrunde liegen. Wenn der Zyklus macht, was er will, heißt das, der Brunnen öffnet und schließt sich, ohne sich um irgendetwas zu kümmern. Ich erkläre dies immer mit dem Bild der Seiltänzerin, die sich mal nach rechts, dann wieder nach links neigt. Auch Sie schwanken zwischen zu kurzen und zu langen Zyklen hin und her. Gewöhnlich gehen solche Phasen der Unregelmäßigkeit einher mit tiefgreifenden Veränderungen im Leben – Zeiten, in denen Sie eine Wahl treffen müssen. Auch wenn sich im äußeren Leben nichts in dieser Richtung abspielt, so zeichnet sich doch eine Bewusstseinsänderung ab. Stehen Sie vielleicht vor Fragen wie den folgenden? Bleibe oder gehe ich? Was habe ich davon? Was verliere ich dabei? Solche Entscheidungen wecken häufig Zweifel. In diesen Zeiten des Übergangs ist unser Geist hochaktiv. Er läuft sozusagen rund, um nur ja keine Entscheidung treffen zu müssen. In solchen Momenten können Sie sich das Bild von der Seiltänzerin ins Gedächtnis rufen: Jemand, der auf einem Seil geht, muss ständig mit seinem Körper Ungleichgewichte ausbalancieren, um voranzukommen. Wenn Ihr Leben ein Seiltanz ist, dann ist es das Ungleichgewicht, das Sie vorwärtsbringt. Aber nur, wenn Sie sich einzig auf einen Punkt konzentrieren: das Ziel. In diesem Fall sollten Sie sich klarmachen, was Sie langfristig erreichen wollen. Wo sehen Sie sich in 20 Jahren? Worauf haben Sie Lust? Behalten Sie immer im Hinterkopf, wo Sie eigentlich hinwollen. Sehen Sie das Ungleichgewicht als Trainingssituation, die Ihnen hilft, Ihr letztendliches Ziel zu erreichen: das Leben, das Sie sich erträumen.

Die Amenorrhoe

Und dann gibt es da noch jene Augenblicke, in denen der Zyklus ganz ausbleibt. Die Menstruation will und will nicht kommen. Die Vorstellung vom »Ende«, die den neuen Zyklus einleitet, ist verschwunden. Aber ohne »Ende« auch kein »Anfang«. Schluss mit der Zyklushaftigkeit, der Körper flacht ins Lineare ab. Es gibt zwei Arten von Amenorrhoe: die primäre, wenn sich die Menstruation gar nicht erst einstellt; und die »sekundäre«, wenn ein menstruierender Mensch mehr als drei Monate lang keine Blutung mehr hat.

Bei der primären Amenorrhoe hat sich bei der betroffenen Person keine Zyklushaftigkeit ausgebildet. Man kann sich fragen, welchen symbolischen Wert die Zyklushaftigkeit im Leben dieses Kindes, dieser Heranwachsenden hatte. Was ist in der Pubertät geschehen, das die Öffnung für das Zyklische verhinderte? Dieser Moment bedeutet den Eintritt in die Welt der Erwachsenen. Wir sollten uns also fragen, welche Beziehung diese Person zur Welt der Kindheit bzw. zu der der Erwachsenen hatte. Welches Bild der Erwachsenenwelt wurde ihr vermittelt, dass sie so gar keine Lust hat, da mitzuspielen?

Die sekundäre Amenorrhoe ist anders beschaffen, denn hier ist die betreffende Person bereits in die Zyklushaftigkeit eingetreten. Der Übergang zur Welt der Erwachsenen bzw. speziell zu der der

»Frauen« ist also vollzogen. Aber die betreffende Person lehnt diese Einladung im Moment ab. Welches Problem steht dahinter? Warum entzieht sie sich der Einladung? Welchen Symbolwert hat sie für diese Person? Geht es um die weibliche Welt? Was heißt »weiblich« für diesen Menschen? Wie definiert er diesen Begriff? Hat diese Person Lust, jene Weiblichkeit zu leben, die man von ihr verlangt? Oder fühlt sie sich in die weibliche Rolle gedrängt?

Ob die Amenorrhoe nun primär oder sekundär ist, in beiden Fällen sollten wir die Verbindung zwischen der kindlichen und der erwachsenen Welt prüfen. Es ist keineswegs immer so, dass Menschen mit einer Amenorrhoe Kinder bleiben wollen. In Wirklichkeit ordnet jeder Mensch der *Kindheit* bzw. dem *Erwachsensein* eine eigene Symbolik zu, die keineswegs so simpel ist. Manche Menschen verbinden die Kindheit mit Unbeschwertheit, andere mit Freiheit, wieder andere mit Spiel und der Freiheit von Verantwortung. Die Welt der Erwachsenen erscheint vielleicht als Welt des Leids, der Verantwortung, der Schwierigkeiten. Es handelt sich hier um ein sehr vielschichtiges Problem. Jede Amenorrhoe hat dazu ihre eigenen Bilder. Daher bitte ich die Menschen, mit denen ich arbeite, sich für die Symbolik zu öffnen, die für sie Kindheit und Erwachsenenleben beschreibt. Und darum, diese Überzeugungen ein wenig leichterzunehmen, damit sie das Erwachsenendasein nicht nur als belastend, sondern auch als freudvoll empfinden können!

ÜBUNG

Sprechen Sie mit Ihrer Gebärmutter

Ich kann es gar nicht oft genug sagen: Kommunikation ist der Königsweg zur Heilung. Sobald sich ein Konflikt abzeichnet, ermöglicht sie uns, innezuhalten und die Knoten zu lösen. Kommunikation heißt, dass wir in Kontakt mit uns und anderen kommen, dass wir Informationen austauschen. Das funktioniert in zwei Richtungen. Zum einen kommunizieren wir, was wir fühlen oder möchten. Gleichzeitig aber nehmen wir auf und hören, was unser Gegenüber uns zu sagen hat. Mit der Gebärmutter zu reden ist der erste Ratschlag, den ich den Menschen gebe, die ich begleite. »Hast du deine Gebärmutter gefragt?« Oder: »Hast du nachgespürt, warum sie so unregelmäßig blutet?« Sich mit der gynäkologischen Matrix in Verbindung zu setzen ist ein wichtiger Schritt. Sprechen Sie das Organ, das momentan aus der Balance ist, direkt an. Der Vorteil ist ein doppelter: Zunächst einmal wird Ihr Körper positiv auf die Tatsache reagieren, dass er gefragt wird. Er fühlt sich gehört und wahrgenommen. Außerdem können Sie so klar ausdrücken, was Sie im Augenblick erleben. Diese Übung hilft Ihnen zu erkennen, was auf körperlicher wie auf geistiger Ebene vor sich geht. Zudem übermittelt Ihre Stimme der Gebärmutter eine energetische Schwingung, die die Energie ins Fließen bringt und so die Blockade möglicherweise auflösen kann.

Was Sie brauchen: Ihre Stimme!

Wie es geht: Wählen Sie eine Zeit und einen Ort, wo Sie sich ruhig und ungestört entspannen können (gedämpftes Licht, bequeme Kleidung, Kerze, Weihrauch). Atmen Sie tief ein und aus, um sich in Ihrem Körper zu verankern. Legen Sie eine Hand auf den Unterbauch, die andere aufs Herz. Wenn Sie bereit sind, richten Sie Ihren Blick auf den Unterbauch und beginnen Sie mit Ihrer Zwiesprache. Sagen Sie zunächst Hallo und erklären Sie, wer Sie sind. Damit haben Sie schon die Basis für alles Weitere geschaffen. Nun können Sie fragen, was im Augenblick vorgeht und warum die Situation so ist, wie sie ist. Oder Sie beruhigen Ihre Organe. Wenn Sie in einer schwierigen Phase stecken, erklären Sie das Ihrem Körper. Erzählen Sie Ihrer Gebärmutter oder Vagina, wie gestresst Sie im Moment sind, wie schwierig alles ist. Zögern Sie nicht, alle Einzelheiten zu schildern und die Situation zu analysieren. Dann gönnen Sie sich einen Moment der Stille. Warten Sie ab, welche Signale kommen. Möglicherweise passiert körperlich gar nichts. Das ist auch in Ordnung. Oder es fängt an zu gluckern bzw. zu kribbeln. Spüren Sie vielleicht ein Ziehen? Vielleicht geht Ihnen plötzlich ein Wort oder ein Satz durch den Kopf. All das kann eine Antwort darstellen. Mir passiert es manchmal, dass mir plötzlich ein Lied einfällt. Dann achte ich auf die Worte, die mir ja vielleicht etwas sagen wollen. All das können Zeichen sein, dass Ihre gynäkologische Matrix Sie gehört hat. Nehmen Sie sie voller Dankbarkeit an und beginnen Sie, Zwiesprache zu halten.

UNREGELMÄSSIGE MENSTRUATIONSBLUTUNG

Die Bezeichnung »Menstruationsblutung« bezieht sich auf die Blutmenge, die die Gebärmutter bei jeder Menstruation ausscheidet. Auch hier gilt, dass alle Menschen verschieden sind. Daher ist es schwierig, allgemeine Aussagen zu treffen. Man geht davon aus, dass bei jeder Menstruation etwa 40 bis 90 Milliliter Blut ausgeschieden werden. Bei Werten darüber bzw. darunter spricht man von einer unregelmäßigen Menstruationsblutung. Entweder weil der Körper zwischen beiden Extremen schwankt (einmal 40, dann wieder 90 Milliliter) oder weil die Blutmenge unter 40 bzw. über 90 Milliliter liegt.

Haben Sie schon einmal 40 oder 90 Milliliter einer Flüssigkeit in ein Glas geschüttet? 40 Milliliter sind etwa der Inhalt einer halben Kaffeetasse, 90 Milliliter etwas weniger als ein Glas Prosecco. Das ist die Menge, die bei der Menstruation ausgeschieden wird, und zwar über die gesamte Dauer von etwa drei bis sieben Tagen. Auf den Tag gerechnet ist das nicht viel ... Die meisten sind überrascht, wie wenig Blut real fließt, wo sie doch das Gefühl haben, mindestens einen Liter pro Monat zu verlieren! Dafür sorgen schon Begriffe wie »Blutverlust«, als hätte man uns mit einem Messer verletzt. In Wirklichkeit ist das kein »Blutverlust«, sondern nur eine völlig natürliche Ausscheidung. Nun halten Sie vielleicht dagegen, das mache doch wohl kaum einen Unterschied. Aber die Assoziationen, die wir mit beiden Worten verbinden, sind tatsächlich sehr verschieden! Wenn wir uns vergegenwärtigen, dass sich der Körper bewusst dafür entscheidet, dieses Blut auszuscheiden, lässt uns das die Menstruation viel gelassener angehen. Die Gebärmutter beschließt, *Tabula rasa* zu machen, um sich dem neuen Monat zuzuwenden. Diese Ausscheidung ist ebenso normal wie das Wasserlassen oder Schnäuzen. Manchen hilft das, von der Vorstellung wegzukommen, dass sie unendlich viel Blut verlieren. Sie gehen dann mit der Blutung gelassener um.

Auch wenn es Ihnen vielleicht unwichtig erscheint, wie viel Blut Sie bei der Regelblutung ausscheiden, so ist es doch interessant, das zu wissen. Schließlich erkennen Sie daran, ob alles normal läuft, und Sie können schnell feststellen, ob Sie aus irgendeinem Grund mehr Blut absondern als sonst.

Hier sind ein paar Tipps, wie Sie die Blutmenge messen können. (Denken Sie aber immer daran, dass Ihre Messungen einer Fehlerspanne zwischen fünf und zehn Prozent unterliegen. Ganz genau sind solche Messungen nie.)

- Wenn Sie eine Menstruationstasse verwenden, können Sie die Flüssigkeit ganz einfach messen, denn die Tasse fasst ja nur eine bestimmte Menge. Oder Sie gießen das Blut in einen Messbecher. (Nach Möglichkeit luftdicht verschließbar, denn wenn Sie das Blut über mehrere Tage sammeln, wird es anfangen zu riechen!) Dann haben Sie eine ziemlich gute Vorstellung davon, wie groß die Blutmenge bei Ihnen ist.
- Wer Tampons oder Binden verwendet, für den habe ich hier einige Anhaltspunkte:
    1. Ein Tampon normaler Größe bzw. eine normale Binde auf zwölf Stunden entspricht gewöhnlich einer Menge von zwölf Millilitern.
    2. Zwei Tampons oder zwei Binden normaler Größe, die Sie innerhalb von zwölf Stunden benutzen, entsprechen 18 Millilitern.
    3. Drei oder vier Tampons bzw. Binden normaler Größe, die Sie innerhalb von zwölf Stunden brauchen, entsprechen der Menge von 34 Millilitern.
    4. Vier oder mehr Tampons bzw. Binden normaler Größe, die sich innerhalb von zwölf Stunden füllen, entsprechen mehr als 34 Millilitern.
- Wer Menstruationshöschen benutzt, findet die Blutmenge auf der Packung angegeben. Sie müssen dann nur noch zusammenzählen, wie viele dieser Höschen Sie verbraucht haben.

- Wer sich für den Free Flow Instinct entschieden hat, sein Blut also ohne weiteren Schutz auf der Toilette ausscheidet, dem würde ich empfehlen, das Menstruationsblut in einem geschlossenen Gefäß aufzufangen, dessen Fassungsvermögen Sie kennen.

Starke Blutung: Menorrhagie

Werden während eines Zyklus mehr als 90 Milliliter Blut ausgeschieden, spricht man von einer Menorrhagie, die auf ein Zuviel an Östrogen zurückgeht. Dieses hat ja die Aufgabe, das Endometrium aufzubauen, koste es, was es wolle. Wenn das Hormon in der Lutealphase noch einen hohen Spiegel aufweist, dann lässt es das Endometrium immer weiter anwachsen. Was dazu führt, dass die Gebärmutter danach enorme Mengen Schleimhaut und Blut auszuscheiden hat. Nehmen wir noch einmal das Bild vom Brunnen und vom Wasserhahn. Ihre Gebärmutter ist der Brunnen und stößt das Blut aus, das sie nicht mehr braucht. Aber der Abfluss muss ja über ein Ventil, einen Wasserhahn erfolgen, der reguliert, wie viel auf einmal fließen kann. Frauen, die starke Blutungen haben, gebrauchen Formulierungen, die ein Übermaß an Flüssigkeit beschreiben: »Ich laufe über.« Oder: »Es überschwemmt alles.« Dazu kommt es, wenn das Ventil nicht geschlossen wird. Es lässt immer weiter Wasser aus dem Brunnen abfließen und mit ihm die Emotionen. Als könne das Zuviel an Emotionen nicht anders ablaufen und müsse diesen Weg nehmen. Denn wie heißt es so schön: »Alles muss raus!«, wie auch immer. Wasser und Blut und unsere Gefühle sind Elemente, die in allen Kanälen fließen können. Sie schmuggeln sich durch jede Ritze. Werden sie auf der einen Seite zurückgedrängt, dann drücken sie eben gegen die andere. Das ist es, was ein starker Blutfluss uns auf der symbolischen Ebene sagt:

Wenn man Emotionen an einer Stelle blockiert, sprudeln sie an einer anderen hervor. Das kann vorkommen, wenn Sie das Gefühl haben, dass Sie überlaufen, oder wenn Sie unter Druck stehen. Vielleicht geht es auch um subtile innere Empfindungen, die Sie nicht ausdrücken wollen. Welche weniger schmerzhaften Wege gäbe es, um ihnen Ausdruck zu verleihen? Das gesprochene oder geschriebene Wort, den Tanz, eine Zeichnung …?

Leichte Blutung

Wenn hingegen die gesamte Menstruation Monat für Monat nur wenige Tropfen Blut im Slip hinterlässt, dann ist das Gegenteil der Fall: Entweder funktioniert das Ablaufventil nicht, oder es gibt nichts, was ablaufen müsste. Ist der Wasserhahn blockiert, sollten Sie sich fragen, ob Sie in der Lage sind, Ihre Gefühle verbal auszudrücken. Spüren Sie denn auch, was in Ihnen wirklich vorgeht? Merken Sie, welche Emotion hinter einem Unwohlsein steht? Wenn ja: Ist Ihnen bewusst, worum genau es geht? Unruhe oder Hilflosigkeit? Unzufriedenheit oder Wut? Können Sie Ihre Emotionen benennen? Möglicherweise gibt es so einiges, das abfließen sollte, aber da Sie die Emotionen nicht benennen können, bleibt der Hahn zu. Sie wissen schließlich nicht, was da rauskommt!

Eine zu geringe Monatsblutung hängt vielleicht damit zusammen, dass Sie Ihre Energie anderweitig und nicht für den Zyklus einsetzen. Das trifft beispielsweise auf Sportlerinnen zu, die mitunter eine sehr geringe oder gar keine Menstruation haben. Das ist wie bei kommunizierenden Röhren: Die Energie, die gewöhnlich über die Gebärmutter abfließt, wird an anderer Stelle abgebaut, beispielsweise in den Muskeln. Der Körper von Hochleistungssportlerinnen braucht so viel Energie, dass das Gehirn diese primär zu den Muskeln lenkt, die so viel Sauerstoff brauchen, und nicht zu den Geschlechtsorganen. Der Menstruationszyklus ist bei diesen Menschen meist sehr reduziert, mitunter gar inexistent. Das Endometrium entwickelt sich kaum, was eine geringe Blutung nach sich zieht. Aber es ist ja nicht nur der Sport, der das Blut daran hindert, frei aus der Gebärmutter abzufließen. Alle Aktivitäten, die viel Energie erfordern, tun das, auch geistige Anstrengungen. In der Traditionellen Chinesischen Medizin (TCM) nennt man das einen »Überschuss des Denkens«. Wenn wir ständig unsere Gedanken wiederkäuen, steigt das Blut (und unsere Energie) in den Kopf. Wenn Sie also eine zu geringe Blutung haben, überlegen Sie, wohin Ihr Blut fließt, welchen Körperteil es vorzugsweise versorgt.

Zwischenblutungen

Man nennt diese Zwischenblutung auch *spotting*. Der Begriff kommt aus dem Englischen und heißt eigentlich nur »beflecken«. Das zeigt einmal mehr, dass die Wortwahl vom Eigentlichen ablenkt: dem Blut. Ich bleibe also hier bei dem Begriff der Zwischenblutung. So wird zumindest deutlich, dass es hier nicht um eine andere Art von Ausfluss geht.

Blutungen außerhalb der Menstruation können viele Gründe haben. Meist steckt nichts Tragisches dahinter, es handelt sich aber nichtsdestotrotz um eine Unregelmäßigkeit. Wenn Sie länger als drei Monate nacheinander solche Zwischenblutungen haben, vielleicht immer zur selben Zeit, oder wenn die Blutung von Schmerzen begleitet ist, sollten Sie zur Gynäkologin gehen, um abzuklären, dass in Ihrer gynäkologischen Matrix alles in Ordnung ist. Solche Blutungen können zu jedem Zeitpunkt des Zyklus auftreten. Meist werden sie verursacht von einem Ungleichgewicht zwischen Östrogen und Progesteron. Die Alchemie Ihres Zyklus funktioniert also in diesem Monat nicht. Die Hüterin der Hoffnung und die der Weisheit können sich nicht einigen und befehden sich gegenseitig: In der Follikelphase will die Weisheit über die Hoffnung siegen, in der Lutealphase ist es die Hoffnung, die Sie die Weisheit vergessen machen will.

Um wieder einmal das Bild vom Brunnen und vom Wasserhahn zu gebrauchen: Hier ist es der Wasserhahn, der leckt, und Sie sollten Ihr Augenmerk auf ihn richten. Der Zeitpunkt, zu dem diese Zwischenblutungen auftreten, sagt Ihnen viel über die Energie, die Sie zu dieser Zeit erleben. Ich nenne das »widersprüchliche Energien«: Sie müssen sich mit den Energien auseinandersetzen, die zu diesem Punkt des Zyklus gehören. Die Blutungen erinnern Sie daran, dass Sie im Widerspruch stehen zu dem, was Ihr Körper Sie leben lassen möchte.

In der präovulatorischen Phase steigt die Energie an. Wenn Sie jetzt bluten, heißt das, dass Sie sich die Erlaubnis zur Inspiration, zum Abheben, nicht erteilen. Sie wollen vielleicht etwas beenden, oder Sie rennen gegen eine Wand, wo Ihr Körper doch will, dass Sie sich etwas einfallen lassen. Irgendetwas oder irgendjemand hindert Sie am Vorwärtskommen. Vielleicht macht die Hüterin der Weisheit Sie glauben, dass Ihre Träume ohnehin unerreichbar sind, und erstickt so Ihre Hoffnung und Ihren Ehrgeiz. In der ovulatorischen Phase ist die Energie auf ihrem Höhepunkt und in Bewegung. In dieser Phase haben Sie sich vielleicht von der Inspiration tragen lassen, haben aber Mühe, Ihre Ideen in die Tat umzusetzen. Wenn Sie um diese Zeit eine Zwischenblutung haben, fragen Sie sich, ob es Ihnen vielleicht an Mut mangelt. Was ist es, was Sie ausbremst, sodass Sie nicht machen können, was Sie gern möchten? Vielleicht ist auch Ihr schöpferischer Motor ins Stottern geraten, oder Sie haben zwar Lust, etwas Bestimmtes zu machen, verweigern sich aber selbst die Erlaubnis dazu.

In der prämenstruellen Phase wird die Energie weniger und schließlich ganz entladen. Zwischenblutungen in dieser Zeit bedeuten, dass die Hüterin der Hoffnung die Hüterin der Weisheit herausfordert. Die Energie der Hoffnung lässt Sie vielleicht an Dingen festhalten, die die Hüterin der Weisheit loswerden möchte. Vielleicht klammern Sie sich ja an Energien/Projekte/Dinge/Beziehungen, die Sie loslassen sollten. Achten Sie genau darauf, was Sie in sich blockieren.

ÜBUNG

Die Propriozeption

Die Gebärmutter ist ein Organ, das sich im Körper nur schwer erspüren lässt, da es tief in uns liegt und niemand uns je gezeigt hat, wie wir uns ihm empfindungsmäßig nähern können. Die Propriozeption, die innere Wahrnehmung unseres Körpers, kann uns da helfen. Wir werden uns unseres körperlichen Innenlebens bewusst und lernen, auf die Bedürfnisse dieses Organs zu hören.

Was Sie brauchen: nichts.

Wie es geht: Setzen oder legen Sie sich bequem hin. Es ist hilfreich, wenn Sie die Hände auf den Unterbauch legen, um ganz konkret den Kontakt zu spüren. Atmen Sie tief durch, bis sich eine innere Ruhe einstellt. Nun versuchen Sie, sich vorzustellen, wo die Gebärmutter in Ihrem Körper sitzt: in ihrer länglich dreieckigen Form mit der Spitze nach unten. Achten Sie darauf, wo Sie sie verorten: tatsächlich in der Körpermitte bzw. näher zum Rücken oder näher zur Bauchdecke. Wenn Sie den Ort aufgespürt haben, können Sie ihr visuell Gestalt geben: ihre ursprüngliche dreieckige Form oder eine Kugel, eine Mondsichel, einen Kelch, eine Sonne. Geben Sie ihr eine Farbe oder stellen Sie sich Ihre Gebärmutter als strahlenden Stern vor. Achten Sie darauf, was in Ihnen vorgeht, während Sie bei dieser Vorstellung verweilen. Verändern sich die Form oder die Farben? Tauchen Bilder, Klänge oder Worte auf? Vielleicht passiert auch schlicht gar nichts. Sollten sich Schmerzen in der Gebärmutter einstellen, empfehle ich Ihnen, diese Übung jeden Tag zu machen, vorzugsweise am Morgen, damit Sie ruhig in den Tag starten können. Gehen Sie auf Entdeckungsreise: Beobachten Sie, wie sich Ihre Gebärmutter in den einzelnen Phasen des Zyklus anfühlt, ob sich je nach der jeweiligen Energie irgendwelche Veränderungen bemerkbar machen. Vergessen Sie nicht, sich nach der Übung bei Ihrer gynäkologischen Matrix zu bedanken.

DIE ENTSCHLÜSSELUNG DER EINZELNEN STÖRUNGEN

Dieser Abschnitt behandelt die wichtigsten Blockaden, Schmerzen und Ungleichgewichte, die in den weiblichen Geschlechtsorganen auftreten können. Hier steigen wir nun wirklich in die emotionale Gynäkologie ein. Daher möchte ich nochmals darauf hinweisen, wie wichtig es ist, diese Erkenntnisse offen und flexibel zu handhaben. Jemandem eine dieser Erklärungen überzustülpen ist ein Akt der Gewalt. Daher möchte ich eines mit Nachdruck betonen: Ich biete Ihnen hier Erklärungsmöglichkeiten an und stelle keineswegs endgültige Diagnosen, die keine weitere Interpretation zulassen. Nehmen Sie davon an, was Sie anspricht. Und gestatten Sie sich, alles andere als für Sie bedeutungslos einzustufen. Ich wiederhole: Jeder Mensch ist anders, jeder Schmerz ebenso. Da die Symptome einer hormonellen Störung (PMS oder Ähnliches) so facettenreich sind, lassen sie sich nicht erschöpfend aufzählen. Ich werde mich also nur mit jenen auseinandersetzen, die mir in meiner Beratungstätigkeit am häufigsten begegnen. Wenn Sie mit einem Symptom zu kämpfen haben, das Sie hier nicht erwähnt finden, kann ich Ihnen nur raten: Leihen Sie ihm Ihr Ohr, damit es Ihnen erzählen kann, was dahintersteckt. Beobachten Sie, welche Worte sich damit verbinden und welche Emotionen. Ist das Symptom etwa ein starkes Verlangen nach Zucker, dann haken Sie nach, warum Sie jetzt etwas Süßes brauchen. Schwitzen Sie nachts stark, fragen Sie sich, was Sie ausscheiden wollen. Nehmen Sie sich die Zeit, um herauszufinden, ob die Emotionen, die Sie jetzt verspüren, auch in anderen Zyklusphasen auftreten. Ist dies nicht der Fall, dann sollten Sie sich vielleicht die Erlaubnis geben, während des gesamten Zyklus trauriger, wütender, unruhiger, fröhlicher oder was auch immer zu sein. Geben Sie dem, was Sie auf dem Herzen haben, eine Stimme. Und zwar nicht nur während der Zeit, in der die Hüterin der Weisheit Sie daran erinnert.

Der Nutzen des Schmerzes: Wenn Sie dem emotionalen Gehalt Ihrer Schmerzen auf die Spur kommen wollen, würde ich Ihnen empfehlen, mit der folgenden entscheidenden Frage zu beginnen, auch wenn sie sich im Moment verwirrend anhört: Welchen Vorteil bietet mir mein Schmerz? Ich weiß, das ist provokant gefragt.

Stelle ich diese Frage meinen Klienten, geben neun von zehn leicht verschnupft zur Antwort, dass sie am liebsten gar keine Schmerzen hätten. Doch wie wir gesehen haben, will der Körper uns ja nicht quälen. Er ist unser Verbündeter. Wenn er mit Schmerzen auf sich aufmerksam macht, dann weil er uns etwas sagen will. Und Ihr Schmerz hat tatsächlich einen sogenannten »Rentenwert«, was Sie vielleicht nicht vermutet hätten: Endlich können Sie mal auf den Pausenknopf drücken und sich ein Weilchen hinlegen, ohne dass Sie sich dafür rechtfertigen müssen. Oder dass Sie von Ihren Lieben unterstützt und mehr wertgeschätzt werden. Das ist vielleicht der einzige Moment, in dem Ihr Partner Ihnen hilft, und das ist schön. Oder Sie haben endlich mal einen guten Grund, der Arbeit oder der Schule fernbleiben zu können, bestimmte Leute nicht zu sehen oder keinen Sex zu haben ... Solche »Schmerzrenditen« helfen Ihnen herauszufinden, was wirklich in Ihrem Körper vorgeht, und zu verstehen, welche Art der Unterstützung er braucht. Wenn Sie Ihre realen Bedürfnisse verstanden haben (Liebe, Anerkennung, Gemeinsamkeit, Ruhe etc.), dann ist es an der Zeit, auf den gesamten Zyklus auszuweiten, was Sie sich nur während der Menstruation erlauben.

Wie Sie die Sprache Ihrer Symptome entschlüsseln: Jeder Fall ist einzigartig, jeder Mensch hat seine ureigenste Schmerzgeschichte. Daher möchte ich Sie hier einladen, ganz genau darauf zu horchen, worauf Sie am stärksten reagieren. Nehmen Sie sich die Zeit, die Vorschläge zu lesen, und achten Sie darauf, welche Signale Ihr Körper Ihnen dabei gibt. Vielleicht läuft es Ihnen kalt über den Rücken oder Sie haben das Gefühl, hin und her zu schwanken. Möglicherweise verspüren Sie einen Brechreiz, oder Sie runzeln unwillkürlich die Brauen ... Wie Ihr Körper reagiert, während Sie diese Zeilen lesen, ist schon ein erster Hinweis! Registrieren Sie alles, was Sie empfinden, alle Sätze, bei denen sich im Körper etwas tut. Dann verfassen Sie, ausgehend von Ihren Notizen, einen Text, der mit dem Satz beginnt: »Ich habe Menstruationsschmerzen, weil …« Sind Sie damit fertig, lesen Sie ihn sich laut vor, damit Sie sich auch wirklich bewusst machen, was alles die Ursache Ihrer Schmerzen sein könnte. Achten Sie auch dabei darauf, was in Ihnen vorgeht. Haben Sie das Gefühl, dass das, was Sie sagen, richtig ist? Registrieren Sie vor allem, was Ihr Körper tut: Die Kehle schnürt sich zu, Ihnen wird kalt oder warm … Diese Signale zeigen, dass Ihr Körper reagiert, dass er aufnimmt, was Sie ihm sagen. Diese Übung kann Ihnen wirklich helfen, Ihren Schmerzen einen Namen zu geben.

Menstruationsschmerzen

Ich weiß, wie entnervend es ist, wenn man schon seit Jahren unter Menstruationsschmerzen leidet und dann gesagt bekommt, dass diese nicht gesund sind. Ja, dass sie gar nicht existieren sollten. In unserer Gesellschaft gilt es als Norm, dass die Menstruation erstens schmerzhaft und zweitens unrein ist. Im ultraorthodoxen Zweig der jüdischen Religion gelten menstruierende Frauen tatsächlich als »unrein«. Und diese Unreinheit können sie auf ihre Umgebung übertragen: Eine Frau, die ihrem Mann einen beliebigen Gegenstand geben möchte, muss diesen zuerst auf dem Tisch abstellen, bevor er ihn anfassen darf. Auch in bestimmten hinduistischen Schulen gelten Frauen als »unrein«. Dort gibt es Menstruationstabus, wie den Chhaupadi-Brauch, der hauptsächlich in Nepal praktiziert wird. Während der Menstruation werden Frauen aus dem Familienleben ausgeschlossen. Mitunter werden ihnen sogar Nahrung und ein Dach über dem Kopf verweigert. In Frankreich existierte bis in die 1970er-Jahre hinein der Brauch, dass Mütter ihre Tochter ohrfeigten, wenn sie ihnen von ihrer ersten Menstruation berichteten. Und das mit den Worten: »Jetzt bist du eine Frau geworden, ab jetzt wirst du leiden.« Diese Ohrfeige steht symbolisch für den Schmerz und die systemische Gewalt, die auf den Körper der Frauen ausgeübt wird. Daher möchte ich hier noch einmal wiederholen: Menstruationsschmerzen sind ein Zeichen von Krankheit und keineswegs physiologisch bedingt. Schließlich quittiert unser Körper auch die Ausscheidung anderer Flüssigkeiten nicht mit Schmerzen: Wenn wir uns die Nase putzen, urinieren, ausspucken, Stuhlgang haben oder schwitzen, geschieht dies schließlich auch nicht unter Schmerzen. Und wenn es doch wehtut, dann wissen wir, dass etwas nicht stimmt, und gehen zum Arzt. Bei Menstruationsschmerzen passiert dies leider nur selten. Dabei sind sie ein klares Zeichen, dass etwas nicht in Ordnung ist. Die Frage ist nur, bis zu welchem Punkt Sie mit den Schmerzen leben können und ab wann sie Ihren Alltag beeinträchtigen oder unerträglich werden. Jeder Mensch nimmt Schmerz anders wahr. Ich für meinen Teil würde sagen, dass Sie sich Hilfe suchen sollten, wenn solche Beeinträchtigungen länger als drei Zyklen bestehen. In diesem Fall sollten Sie versuchen, das Ungleichgewicht zu verstehen und zu heilen. Sie können zur Gynäkologin gehen, zu einer Hebamme oder zu jemandem, der in Traditioneller Chinesischer Medizin ausgebildet ist. Man wird Sie begleiten, und Sie können unter den verschiedenen Ansätzen wählen, was davon für Ihre Situation am besten passt.

Die physiologische Seite

Während der Menstruation zieht sich die Muskulatur der Gebärmutter zusammen, um das Blut auszustoßen. Ihr Endometrium ist wie ein Schwamm, der sich während des Zyklus mit Blut vollsaugt und den die Muskulatur dann zusammenpresst, um ebendieses Blut auszuleiten. Sie spüren diese Kontraktionen bei mehreren Gelegenheiten: während der Menstruation, um das Blut auszuscheiden; während der Geburt, um das Kind zur Welt zu bringen; aber auch, um eine schlecht sitzende Spirale loszuwerden. Ihr Körper veranlasst bei jeder Bewegung Muskelkontraktionen. Ihr Zwerchfell zieht sich beim Atmen zusammen, Ihre Beinmuskulatur beim Gehen, Ihre Bauchmuskulatur beim Lachen. Diese Bewegungen geschehen fließend und ganz natürlich, daher tun diese Kontraktionen auch nicht weh. Menstruationsschmerzen werden also nicht durch Muskelkontraktionen verursacht, sondern vielmehr durch einen Krampf. Wenn Sie schon einmal einen Wadenkrampf hatten, wissen Sie, dass diese anormale Kontraktion den fraglichen Muskel blockiert und der Schmerz sich im Bein ausbreitet. Bei Gebärmutterkrämpfen kann die Uterusmuskulatur sich nicht mehr entspannen und in Ruhestellung gelangen. Auch wenn es normal ist, dass sich die Gebärmuttermuskulatur während der Menstruation zusammenzieht, so sollte es doch nicht zu Krämpfen kommen. Hier spielen die Prostaglandine eine entscheidende Rolle. Ihre Aufgabe ist es, die Muskulatur zur Kontraktion zu veranlassen. Sind zu viele davon vorhanden, dann spannt sich der Muskel dauerhaft an. Da diese Fettsäuren viele – vor allem entzündliche – Prozesse im Körper beeinflussen, ist es ratsam, Genussmittel und Lebensmittel tierischen Ursprungs zu meiden.

ÜBUNG

Selbstmassage

Im Grunde geht es ganz einfach, aber nur wenige Menschen massieren ihre Gebärmutter und den Darm! In der Traditionellen Chinesischen Medizin gibt es die Chi-Nei-Tsang-Massage für die inneren Organe. Sie dient dazu, Spannungen der Eingeweide und der Gebärmutter abzubauen. Der Körperkontakt reduziert die Cortisolausschüttung und steigert die Freisetzung der Hormone Oxytocin und Serotonin. Den Bereich, in dem diese Organe liegen, zu dehnen, löst Verklebungen der serösen Membranen und damit die Spannungen. Auch wenn Sie keine Chi-Nei-Tsang-Spezialistin sind, bringt eine Unterbauchmassage Sie in Kontakt mit Ihrer gynäkologischen Matrix und lindert Ihre Schmerzen. Wenn Sie spüren, was in Ihrem Inneren vorgeht, fällt es Ihnen leichter, sich Ihre gynäkologische Matrix bewusst zu machen.

Was Sie brauchen: Massageöl, möglichst aus organisch-biologischem Anbau.

Wie es geht: Sie finden heraus, wo Ihre Gebärmutter im Körper sitzt, wenn Sie sich bewusst machen, auf welche Stelle Sie keineswegs Druck ausüben dürfen, wenn Ihre Blase voll ist und Sie nicht zur Fontäne werden wollen! Die Gebärmutter liegt nämlich hinter der Blase, gleichsam »versteckt«. Also wirken Sie auf die Blase ein, um die Gebärmutter zu erreichen. Gehen Sie dabei sanft vor. Piksen Sie nicht so fest, dass es wehtut. Ohnehin ist es besser, die Finger zu verschränken und gerade so viel Druck auszuüben, dass die Organe sanft stimuliert werden. Finden Sie die goldene Mitte: Es ist kein Streicheln, aber auch kein heftiger Druck. Zunächst beschreiben Sie mit den Händen eine liegende Acht auf Ihrem Unterbauch. Danach vollführen Sie die gleiche Achterbewegung von oben nach unten. Massieren Sie anschließend die Seiten, um die Eierstöcke zu entspannen. Nehmen Sie Ihre Haut am Unterbauch zwischen zwei Finger und rollen Sie diese nach oben oder unten ab. So können Sie Verklebungen lösen. Und damit noch nicht genug. Erforschen Sie das ganze Becken mithilfe der Finger. Tasten Sie den unteren Rücken ab, die Pobacken, den Anus und die Vulva. Auch wenn Sie den unteren Rücken massieren, stellen Sie eine Verbindung zur gynäkologischen Matrix her. Um Schmerzen der Gebärmutter von vornherein zu begegnen, sollten Sie diese Massage während der prämenstruellen Phase regelmäßig durchführen. So können Sie Ihre Matrix entspannen und auf die Menstruation vorbereiten.

Emotionale Entschlüsselung

Menstruationsschmerzen zu decodieren ist nicht leicht, denn jeder Mensch reagiert anders auf Schmerz. Manche kommen zu mir, weil sie ihren Schmerz besser verstehen wollen, andere suchen Linderung, wieder andere Akzeptanz. Und mitunter gibt es auch Menschen, die ihre Schmerzen schlicht und einfach loswerden wollen. Die Bedürfnisse sind immer unterschiedlich, daher ist es interessant herauszufinden, worum es Ihnen tatsächlich geht.

Wenn ich mit Klienten daran arbeite, Symptome emotional zu entschlüsseln, sind viele Einzelfaktoren zu beachten. Zunächst steht eine medizinische Untersuchung an, um zu klären, ob organische Erkrankungen vorliegen. Daran schließt sich die Frage, wie lange die Schmerzen schon bestehen. Wir sehen uns deren Intensität während der Menstruationstage an und welche Form sie genau annehmen: Manche Schmerzen wandern, andere stechen, wieder andere strahlen aus. All das liefert bereits erste Hinweise.

Dann betrachten wir das Blut, seine Farbe, ob es Klümpchen aufweist und ob es schon vor der Menstruation zu Blutungen kommt. Wir beschäftigen uns mit dem prämenstruellen Syndrom, mit den Schmerzen während des Eisprungs, mit den Faktoren, die sie verstärken oder lindern können ... Wir gehen der Frage nach, wo und wie der Schmerz im Körper auftritt (Krämpfe, Bänder, Entzündung, Muttermund). Dann recherchieren wir, ob es im Umfeld ähnliche Schmerzen gibt, bei Vorfahrinnen oder Verwandten. Auch hier liefert die Beobachtung die besten Hinweise.

Die Schmerzen der Empörung

Der körperliche Hilferuf, der Schmerz der Ungerechtigkeit: Die gynäkologische Matrix hat keinen Mund, mit dem sie sprechen könnte ... Wenn ein Schmerz auftritt, kann dies ein körperlicher Schrei sein, ein Alarmsignal. Wir schreien, wenn wir in Gefahr sind, zornig, wenn etwas nicht stimmt ... Der organische Schmerzensschrei wirft die Frage auf, was da in uns schreit. Manchmal verschweigt der Mund, was der Schmerz ausspricht. Dann ist es Zeit, Ihr soziales Umfeld mit Ihren Emotionen bekannt zu machen. Manchmal drückt dieser Schrei erlittenes Unrecht oder Zorn aus. Wenn Sie schweigen, verschweigen Sie auch, wer Sie eigentlich sind. Sie spielen eine Rolle, die Ihre Identität – die sich symbolisch in der Gebärmutter zeigt – beeinträchtigt.

BEISPIEL AUS MEINER PRAXIS

E. ist eine Frau, die ich drei Monate lang wegen unerklärlicher Menstruationsschmerzen begleitet habe. Bei unserer ersten Begegnung sagte sie mir, dass sie sich »innerlich gelähmt« fühle. Sie spricht davon, dass sie sichtbar sein möchte, an der Welt teilhaben. Wir untersuchen ihre Empfindungen. Bei der zweiten Sitzung kommen wir auf dieses Bedürfnis nach Sichtbarkeit zurück. Ich frage sie, wann in ihrem Leben sie sich unsichtbar fühlt. Da fällt ein entscheidender Begriff: »illegitim«. Sie erzählt mir, dass sie die illegitime Tochter eines verheirateten Mannes ist, den sie kaum gekannt hat. Ich bitte sie, doch bei diesem Gefühl zu bleiben und im Körper den »lebendigen« Teil ausfindig zu machen, wo sie sich doch ansonsten »gelähmt« fühlt. Einige Tage später erzählt sie mir, dass ihre Menstruation sich nun schmerzfrei eingestellt habe. Dass sie sich das Gefühl, »illegitim« zu sein, bewusst gemacht und gleichzeitig im Körper nach ihrer Lebendigkeit gesucht habe, habe ihr neues Vertrauen in ihre Identität geschenkt: Sie könne also voller Leben *und* illegitim sein.

Der Schmerz des Traumas – Vergewaltigung, körperliche oder seelische Aggression, Inzest: (Wenn Sie von dem Thema »Gewalt« persönlich betroffen sind, würde ich Ihnen empfehlen, die folgenden Absätze zu überspringen, um sich selbst zu schützen. Lesen Sie sie erst dann, wenn Sie sich hundertprozentig dazu bereit fühlen.)

Schmerz kann auch der Schrei eines Opfers körperlicher oder seelischer Gewalt sein. Die Menstruation kann – durch das Blut und den Schmerz, ja auch durch die betroffene Körperstelle – eine bewusste oder unbewusste Erinnerung an körperliche oder verbale Aggressionen sein. Es ist keineswegs selten, dass Menschen während unserer Zusammenarbeit ihren Schmerz auf eine oder mehrere Vergewaltigungen, auf Inzest oder auf in der Kindheit, Jugend oder später erlebte Aggressionen zurückführen. Wenn das Trauma nicht mit therapeutischer Hilfe aufgearbeitet wurde, meldet es sich jeden Monat wieder. Diese Schmerzen sind Folge der traumatischen Erinnerung an diese Aggression und können die gleichen Gefühle der Hilflosigkeit und der Angst hervorrufen, die die betroffene Person erlebt hat, als sie der Gewalt ausgeliefert war.

Diese Art posttraumatischen Stresserlebens kommt nach Aggressionen oder Vergewaltigungen häufig vor. Es ist wichtig, dass Sie sich klarmachen, was da mit Ihnen passiert, und sich durch Körper- und Psychotherapie helfen lassen, damit Sie wieder Vertrauen in sich selbst haben können. Einige Menschen, die ich begleite, haben Probleme damit, die Worte »Aggression«, »Gewalt« oder »Vergewaltigung« zu verwenden. Häufig verharmlosen sie das Geschehen und sprechen von »unsittlichen Berührungen« oder »Missbrauch«. Dann ist es der erste Schritt der emotionalen Aufarbeitung, das Kind bei seinem Namen zu nennen. Worte wie »Vergewaltigung« oder »Gewalt« zu benutzen hilft Ihnen, Ihren Körper wieder für sich zu reklamieren. Natürlich besteht der Weg dorthin aus vielen Einzelschritten, doch dies scheint mir einer der wichtigsten zu sein. Daher möchte ich hier noch die korrekten juristischen Definitionen anführen: Man spricht von »sexualisierter Gewalt«, wenn ein Mensch gegen den erkennbaren Willen anderer Menschen diese in sexueller Hinsicht körperlich beeinträchtigt. Eine vaginale, anale oder orale Penetration ohne das erkennbare

Einverständnis des oder der Betroffenen nennt man »Vergewaltigung«. Strafbar ist auch die Ausnutzung der Tatsache, dass eine Person nicht in der Lage ist, ihren Willen erkennbar zu äußern. Dies hilft in vielen Fällen schon, eine Erfahrung richtig zu benennen. Aber natürlich genügt das zur Aufarbeitung des Traumas noch nicht. Ich möchte Sie nur bitten, sich helfen zu lassen, damit die schmerzhafte Erinnerung Ihnen nicht den Weg zu einem schmerzfreien Leben verbaut.

Transgenerationale Schmerzen

Es gibt Schmerzen, die sich über unseren Körper, über uns hinaus erstrecken. Bei meinen Begleitungen machen manche Menschen die Feststellung, dass ihr Schmerz sich nicht auf diese Weise entschlüsseln lässt. Dann gilt es nachzuforschen, ob ihre Zellen etwas abgespeichert haben, was ihre Ahnen erfahren haben.

50 Prozent unserer DNS kommen von unserer biologischen Mutter, 50 Prozent von unserem biologischen Vater. Die wiederum je 50 Prozent von ihrer Mutter bzw. ihrem Vater haben. Und so zurück bis zum Anfang aller Zeiten! Im Bauch Ihrer Großmutter mütterlicherseits ist die Oozyte, die einmal Ihre Empfängnis ermöglicht, schon in den Eierstöcken des Embryos Ihrer Mutter angelegt. Das Blut Ihrer Großmutter hat also die erste Zelle genährt, aus der einmal Sie hervorgehen sollten. Und Ihre Großmutter war also Oozyte im Bauch Ihrer Ururgroßmutter. Und so geht es immer weiter zurück in der Ahnenlinie. Da kann einem schon mal schwindlig werden, wenn man darüber nachdenkt. Die Wissenschaft kann das im Moment noch nicht erklären, aber ich bin davon überzeugt, dass wir erben, was unsere Ahnen erlebt haben. So wie wir die Augenfarbe von unserer Großmutter erben können, werden

uns vielleicht auch bestimmte Emotionen, traumatische Erfahrungen oder bewusste und unbewusste Erinnerungen weitergegeben.

Wir alle haben einen Stammbaum mit einer väterlichen und einer mütterlichen Linie. Ihn zu untersuchen kann uns helfen herauszufinden, was in bestimmten Fällen mit uns passiert. Wir erfahren von Krankheiten, ähnlichen Schmerzen, aber es ist auch möglich, dass wir die gleichen Beziehungsmuster oder Verhaltensweisen leben. Manchmal sind wir auch vom Wunsch beseelt, uns von unserem Stammbaum abzunabeln und uns – bewusst oder unbewusst – gegen unsere Vorfahren zu entscheiden. All das beeinflusst natürlich auch die gynäkologische Matrix. Dieser Stammbaum ist Ihr Fundament, auf dem Sie Ihr Haus errichten, ob Sie das nun wollen oder nicht.

Sagt man nicht, man »gründet eine Familie«? Wenn wir dieses Fundament zu würdigen wissen, können wir darauf solide Mauern errichten. Manchen Menschen kommt es ganz normal vor, ihren Vorfahren mit Liebe zu begegnen. Andere haben damit so ihre Schwierigkeiten. Gewalt, Inzest oder Vernachlässigung sind für uns als Kinder oder Enkel unverzeihlich. Aus diesem Grund spreche ich von »würdigen« und nicht von »lieben«. Wir haben das Recht, unsere Ahnen nicht zu lieben, ja sie sogar zu verabscheuen, wenn das nötig sein sollte. Eines aber sollten Sie nie aus Ihrem Stammbaum herausnehmen: Ihr Leben. Denn nach wie vor hat er dafür gesorgt, dass Sie heute hier sind. Hätten Ihre Großeltern keine Kinder bekommen, hätten Sie nie den Körper erhalten, den Sie jetzt haben. Auch wenn Sie Ihre Ahnen hassen, das können Sie Ihrem Körper nicht nehmen. Seinen Stammbaum würdigen heißt, das eigene Leben zu achten, die Tatsache, auf der Welt zu sein.

Manchmal fragen meine Klienten mich, wie sie das anstellen sollen, wenn sie ihren Stammbaum nicht kennen oder mit der Verwandtschaft nichts zu schaffen haben wollen. Schließlich gibt es Menschen, die ihre Eltern und Großeltern nicht kennen. Haben Sie ein Familienstammbuch, würde ich Ihnen empfehlen, damit zu beginnen. Schon das Datum der Geburt, des Todes oder der Heirat liefert wertvolle Hinweise. Und sollten Sie gar nichts in dieser Richtung herausfinden, verlassen Sie sich einfach auf Ihre Intuition. Wenn ich einen Menschen begleite, der über seine Herkunft nichts weiß, bitte ich ihn/sie hinzuspüren. Sich auf seine Intuition zu verlassen kann in solch einem Fall sehr nützlich sein. Ich jedenfalls vertraue auf die Intuition der Menschen. Manchmal lässt sich auch mit Hypnose oder mit Familienaufstellung etwas herausfinden. Freilich, auch hier kann man sich täuschen. Eines aber ist sicher: In dem Moment, in dem Sie sich auf Ihre Familiengeschichte konzentrieren, ist diese Intuition schon mit im Spiel. Und das allein heißt schon etwas.

Aber selbst wenn Sie Ihren Stammbaum kennen und würdigen, haben Sie dennoch das Recht, nicht von allen seinen Früchten zu essen. Es ist Ihr gutes Recht, nur das anzunehmen, was Sie möchten, und alles andere dort zu lassen, wo es ist. Menstruationsschmerzen stehen, wie alle anderen gynäkologischen Erkrankungen, in Verbindung mit dem, was Ihre Ahninnen erlebt haben. Es ist Zeit, zurückzugeben, was nicht zu Ihnen gehört. Ich möchte noch einmal darauf hinweisen, dass der Stammbaum zwei Linien in sich vereint: die mütterliche und die väterliche. Letztere beeinflusst Ihre Beziehung zum Körper, zu Schmerzen und Krankheiten, auch wenn dies nicht über intrauterine Zellen vermittelt wird. Die Geschichte jedes Menschen ist einzigartig und erlaubt keine Verallgemeinerungen. Im Falle einer Adoption ist die energetische Verbindung zum Stammbaum der Adoptiveltern genauso wichtig wie die biologische Abstammung.

Die Schmerzen des Verrats/der Loyalität
Der wichtigste Grund für Schmerz, der in der Abstammung wurzelt, ist meist Loyalität. Wenn Ihre Mutter, Ihre Schwester oder Ihre Großmutter bereits Schmerzen litten, dann tun Sie das vielleicht auch, um Ihrem Herkommen treu zu bleiben. Ihr Körper wird unbewusst zu beweisen versuchen, dass er den anderen Körpern in der Familie ähnelt. Für Kinder sind die (Adoptiv- oder biologischen) Eltern das erste große Vorbild. Sie sind die Referenzgröße. Haben Sie Ihre Mutter an Menstruationsschmerzen oder PMS leiden sehen, dann prägt sich das Ihrem Unbewussten ein, gerade wenn es nicht explizit erwähnt wird. Ähnlich ist es mit den Schmerzen des Vaters. Wenn Sie dann erwachsen sind, signalisiert Ihnen Ihr Gehirn, dass ein Erwachsener Schmerzen erleidet wie Ihre Mutter bzw. Ihr Vater. Natürlich übertreibe ich hier ein bisschen, denn das Ganze läuft üblicherweise sehr subtil ab, aber im Großen und Ganzen nimmt Ihr Gehirn die Informationen, die es im Leben sammelt, und schreibt sie fort. Was ist aber dann mit Erbkrankheiten? Ich will nicht bestreiten, dass sie existieren und eine gewisse Anfälligkeit bedeuten können, aber im Grunde sind wir selbst verantwortlich für unsere Krankheiten und dafür, wie wir sie erleben – so wie unsere Ahnen oder eben nicht so. Die Prädisposition geht bis zur Diagnose. Danach sind Sie es, der am Ruder steht. Sie entscheiden, ob Sie diese Krankheit leben wie Ihr Vater bzw. Ihre Mutter oder ob Sie für Ihren Körper ein anderes Schicksal wählen.

Wie Ihre Entscheidung auch immer aussieht, Sie müssen Ihren Körper und Ihr Gehirn neu codieren, damit sie dieses neue Programm vereint realisieren. Sie müssen Ihrer Familie ja nicht physiologisch die Treue halten, um dazuzugehören. Noch müssen Sie die gleichen Schmerzen erleiden wie Ihre Eltern und Großeltern.

Wenn Sie diesen Schmerz zurückweisen, heißt das nicht, dass Sie sie verraten. Ihre Familie wird Sie weiterhin lieben.

Eine recht einfache Methode, um mit dieser Art von Loyalität zu brechen, ist es, sich täglich vor den Spiegel zu stellen und ein Mantra zu rezitieren, das ausdrückt, dass Sie nicht Ihre Ahnen sind, sondern ganz Sie selbst. Zum Beispiel mit einem Satz wie dem folgenden, den Sie nach Belieben abändern können:

»Ich bin ... (Vor- und Nachname) und bin einzigartig. Ich würdige meine Abstammung, gleichzeitig aber weigere ich mich, ihr im Schmerz gleich zu sein.«

Denn Sie sind ja schließlich einzigartig. Sie haben das Recht, Ihre eigene Identität zu beanspruchen, ohne die Leiden und Schmerzen Ihrer Ahnen zu übernehmen.

BEISPIEL AUS MEINER PRAXIS

Diese Art der Loyalität zeigt sich sehr schön in der Geschichte von C. Sie hat seit der Menarche so starke Schmerzen und Blutungen, dass man ihr schon als Jugendliche eine Hormonbehandlung (eine künstliche Menopause) verschrieb, um die Blutung ganz zu stoppen. Ihre Geschichte hat mit dem Leben ihrer Ahninnen zu tun. Auch wenn diese nicht bei einer Begleitung durch mich ans Licht kam, hat sie mich doch so sehr berührt, dass ich sie hier – mit C.s Zustimmung – erzählen möchte.

1962 reichte ihre Großmutter die Scheidung ein. Um sich zu rächen, zeigte der Mann sie wegen einer damals noch illegalen Abtreibung an. Sie kam für zwei Monate ins Gefängnis. Doch sie erzählte ihrer Enkelin, dass sie sich im Gefängnis, zusammen mit all den anderen Frauen, frei und ausgeglichen gefühlt habe. Einige Zeit später, als sie entdeckte, dass sie wieder schwanger war, diesmal mit der Mutter von C., suchte sie eine Engelmacherin auf. Da die Großmutter seit ihrer Haftstrafe überwacht wurde, lehnten die Frauen den Schwangerschaftsabbruch ab, weil sie nicht auch verhaftet werden wollten. Die Großmutter bekam ein Mädchen, das sie größtenteils zu ihrer Mutter gab, der Urgroßmutter von C. Sie lehnte also die Mutterrolle unmissverständlich ab, was sich schließlich in einer Hysterektomie (Entfernung der Gebärmutter) niederschlug. Die Mutter von C. erlebte als Kind sexuelle Übergriffe und als Erwachsene physische und seelische Gewalt.

C. erzählte mir von sich, dass sie jahrelang »für alle Frauen der Familie geblutet habe – und noch mehr«. Diese Menstruation war ihre Art, ihre Wut und ihren Protest gegen die ungerechte Behandlung ihrer Mutter und ihrer Großmutter auszudrücken. In ihrem Schmerz zeigte C. sich solidarisch mit ihrer weiblichen Linie. Sie erzählte mir, dass sie voller Zorn war über die Männer und die männliche Herrschaft, die in ihrer Familiengeschichte für so viel Gewalt gesorgt hatte. Mithilfe von Hypnose- und psychogenealogischen Sitzungen konnte sie ihre Ahninnen würdigen und ihnen die Wut zurückgeben, die zu ihnen gehörte. So konnte C. sich ihrem Körper künftig auf ihre Weise zuwenden. Sie erzählte mir, dass bei einer psychogenealogischen Sitzung ihr Menstruationsfluss ungeheuer stark geworden sei. Sie hatte förmlich das Gefühl überzufließen. Und das Blut war voller dicker Gerinnsel. Diese Sitzung war der Wendepunkt in ihren Menstruationsschmerzen. Während der folgenden Zyklen verschwanden die Schmerzen schließlich ganz. Etwas Schweres und Schwieriges war abgeflossen. Ihre Gebärmutter entspannte sich.

Heute sagt C., dass sie auf ihre Familie stolz ist. Sie wäre nicht, was sie heute ist, wenn sie und ihre Ahninnen nicht diese Erfahrung gemacht hätten. C. versteht heute, dass sie sich von dieser schmerzhaften Loyalität befreien musste, um daraus etwas zu schaffen, worauf sie stolz sein kann. Wenn sie heute noch Menstruationsschmerzen erlebt, weiß sie, dass es einzig die ihren sind: »Meine gynäkologische Matrix hat sich wieder mir zugewandt. Meine Gefühle, mein Über-die-Stränge-Schlagen mit der Ernährung, das hat nichts mit meiner Familie zu tun. Und das ändert alles.«

Der Schmerz der Scham: Ich habe schon bei der Behandlung der Menarche (siehe Seite 76) vom Schmerz der Scham gesprochen. Aber die Scham kann auch aus der Linie der Ahnen stammen und sich tief in der gynäkologischen Matrix verankern. Das kann verschiedene Ursachen haben, die mit der Geschichte der einzelnen Personen zu tun haben. Wie es zum Beispiel häufig der Fall ist, wenn junge Mädchen Mutter werden. Bis vor nicht allzu langer Zeit war eine Schwangerschaft ohne Ehegelübde nicht nur für die junge Frau eine Schande, sondern für die ganze Familie. Was das heißt, liegt auf der Hand: Ein Mann kann nicht schwanger werden, die Scham wurzelt in der Weiblichkeit! Jemand erzählte mir einmal, ihre Großmutter hätte in Grau heiraten müssen, weil sie schon vor der Eheschließung schwanger war. Und der Pfarrer hatte die Gemeinde aufgefordert, ein Jahr lang nicht mehr mit der Familie zu sprechen, um die Sünde zu sühnen. Die Demütigung, die die Großmutter und ihre Familie erfuhren, hängt wie ein Damoklesschwert über allen Frauen der Linie. Die Scham, in einem Frauenkörper zu leben, ist verbreitet, aber häufig bleibt sie unbewusst. Man muss schon die Familiengeschichte durchforsten, um diese Scham bloßzulegen, die nicht zu Ihnen gehört. Ich wiederhole: Sie sind einzigartig. Sie müssen Ruhe in Ihren Körper bringen und zu Ihrem Stolz zurückfinden, nicht in der Außenwelt, sondern tief in Ihnen. Nur so können Sie dem Gefühl der Demütigung und der Scham begegnen, das die gynäkologische Matrix bereithalten kann.

Der Schmerz des Todes – tot geborene Kinder, Tod bei der Geburt, Fehlgeburt: Ein letzter Schmerz hat mit dem Tod als Repräsentation der Gebärmutter zu tun. Diese wird ja meist mit dem Leben gleichgestellt, mit der Schwangerschaft. Doch sie kann auch für den Tod stehen: für den symbolischen Tod durch die regelmäßige Menstruation, aber auch für Fehlgeburt, Schwangerschaftsabbruch oder den Tod bei der Geburt. Bei all diesen Gelegenheiten verdrängt der Tod das Leben in der Gebärmutter. Auch eine Abtreibung wird von vielen Menschen, die sie vorgenommen haben, wie ein Tod erlebt. Doch dies ist eine Angelegenheit der persönlichen Sichtweise und stellt in keiner Weise ein Argument dar, um eine Abtreibung etwa zu verbieten. Die mit den genannten Erfahrungen verbundenen Schmerzen können Sie, bewusst oder unbewusst, daran erinnern, dass Sie den Tod in sich tragen. Sofern das Gehirn sich in diese Dinge einmischt, betrachtet es die Gebärmutter als »die Todbringende«. Wenn dann die Menstruation eintritt, bestraft es die Übeltäterin mit Schmerzen.

In diesem Fall ist es wichtig, dass Sie sich mit Ihrer Gebärmutter versöhnen und sie nicht mehr als Schuldige identifizieren. Leicht gesagt! Wenn Menschen immer wieder Fehlgeburten erleiden oder sexuelle Übergriffe, dann entwickeln sie einen tiefen Hass auf ihre Gebärmutter. Dabei ist sie nicht verantwortlich. Machen Sie sich klar, dass Ihre Gebärmutter Ihnen nichts Böses will, auch wenn Sie oder die Frauen Ihrer Familie schlimme Erfahrungen gemacht haben. Der Körper tut alles, damit das Leben wieder die Oberhand gewinnt. Der Beweis? Nun, die Eierstöcke lassen immer noch Monat für Monat Eizellen reifen, um das Leben in Ihnen aufrechtzuerhalten. Wenn Sie unabsichtlich ein Hühnerei zerbrechen, geben Sie ja auch nicht der Schale die Schuld, weil sie zu dünn war, oder? Nein, natürlich nicht. Wie die Eierschale wird die Gebärmutter ihr Möglichstes tun, um zu schützen, was sie in sich trägt. Manchmal eben ohne Erfolg. Manchmal geht das Leben einfach in die Brüche, und es gibt keinen Schuldigen. Sie werden sehen, dass die Schmerzen abklingen, wenn Sie mit diesem Organ Ihren Frieden machen. Ich schlage Ihnen vor, ihm Liebe und Freude zu schicken, damit das Leben weiter in ihm zirkulieren kann.

Der Schmerz am ersten Menstruationstag

Es kommt recht häufig vor, dass man am ersten Menstruationstag Schmerzen empfindet, dann aber nicht mehr.

Die physiologische Seite

Physiologisch betrachtet kann das rapide Absinken der Hormonspiegel ein vorübergehendes Ungleichgewicht verursachen, das nur einige Stunden andauert, bis der Körper sich angepasst hat. Es kann auch sein, dass der Prostaglandinspiegel am ersten Tag sehr hoch ist, weil Sie aus den verschiedensten Gründen eine (körperliche oder ernährungsbedingte) Entzündung haben, doch dieser normalisiert sich danach wieder.

Emotionale Entschlüsselung

In emotionaler Hinsicht hat der erste Tag der Regel eine starke Symbolik. Am ersten Tag treten Sie in einen neuen Zyklus ein. Es kann sein, dass Sie das Gefühl haben, nun fange alles wieder bei null an. Vielleicht sind Sie enttäuscht, dass Sie nicht schwanger sind, wenn Sie einen Kinderwunsch hatten. Dann ist die Rückkehr zu Tag eins mit einem Gefühl des Scheiterns verbunden. Manche Menschen erleben die Rückkehr zur Zyklushaftigkeit als unangenehm, weil ihre Erziehung oder ihr Wertesystem sie diese ablehnen lässt. Die westliche Gesellschaft schätzt das Lineare, sowohl körperlich wie emotional.

Was tun?

Dieser Schmerz des ersten Menstruationstages lädt Sie ein, sich darüber Gedanken zu machen, was die Zyklushaftigkeit für Sie bedeutet. Rufen Sie sich andere Zyklen ins Gedächtnis, um sich mit dem Ihren zu verbinden: Beobachten Sie die Jahreszeiten, den Rhythmus von Mond und Sonne. Genießen Sie es, den Frühling oder Herbst zu erleben. Spüren Sie nach, was Sie an diesen Zyklen berührt, um Ihren eigenen besser akzeptieren zu können.

Das Fließen des Blutes, das jeden Monat wiederkehrt, erinnert Sie auch daran, dass Ihr Körper die biologischen Attribute der Weiblichkeit aufweist. Ob unser gefühltes Geschlecht unserem biologischen entspricht oder nicht, daran erinnert zu werden, kann recht unangenehm sein, was schon am Anblick liegt. Viele Personen, die ich wegen Menstruationsschmerzen am ersten Tag begleite, hadern mit ihrer Weiblichkeit. Sie fragen sich, wie sich diese auf ihr Leben auswirkt, wenn Frauenkleidung oder eine weibliche Geschlechtlichkeit sie als Frau definiert. Und jeder Mensch hat eine andere Vorstellung von Weiblichkeit. Um sich Ihr Bild von ihr bewusst zu machen, sollten Sie sich mit der Frage befassen, welche Menschen (im virtuellen oder realen Leben) eine Weiblichkeit ausstrahlen, mit der Sie sich identifizieren können. Fassen Sie diese in Worte. Geht es wirklich um Weiblichkeit oder doch eher um eine ganz eigene Identität? Beobachten Sie, wie Sie sich fühlen, wenn Sie diese Attribute auf sich selbst anwenden. Gut oder doch nicht? Überlegen Sie, was Sie tun können, um in Ihrem Leben das Gefühl zu haben, Sie selbst zu sein, mit oder ohne Weiblichkeit. Spüren Sie, dass Sie einfach Sie selbst sein können.

ÜBUNG

Schreiben Sie einen Brief an Ihre Gebärmutter

Wenn nichts mehr hilft und selbst ein freundliches Gespräch mit Ihrer Gebärmutter wirkungslos bleibt, dann greifen Sie doch zur Feder, genauer gesagt zum Stift. Manche Menschen drücken sich lieber schriftlich als mündlich aus. Das Schreiben macht oft vieles klarer. Wenn Sie Ihrer gynäkologischen Matrix schreiben, dann hilft Ihnen das auch, einen Kontakt zu ihr herzustellen. Alejandro Jodorowsky nennt das »einen psycho-magischen Akt«. Im Prinzip sprechen Sie damit Ihr Unbewusstes an, indem Sie einen symbolischen Akt in Ihren Alltag integrieren. Auf diese Weise machen Sie sich bewusst, welche Energie Sie mit Ihren Organen erzeugen können. Sie bekommen diesen Brief, lesen ihn und nehmen auf, was darin steht – so entsteht die Verbindung zu Ihrer Gebärmutter. Wenn Ihr Kopf loslässt, kann ich Ihnen versprechen, dass dieser Kontakt eine starke Wirkung entfaltet. Ich schätze diese Methode sehr, schon weil sie die Zeit verlangsamt und eine gewisse Distanz schafft. Schließlich müssen Sie den Brief ja abschicken. Und während Sie darauf warten, können Sie neuerlich in die Verbundenheit mit Ihrem Körper eintauchen.

Was Sie brauchen: Papier, einen Stift, einen Umschlag mit Briefmarke.

Wie es geht: Fangen Sie den Brief an mit »Liebe Gebärmutter« oder »Liebe Eierstöcke«, je nachdem, womit Sie im Moment kommunizieren möchten. Schreiben Sie auf, was Sie empfinden, was sich in Ihnen abspielt. Sie können es auch mit automatischem Schreiben versuchen, um Druck aus dem Ganzen zu nehmen: Anfangs schreiben Sie noch bewusst und mit Vorsatz, aber dann lassen Sie immer mehr los, sodass die Wörter unkontrolliert auf das Blatt strömen. Versuchen Sie dabei nicht, aus den Wörtern Sätze zu bilden, und kümmern Sie sich nicht um eventuelle Rechtschreibfehler. Beim automatischen Schreiben spricht das Unbewusste, sodass Sie sehen können, was sich darin abspielt. Wenn der Wortfluss aufhört, lesen Sie das Geschriebene nicht etwa durch. Sie stecken die beschriebenen Blätter vielmehr in den frankierten Umschlag und schicken ihn ... an sich selbst! Einige Tage später finden Sie Ihren Brief im Briefkasten, aber Ihre Situation ist jetzt eine völlig andere, und auch Ihre Gefühlslage hat sich verändert. Dieser zeitliche Abstand zwischen Abschicken und Erhalt des Briefes kann nötig sein, um wirklich mit der gynäkologischen Matrix zu kommunizieren. Öffnen Sie den Brief und versetzen Sie sich in die richtige Stimmung: Sie sind jetzt Ihre Gebärmutter bzw. das Organ, dem Sie geschrieben haben. Lesen Sie nun die Ausführungen jener Person, die leidet und die es satthat, eine Gebärmutter zu haben. Öffnen Sie sich für die darin ausgedrückten Emotionen und lesen Sie den Brief als Liebeserklärung. Wenn Sie

Lust dazu haben, können Sie die Kommunikation fortsetzen: Versetzen Sie sich in das Organ, das auf diesen Brief reagieren und eine Antwort verfassen möchte. Bedienen Sie sich wieder der Technik des automatischen Schreibens und schicken Sie sich auch diesen neuen Brief. Einige Tage später lesen Sie ihn dann – als Sie selbst.

Gerinnsel im Gebärmutterhals

Viele Menschen erleben Schmerzen, die nicht auf Gebärmutterkrämpfe zurückgehen. Häufig sitzt dieser Schmerz in der Vagina und wirkt eher dumpf. Aus den Beschreibungen ergibt sich, dass sie von den Blutklumpen verursacht werden, die durch den Gebärmutterhals wandern.

Die physiologische Seite

Dem Menstruationsblut ist eine Besonderheit zu eigen: Es kann nicht gerinnen. Plasmin, ein Enzym in der Gebärmutter, verhindert die Gerinnung, während die Gebärmutterschleimhaut abgebaut wird. Sie wird während der Menstruation durch dieses Enzym verflüssigt. Ist die Gebärmutterschleimhaut aber sehr dick, kann es sein, dass das vorhandene Plasmin dafür nicht ausreicht: Das heißt nun nicht, dass das Blut fest wird, aber es ist nicht mehr so flüssig. Es bilden sich Gerinnsel, die bekannten Klümpchen, die einen Durchmesser von wenigen Millimetern bis zu vier Zentimetern erreichen können. Manche sind hart wie Splitt, andere eher weich, aber dafür groß. Die Öffnung des Muttermunds erreicht im Normalfall eine durchschnittliche Weite von drei bis vier Millimetern. Wenn die Gerinnsel zu dick sind, müssen sie sich da schon ziemlich durchquetschen, was sich nicht unbedingt angenehm anfühlt, ja selbst Schmerzen verursachen kann. Das Problem hier besteht nicht in einem Mangel an Plasmin, sondern im starken Blutfluss. Relativ gesehen ist nicht genug des Enzyms vorhanden, damit es seine Arbeit vollständig erledigen kann. Aber keine Sorge: Es ist unmöglich, dass das Blut sozusagen eintrocknet und den Gebärmutterhals verstopft. Ein starker Blutfluss geht gewöhnlich auf einen Östrogenüberschuss zurück (siehe S. 164). Wenn der Östrogenspiegel in der Lutealphase noch sehr hoch ist, wächst das Endometrium weiter und die Gebärmutter hat eine ganze Menge Blut auszuleiten.

Emotionale Entschlüsselung

Die Hüterin der Hoffnung hat hier die Oberhand über die Hüterin der Weisheit. Die Gerinnsel stehen für etwas, was den Durchgang blockiert, ihn nicht passieren kann. So als hätten Sie einen Frosch im Hals und könnten nicht sagen, was Sie eigentlich ausdrücken wollen. Gibt es bestimmte Dinge, bei denen Sie sich scheuen, sie in die Welt hinaus zu entlassen, die aber unbedingt losgelassen werden müssen, weil sie Sie sonst zu sehr belasten? Die Gerinnsel können auch mit einem Schwangerschaftsabbruch oder einer Fehlgeburt in Verbindung stehen, selbst wenn diese schon einige Jahre zurückliegen. Möglicherweise war dies für Sie eine traumatische Erfahrung, und Sie hatten nicht genug Zeit, um zu verstehen, was da überhaupt vorging. Ihr Körper braucht es, dass Sie diesen Teil Ihres Lebens aufarbeiten.

Was tun?

In Kolumbien, wo ich meine Ausbildung erhalten habe, aber auch in vielen anderen Kulturen (in Südamerika, aber auch in Tibet) wird das Element Wasser mit Emotionen assoziiert. Es kann wie wir alle möglichen »Zustände bekommen«: fest, flüssig, gasförmig bzw.

fließend, stagnierend oder stürmisch. So vergleichen wir auch unsere Emotionen häufig mit Wasser: Sie können toben wie ein Sturm auf hoher See oder friedlich dahinplätschern wie ein Gebirgsbach. Rein physiologisch besteht unser Körper zu rund 65 Prozent aus Wasser, im Blut macht sein Anteil sogar 80 Prozent aus. Physiologisch und energetisch betrachtet fängt das Wasser an zu faulen, wenn es steht. Es bildet feste Bestandteile aus wie bei der Verklumpung. Damit es flüssig bleibt, so sagt uns die Physik, müssen die Wassermoleküle zueinander Kontakt haben und in Bewegung kommen. Sieh an ... die Bewegung! Damit Flüssigkeit und Energie im Körper zirkulieren können, müssen unsere Wassermoleküle in Bewegung versetzt werden, vor allem im Becken. Versetzen wir es also in Schwingung, damit unsere Moleküle anfangen, sich zu bewegen!

Wenn Sie sich gern durch Bewegung mit Ihrer gynäkologischen Matrix verbinden möchten, rate ich Ihnen, es einfach auszuprobieren (vielleicht auch in einem Tanzkurs): Lassen Sie Ihr Becken kreisen. Beschreiben Sie mit ihm eine liegende Acht: vor, zurück und zur Seite. Das ist der Anfang. Stellen Sie sich vor, dass Ihr Becken ein Eimer voller Wasser ist. Sie wollen spielerisch loswerden, was zu viel ist. Nun legen Sie fetzige Musik auf und bewegen Ihren Körper. Stellen Sie sich vor, wie das Wasser aus dem Eimer schwappt und sich auf dem Boden verteilt. Wenn Sie möchten, können Sie sich zudem noch vorstellen, wie Sie mit dem Wasser einen emotionalen Überschuss loswerden. So können Sie Ihr Innenleben zusätzlich entrümpeln!

Schmerzen im unteren Rücken

Auch Rückenschmerzen sind ein klassisches Symptom, wenn die Menstruation oder das PMS Schmerzen verursachen. Häufig fällt es Betroffenen schwer, genau anzugeben, wo der Schmerz sitzt. Sie spüren nur, dass der untere Rücken wehtut und dass der Schmerz ausstrahlt.

Die physiologische Seite

Der Hauptverantwortliche für diese Art von Schmerzen ist das Kreuzbein-Gebärmutter-Band (Ligamentum sacrouterinum). Es hält die Gebärmutter von hinten in ihrer Lage und ist mit dem Kreuzbein verbunden (siehe S. 29). Ist die Gebärmutter entzündet, in der lutealen Phase entsprechend angeschwollen oder erfährt starke Kontraktionen, dann ist dieses Band stärker gespannt als üblich, um die Gebärmutter in Position zu halten. Dann zieht es natürlich auch am Kreuzbein. Dieses wiederum ist mit einer Reihe von Muskeln, Bändern und Sehnen verbunden, die sich dann ihrerseits anspannen und diese Spannung an die Lendenwirbel darüber oder darunter ans Steißbein weiterleiten. Es erstaunt mich immer wieder, wie ein paar Millimeter in der gynäkologischen Matrix ein derart breites Spektrum an körperlichen Schwierigkeiten verursachen können. Letztlich geht es darum, den Auslöser in der Gebärmutter zu finden. Diese Art von Schmerz kann auch auftreten, wenn eine Gebärmuttersenkung bzw. ein -vorfall vorliegt. In diesem Fall sind die haltenden Bänder ausgeleiert und können ihre Aufgabe nicht mehr erfüllen.

Emotionale Entschlüsselung

Schmerzen im unteren Rücken, an denen das Kreuzbein beteiligt ist, sind buchstäblich »ein Kreuz«. Da dieses in unseren Breiten heilig ist, lohnt sich vielleicht die Frage, was Ihnen heilig ist. Leider zeigt sich unsere westliche Gesellschaft wenig offen für spirituelle Dinge. Was aber nicht heißt, dass sie nicht existieren. Manchmal begegnet uns das Spirituelle dort, wo wir es nicht erwarten. So kann Ihnen die Liebe eines Menschen heilig sein oder die Geburt eines Kindes. Das Heilige kann sich in der Hinwendung zur Natur ausdrücken ebenso wie im Rückzug auf sich selbst. Vielleicht kommen Sie nicht zurecht damit, dass Sie sich nicht einfach dem zuwenden können, was in Ihren Augen heilig ist. Oder Sie müssen umgekehrt das Heilige in Ihr Leben lassen.

Was tun?

Hier gibt es unzählige Möglichkeiten, sich Linderung zu verschaffen. Üblicherweise schafft man einen heiligen Raum, indem man sich im Gebet an eine Gottheit wendet. Richten Sie sich einen Altar ein oder gehen Sie hinaus in die freie Natur – beides kann eine spirituelle Erfahrung bewirken. Letztlich ist es Ihre Absicht, die Ihnen zeigt, wo für Sie das Heilige liegt. Es gibt hier keine guten oder schlechten Methoden. Es zählt, was Ihnen gefällt.

Müdigkeit

Ein menstruelles Ungleichgewicht kann sich auch in Müdigkeit niederschlagen. Achten Sie darauf, dass es sich nicht um echte Ermüdung handelt, die auf Schlafmangel oder Überarbeitung beruht. Es geht vielmehr um eine wiederkehrende Müdigkeit in einem bestimmten Moment Ihres Zyklus, wo es Ihnen plötzlich an Elan fehlt und Sie sich schwach fühlen, obwohl Sie ausgeruht sind.

Die physiologische Seite

Dieses Symptom wird verursacht von einem Zuviel an Progesteron in der lutealen Phase (siehe S. 65), was sich auf den beruhigenden Neurotransmitter GABA auswirkt. Ist der GABA-Spiegel normal, verspüren wir eine innere Ruhe. Ist zu viel davon vorhanden, dann macht sich das als Mangel an Spannkraft bemerkbar. Jugendliche etwa haben zu Beginn der Pubertät einen hohen GABA-Spiegel, was erklärt, warum sie manchmal so schlapp sind.

Emotionale Entschlüsselung

Ich würde Ihnen empfehlen, Ihren Lebensstil einer Prüfung zu unterziehen. Ihre Hüterin der Weisheit wird Sie erinnern, dass Sie sich um Ihren Schlaf kümmern sollten, wenn Ihr Leben zu hektisch ist. Sie müssen innehalten oder sich Hilfe holen, wenn Sie überlastet sind. Ausruhen lautet die Devise. Die Frage ist, ob Sie sich das erlauben können, und zwar nicht nur dann, wenn Sie bluten oder unter PMS leiden. Die Bereitschaft, gut für sich selbst zu sorgen und den eigenen Menstruationszyklus zu beobachten, heißt auch, während der prämenstruellen und menstruellen Phase einen Gang herunterzuschalten. In meinen Augen sollten wir aber durchaus auch den anderen Blick wagen: Gönnen wir uns genug Ruhe, wenn wir sie wirklich brauchen? Es gibt in jeder Phase des Zyklus Hochs und Tiefs. Und diese Tiefs sollten wir uns erlauben, auch wenn sie nicht in die Zeit der Innenschau fallen.

Müdigkeit zeigt sich auch dann, wenn das Blut unsere Muskeln nicht mehr ausreichend versorgt, denn dann werden zuallererst die Bedürfnisse des Gehirns erfüllt. Wenn Sie sich geistig anstrengen müssen, wenn Sie (zu viel) nachdenken, braucht Ihr Gehirn mehr Blut. Diese Art von Müdigkeit geht auf das ständige Gedankenkarussell zurück. Wenn man seine Gedanken, Erinnerungen und Zukunftsprojekte ständig wiederkäut, dann kocht das Gehirn quasi über: Das Hamsterrad im Kopf läuft, die innere Stimme hält einfach nicht die Klappe.

Was tun?

Ruhe hängt häufig davon ab, ob wir es schaffen, während der prämenstruellen Phase Grenzen zu setzen: Lehnen Sie einen neuen Auftrag ab, wenn Sie ohnehin schon überlastet sind. Gehen Sie nicht ins Restaurant, wenn Sie Schlaf brauchen. Sagen Sie Nein zu äußeren Verlockungen und hören Sie auf das leise Stimmchen in Ihrem Inneren, das Ihnen sagt, Sie sollten sich Zeit für sich nehmen. So überwinden Sie die Müdigkeit beim PMS.

Was das Wiederkäuen der Gedanken angeht, so brauchen Sie vor allem geistige Ruhe. Hier müssen Sie lernen, die Gedanken willkommen zu heißen, ohne sich von ihnen überrollen zu lassen. Meldet sich ein schmerzhafter Gedanke, laden Sie ihn ein, atmen Sie drei Mal tief durch und lassen Sie ihn gehen. Wenn ich zum gedanklichen Wiederkäuen neige, fange ich an zu singen, um das Szenario im Kopf zu ändern. Sie verdrängen die Probleme nicht, wenn Sie den Gedanken verbieten, in Ihrem Kopf Karussell zu fahren. Hier geht es ums Präsentsein: Wenn ein Gedanke sich um die Vergangenheit oder Zukunft dreht, können Sie ohnehin nichts tun. Also lassen Sie ihn gehen, statt ihn noch weiter aufzublasen …

Reizbarkeit

Jede Kleinigkeit treibt Sie auf die Palme. Ein Flohhusten wird zum lauten Donnerschlag. Sie haben ständig den Eindruck, dass Ihre Umgebung Ihre schlechte Laune absichtlich noch anheizt.

Die physiologische Seite

Dieses Problem wird meist von einem Überschuss an Östrogen verursacht (siehe Seite 65). In diesem Fall sendet das Progesteron nicht genug Signale, damit ausreichend GABA produziert wird, was den

Körper beruhigen würde. Bei einem echten Hyperöstrogenismus ist das überschüssige Östrogen der Grund. Das hat mit einem Mangel an Vitamin B_6 zu tun (das in Fisch, Geflügel, Knoblauch, Zucchini, Spinat und Hefe enthalten ist). Dieses Vitamin wirkt sich auf die Synthese von Dopamin und Serotonin aus. Ein Mangel an Dopamin sowie der Hyperöstrogenismus sind die Ursache für unkontrollierte Reaktionen …

Emotionale Entschlüsselung

Selbst wenn Sie das Gefühl haben, in dieser Zeit auf hundertachtzig zu sein, hat die Reizbarkeit meist nichts mit dem zu tun, was Sie gerade erleben. Darin äußert sich vielmehr die ganze Wut, die Sie früher nicht ausgedrückt haben und die sich jetzt Bahn bricht. Die Hüterin der Weisheit verstärkt während des PMS diese Reizbarkeit noch, weil Sie während Ihres gesamten Zyklus wütend sind, ohne sich das je zu erlauben. Denn reizbar zu sein ist ein Indiz dafür, dass ein allgemeines Gefühl von Wut vorhanden ist. Daher mein Rat: Prüfen Sie, ob zu Beginn Ihres Zyklus (oder in den letzten Monaten bzw. Jahren) irgendetwas Sie in Wut versetzt hat und Sie diese nicht loswerden konnten. Falls Sie herausfinden sollten, dass hinter Ihrer Reizbarkeit in der prämenstruellen Phase etwas Größeres steckt, gehen Sie dem nach und werfen Sie einen Blick auf Ihre Emotionen. Wie bei der Müdigkeit ist nun vielleicht der Moment gekommen, um Grenzen zu setzen. Sagen Sie, wenn etwas nicht passt, wenn Sie für etwas oder jemanden keine Zeit haben. So vermeiden Sie, dass Sie in der prämenstruellen Phase explodieren, im schlechtesten Moment, im Kontakt mit einem Menschen, der damit vielleicht gar nichts zu tun hat.

Was tun?

Die Ausrede »Zyklus« erlaubt Ihnen, zu ebendieser Zeit unleidlich zu sein. Betroffene und ihre Umgebung bemühen sie immer wieder. Dann hört man Dinge wie: »Was ist denn los? Hast du etwa deine Tage?« Das sagt alles über das kollektive Bild von der Menstruation. Eine Frau kann nicht »einfach so« unleidlich sein. Wenn schon, dann muss es einen Grund geben. Der Menstruationszyklus ist es, der an dieser Reizbarkeit schuld ist. Dieses Symptom des PMS begegnet uns bei vielen Frauen, und es verweist auf ein soziales Faktum, das eine weit größere Bedeutung hat: Wut ist bei einer Frau nicht akzeptabel. Die einzige Ausnahme ist die begrenzte Zeit der Menstruation, wo der Körper für dieses Gefühl verantwortlich ist. Um die Wut loszuwerden, müssen Sie sie klar formulieren. Schon ein einfaches »Ich bin wütend« hilft Ihnen, den Adrenalinspiegel abzubauen. Bei einer gewaltfreien Kommunikation gilt es, die Fakten zu benennen, die dieses Gefühl ausgelöst haben. Sie können sagen: »Wenn du das sagst ...« Oder: »Wenn ich das tue ...« Und dann Ihrer Wut Ausdruck verleihen: »Ich bin wütend/gereizt/zornig.« Dann nennen Sie das Bedürfnis, das hinter dieser Wut steht: »Ich brauche ...« Das kann Anerkennung sein, Liebe, ein offenes Ohr oder einfach die Gelegenheit, allein zu sein und nach innen zu schauen. Gestehen Sie sich das Recht zu, während des gesamten Zyklus reizbar zu sein. Dann brauchen Sie dazu kein PMS mehr, denn die Reizbarkeit ist Teil Ihrer Persönlichkeit ebenso wie Ihr Einfühlungsvermögen und Ihr Lächeln. Ihre Wut muss von anderen Menschen gesehen und respektiert werden. Wir alle haben darauf ein Recht, ob Männlein oder Weiblein.

Akne

Rote Pickel, weiße Pickel, Zysten – eine hormonell bedingte Akne kann sich jederzeit einstellen (in der Pubertät, während des Zyklus, während der Schwangerschaft oder der Menopause, wenn Sie aufhören oder anfangen, künstliche Hormone zu nehmen).

Die physiologische Seite

Akne tritt immer dann auf, wenn sich durch eine Überproduktion von Talg die Haarfollikel entzünden. Hinter dieser Überproduktion steht ein hormonelles Ungleichgewicht. Da in der zweiten Phase des Zyklus Akne durch Progesteron gebessert wird (sowie auch Haarausfall, da dieses Hormon das Haarwachstum fördert), hat die hormonell bedingte Akne mit einem relativen Überschuss an Östrogen zu tun, der sich einstellt, wenn im Verhältnis zu wenig Progesteron vorhanden ist.

Emotionale Entschlüsselung

Auch die Akne hängt in erster Linie mit Gefühlen von Wut zusammen. Hier nun wird die Haut, die Grenze zwischen innen und außen, in Mitleidenschaft gezogen. Die Pickel sind ein unübersehbares Signal, dass Sie wütend sind. Auch die Definition von Akne ist vielsagend: ein »Ausschlag« aufgrund eines »Überschusses« an Talg. Akne zeigt an, dass Wut da ist, die herausmuss. Häufig bilden sich dann Pickel, wenn Sie dieses Gefühl nicht verbal ausdrücken können. Die Haut übersetzt Ihr Bedürfnis, von anderen wahrgenommen zu werden, in die Außenwelt. Werden vielleicht irgendwo Ihre Grenzen überschritten, ohne dass Sie dies sagen könnten? Zeigen aber können Sie es.

Was tun?

Die Akne macht sich vielleicht gerade dann bemerkbar, wenn Sie dabei sind, Ihre Wut noch tiefer in sich zu vergraben. Vielleicht ist es an der Zeit, dass Sie sich erlauben, sie zu zeigen und den emotionalen Überschuss abzubauen, der hier »ausschlägt«. Ihr Körper sagt Ihnen, dass etwas herausmuss, koste es, was es wolle! Lernen Sie, Ihre Wut auf gesunde Weise zu äußern, ähnlich wie die Gefühle von Gereiztheit. Beschreiben Sie, was Sie belastet. Sagen Sie unmissverständlich, dass Sie deshalb wütend sind. Und machen Sie deutlich, welche Bedürfnisse Sie haben. Wenn diese Wut ein stärkeres Ventil braucht, dann schreien Sie, heulen Sie, brüllen Sie – allein in freier Natur. Es ist wunderbar, sich alles von der Seele zu schreien, wenn alles andere nicht mehr hilft! Das ist ein wunderbares Mittel gegen Stress und baut jede Menge Cortisol ab.

Kopfschmerzen

Kopfschmerzen während der prämenstruellen Phase oder der Menstruation bezeichnet man als »menstruelle Migräne«. Das können einfache Kopfschmerzen sein, aber auch das Bedürfnis, jeden Lichtstrahl zu vermeiden und keinerlei Kontakt zur Außenwelt zu haben. Hier spricht man von »katamenialer Migräne«.

Die physiologische Seite

Dieser Migränetyp ist nicht gut untersucht. Man weiß immer noch nicht, wie er genau entsteht, auch wenn klar ist, dass er mit dem Abfall des Östrogenspiegels in Verbindung steht. Eine Funktion von Östrogenen ist die Weitung der Gefäße, um die Blutzufuhr zu erhöhen. Das Abfallen des Spiegels einige Tage vor und während der Menstruation soll zu einer Verkrampfung der Blutgefäße im Gehirn führen, die ursächlich ist für den Schmerz. Auch wenn im Moment noch Nachweise fehlen, zeigt schon das regelmäßig wiederkehrende Auftreten dieser Migräne, dass die Ursache irgendwo im Menstruationszyklus zu finden ist.

Diese Kopfschmerzen fallen häufig zusammen mit den Heißhungerattacken auf Süßes, wie sie während eines PMS auftreten. Diese wiederum haben mit einem Mangel an bestimmten Nährstoffen zu tun, vor allem Chrom, Magnesium und Vitamin B_6. In diesem Fall kann das überzuckerte Blut zu Kopfschmerzen führen.

Emotionale Entschlüsselung

Wie bei der Müdigkeit gibt es auch bei Kopfschmerzen einen Zusammenhang mit unserer Denktätigkeit. Denn das Denken verbraucht sehr viel Energie, da unser Gehirn dabei gut durchblutet sein will. Dann leitet unser Körper das Blut vorzugsweise zum Kopf, obwohl unsere gynäkologische Matrix es ebenfalls brauchen würde, damit die Gebärmutterschleimhaut sich richtig ablösen kann und die Gebärmutter sich regeneriert. Offensichtlich ist dies ein Interessenkonflikt zwischen Gehirn und Gebärmutter. Jedes Organ verlangt mehr Energie und daher mehr Blut. Natürlich können Sie während der Menstruation nicht einfach das Denken einstellen, aber ich würde Ihnen doch empfehlen, auf Ihr Gedankenkarussell zu achten, auf das, was Ihnen buchstäblich »im Kopf umgeht«. Eine Idee, eine Erinnerung, ein reuevoller Gedanke läuft in Dauerschleife in Ihrem Gehirn, und Sie können sich nicht – auch wegen der energetischen Aufladung – davon lösen. Der Vergleich mit den Heißhungerattacken legt nahe, sich zu fragen, warum Sie die Süße gerade jetzt in Ihrem Leben brauchen. Ihre Gedanken heizen

Schmerz oder Wut an, und Sie brauchen etwas Süßes, um davon loszukommen. Das ist ein Teufelskreis, der sich immer mehr verstärkt, wenn Sie nicht eingreifen.

Was tun?

Wenn Ihnen etwas im Kopf herumgeht, spürt das der gesamte Körper. Es ist Zeit, diesem Gedanken klar Ausdruck zu verleihen, um Ihren Geist davon frei zu machen oder sich Hilfe zu suchen, um die Obsession zu überwinden. Wenn Sie etwas beunruhigt, reden Sie doch mit Ihren Lieben darüber, um zu sehen, wie sie darauf reagieren. Oder Sie können die Achtsamkeitsmeditation erlernen, um Ihre Gedanken vorbeiziehen zu lassen, ohne ihnen anzuhaften. Wenn Ihnen bewusst wird, dass in Ihrem Inneren ständig munter geplappert wird, dann konzentrieren Sie sich auf den Körper, beispielsweise auf den Atem. Ich persönlich fange an zu singen, sobald ich bemerke, dass sich ein Gedanke oder eine unangenehme Erinnerung in meinem Kopf festsetzt. Diese kleine Übung bringt mich sofort zu mir zurück. Haben Sie das Gefühl, dass Ihre Gedanken Sie trotzdem überfluten, würde ich Ihnen eine Therapie empfehlen. Dort können Sie zusammen mit der Therapeutin oder dem Therapeuten aufarbeiten, was immer Sie beschäftigt.

Die Verdauung

Ein hormonelles Ungleichgewicht wirkt sich auch auf unsere Verdauung aus ... Sie können Bauchschmerzen bekommen, Durchfall, Verstopfung oder alle drei Plagen zusammen innerhalb weniger Tage.

Die physiologische Seite

Die Geschlechtsorgane haben Nachbarn, zu denen beispielsweise der Darm und das Rektum gehören. Wenn einer der Nachbarn nicht in Form ist, sich zu breitmacht, entzündet ist oder geschwächt, leidet das gesamte Umfeld mit! Bei Verdauungsbeschwerden ist es schwierig herauszufinden, wo die Ursache sitzt, ob eher in der gynäkologischen Matrix oder im Darm. Kehren sie aber monatlich wieder, erleichtert das die Sache. Wenn Sie immer drei Tage vor Ihrer Menstruation Durchfall haben, dann ist klar, dass eine hormonelle Störung zugrunde liegt. Daher möchte ich Sie bitten, genau darauf zu achten, wann im Zyklus diese Probleme auftreten und was Sie zu dieser Zeit essen. So können Sie ausschließen, dass die Verdauungsstörung mit einem bestimmten Nahrungsmittel bzw. einer Nahrungsmittelgruppe zusammenhängt.

Verstopfung: Während der prämenstruellen Phase tritt häufig Verstopfung auf. Verantwortlich dafür ist das Progesteron, da es die Muskulatur der Gebärmutter entspannt, um Kontraktionen zu verhindern. Ist zu viel davon vorhanden, wirkt es sich auch auf die Nachbarorgane aus. Der Darm aber muss sich zusammenziehen, damit der Nahrungsbrei bewegt und ausgeschieden werden kann, was ausgeschieden werden muss. Ist ein Übermaß an Progesteron im System unterwegs, dann verlangsamt sich die Bewegung der Darmschlingen oder kommt gleich ganz zum Erliegen. Der Stuhlgang bleibt im Rektum (Mastdarm) stecken, was man Verstopfung nennt.

Durchfall: Aber auch Durchfall ist etwas, was in der prämenstruellen und menstruellen Phase oft auftritt. Er kann signalisieren, dass die Blutung unmittelbar bevorsteht. Zu dieser Zeit nämlich steigt der Spiegel der Prostaglandine an, die dafür sorgen, dass die

Gebärmutter sich zusammenzieht und die Schleimhaut sich ablöst. Da diese auch auf den Darm einwirken, kann ein erhöhter Prostaglandinspiegel die Darmpassage erleichtern: Der Stuhlgang wird in einer Kettenreaktion immer schneller zum Rektum transportiert, und Sie bekommen Durchfall. Emotional hat Durchfall übrigens mit Angst zu tun.

Emotionale Entschlüsselung

Verstopfung: Auf der Ebene der Emotionen sollten Sie sich fragen, was Sie nicht loslassen wollen. Welche Dinge, welche Worte behalten Sie stets für sich? Es geht hier um Kontrolle. Sie versuchen, etwas oder jemanden, vielleicht auch sich selbst, unter Kontrolle zu halten. Die Angst, loszulassen oder sich gehen zu lassen, ist stark.

Durchfall: Gibt es eine Situation, die Sie beunruhigt, die Sie gar nicht schnell genug beiseiteschieben können, weil Sie sie keinesfalls nochmals erleben wollen? Das kann ein emotionaler Schock sein, den Sie durchlebt haben und den Ihr Körper und Ihr Geist noch nicht verarbeitet haben. Oder bereitet Ihnen ein Projekt in der Zukunft Sorgen?

Was tun?

Verstopfung: Wenn Ihnen dieses Problem zu schaffen macht, erinnern Sie sich doch daran, wie gut es tut, wenn man sich sowohl körperlich wie emotional »entleeren« kann. Behalten Sie im Hinterkopf, wie leicht man sich fühlt, wenn man alles rausgelassen hat, wenn man den Betroffenen gesagt hat, wie es einem wirklich geht. Oder denken Sie daran, wie wunderbar man sich fühlt, wenn man gepinkelt hat. Freuen Sie sich über die Einfachheit in Ihrem Leben.

Durchfall: Wenn es Spannungen gibt, dann versucht man gewöhnlich, diese sehr schnell loszuwerden. Trotzdem sollten Sie Ihre Ängste unter die Lupe nehmen, sie verstehen und sich darum kümmern. Die Angst hilft Ihnen zu verstehen, welche Veränderung in Ihrem Leben ansteht. Das erfordert Vertrauen. Daher möchte ich Sie einladen, Ihren Körper und Ihren Geist zu beruhigen, um das Anstehende richtig zu »verdauen« und dann gelassen zu anderen Dingen überzugehen.

Schwellungen am Bauch und in den Brüsten

Manchmal fühlt man sich in der prämenstruellen Phase einfach »schwer«. Die Hose zwickt, die Brüste sind geschwollen und tun manchmal sogar weh.

Die physiologische Seite

Alles, was mit Schwellungen zu tun hat, ob nun am Bauch oder in den Brüsten, kommt von einem Zuviel an Östrogen. Diese Schwellungen entstehen durch Wassereinlagerungen, medizinisch »Ödem« genannt. Der Körper kann das Wasser nicht mehr richtig ausscheiden. Es stagniert. Die Östrogene bewirken gewöhnlich Wassereinlagerungen (weil das Endometrium ja schön weich werden soll für das sich einzunistende Ei). Da das Hormon im ganzen Körper zirkuliert, wird überall ein wenig Wasser eingelagert. Progesteron hingegen wirkt diuretisch, d.h., es trägt zur Wasserausscheidung bei. Ist der Östrogenspiegel zu hoch, kann das vorhandene Progesteron die Wassereinlagerungen nicht mehr abbauen. Es kommt zu Schwellungen.

Emotionale Entschlüsselung

Schon der Begriff der »Schwellung« bzw. »Blähung« ist vielsagend. Wenn der Körper anschwillt, tut das auch der Geist. Hier ist die Frage, was sich in Ihrem Leben gerade übermäßig aufbläht. Dieses PMS-Symptom hat mit Ärger zu tun.

Ein bisschen Knatsch hier und ein bisschen Unmut dort, die sich im Laufe der Wochen oder Monate ansammeln. Und zack, in der prämenstruellen Phase »schwillt Ihnen der Kamm« oder Sie bekommen »einen dicken Hals«.

Was tun?

Auch hier sollten Sie sich dazu entschließen, Ihre Gefühle klar auszudrücken. Dann müssen Sie sich weder mit Schwellungen noch mit Blähungen herumplagen.

Depressive Verstimmung

Am Ende des Menstruationszyklus oder unmittelbar nach dem Eisprung macht sich manchmal ein Gefühl der Traurigkeit bemerkbar, das sich schon mal zu einer ausgewachsenen depressiven Verstimmung entwickeln kann. In leichten Fällen geht diese mit Müdigkeit oder dem Verlust der Spannkraft einher, in schweren kann es sogar zu Selbstmordgedanken kommen.

Die physiologische Seite

Depressive Verstimmungen während eines PMS hängen mit einem erhöhten Progesteronspiegel zusammen und mit seiner Auswirkung auf den Neurotransmitter GABA, der die Reizweiterleitung in den Neuronen verlangsamt. Man fühlt sich schlapp, und auch das Denken fällt schwer. Hinzu kommt ein angstlösender Effekt, der dazu führt, dass das Interesse an der Außenwelt erlahmt. Der Östrogenspiegel, der zur Ausschüttung von Serotonin führt, ist zu niedrig. Auch der Mangel an Serotonin führt zu Traurigkeit und verringerter Selbstachtung.

Emotionale Entschlüsselung

Die Hüterin der Weisheit bittet Sie zu prüfen, was Sie traurig macht. Trauer stellt sich nämlich immer dann ein, wenn eine Verbindung zu etwas oder jemandem gekappt wird. Eine Tür, die sich schließt. Ihre Hüterin der Weisheit verlangt von Ihnen, sich klarzumachen, dass hier etwas definitiv zu Ende gegangen ist. Welche Bande wollen Sie anders gestalten oder vielleicht ganz durchschneiden?

Was tun?

Geben Sie dieser Traurigkeit Raum. Sie müssen Ihr Gesicht nicht verhüllen. Tränen sind nicht per se schlecht. Lassen Sie sie strömen. Die Traurigkeit kann tief und weit reichen: Gestehen Sie sich zu, diese Trauer, der Sie nie ins Gesicht zu schauen wagten, beenden zu wollen. Um einen endgültigen Schlussstrich zu ziehen, ist vielleicht ein psychomagischer Akt erforderlich. Besorgen Sie sich eine Holzschatulle und legen Sie hinein, was für Sie die Trauer symbolisiert: einen Brief, eine Erinnerung, eine Botschaft. Vergraben Sie die Schatulle irgendwo und machen Sie sich bewusst: Sie haben die Trauer der Erde zurückgegeben. Jetzt ist alles vorüber. Wenn Sie spüren, dass die Traurigkeit vom Körper akzeptiert wird, dann können Sie eine Tür öffnen. Lassen Sie andere Möglichkeiten zu. Verbinden Sie sich mit einer höheren Vision von Ihrem Leben und halten Sie direkt darauf zu.

4 KRANKHEITEN ENTSCHLÜSSELN

Jede Krankheit hat, emotional betrachtet, ihren Sinn. »Was sich nicht in Worten ausdrückt«, so die Psychotherapeutin Anne Ancelin Schützenberger, »wandert nach innen und macht sich als Krankheit Luft.« So kommt es vor, dass manche Menschen einzelne Symptome ihrer gynäkologischen Matrix herunterspielen und erst spät zur Ärztin gehen. Wenn die Schmerzen aber bei jedem Zyklus auftreten, sollten Sie untersuchen lassen, was auf der medizinischen Ebene vorgeht: Die Schmerzen können hormonell bedingt sein, aber auch einen anderen Ursprung haben. Wenn Sie Zahnweh haben, gehen Sie ja auch zum Zahnarzt. Das Gleiche sollte für Schmerzen der weiblichen Fortpflanzungsorgane gelten! Sie haben es verdient, dass man sich ihrer annimmt.

DIE KRANKHEITEN DER VULVA

Wenn es der Vulva an Balance fehlt, empfehle ich Ihnen, sich vorzustellen, Sie würden Ihr Haus inspizieren und nachsehen, was an der

Fassade nicht stimmt. Schauen Sie genau hin, ob es da nicht Problemquellen gibt. Setzen Sie eventuelle Schäden an der Fassade in Beziehung zu Ihrer Geschichte. Hier geht es um Ihr Verhältnis zur Außenwelt, um das Band, das Sie mit dieser verknüpft.

Vulvitis

Ein weit gefasster Begriff, der Entzündungen der Vulva bezeichnet. Diese können verschiedene Ursachen haben: Pilzinfektionen, Hautinfektionen (Lichen sclerosus und Lichen planus), Herpes, bakterielle Entzündungen, Vulvodynie oder Ekzeme.

Emotionale Entschlüsselung

All diese Erscheinungsformen sind vergleichbar mit einer Fassade, von der der Putz bröckelt oder sich die Verkleidung löst. Bei einem Haus liegt das an Witterungseinflüssen. Regen, Frost oder eine invasive Kletterpflanze haben ihre Wirkung entfaltet. Im Falle einer Vulvitis haben Eindringlinge von außen Ihre Fassade überwuchert und sind Ihnen unter die Haut gekrochen. Es liegt also eine Reizung vor. Die Vulvitis stellt somit die Frage nach unseren Beziehungen zu anderen Menschen und nach dem, was uns daran irritiert. Sie kann ein Zeichen dafür sein, dass das Bild, das andere von uns haben, uns unter die Haut geht. Wir versuchen ja oft, unseren Mitmenschen zu gefallen, damit sie eine gute Meinung von uns haben. Manchmal aber missfällt uns insgeheim, was wir dafür als Gegenleistung tun müssen. Unsere Haut wehrt sich. Die Entzündung errichtet einen »natürlichen Schutzwall« zwischen uns und der Welt. Denn wer betritt schon gern ein Haus, das einen baufälligen Eindruck macht. Eine Vulvitis hält Menschen oder Energien auf Abstand, die uns zu nahekommen. Und sie verhindert sexuelle

Kontakte. Es ist interessant zu überlegen, welche Beziehungen wir zu unseren aktuellen oder früheren Partnern hatten. Und sich anzusehen, was diese Beziehung über uns aussagt. Vielleicht waren wir anderen zu oft »gefällig«. Oder wir wollten uns lebendig fühlen, auch wenn wir nicht respektiert wurden. Manchmal machen wir auch die Feststellung, dass wir Probleme damit haben, Grenzen zu setzen – in sexueller wie in anderer Hinsicht.

Mein Rat

Jede Entzündung stellt auf symbolischer Ebene etwas infrage. Pilz- und bakterielle Infektionen haben damit zu tun, dass wir uns überfahren fühlen. (Fragen Sie sich, was Sie körperlich und energetisch irritiert.) Bei Flechten handelt es sich um Autoimmunerkrankungen. (Die Ursachen sind noch unbekannt, aber sie könnten auf ein hormonelles Ungleichgewicht zurückgehen.) Unsere »Grenze« ist durchlässig, unser Lebensraum nicht ausreichend geschützt. Wir müssen uns fragen, welche Entscheidungen wir getroffen haben und was wir tun, um Grenzen zu setzen. Herpes stößt nicht nur den anderen ab, sondern auch uns selbst. Hintergrund ist häufig ein Gefühl der Scham wegen etwas, was wir gesagt oder getan haben. Oder wir schämen uns für jemand anderen. Und um diese Person von uns fernzuhalten, produzieren wir dieses abstoßende Aussehen, das wir selbst scheußlich finden.

Bartholinitis oder Entzündung der Vulvadrüsen

Die Bartholinitis ist eine Entzündung der beiden Vulvadrüsen (große Vorhofdrüsen), die häufig von Keimen verursacht wird oder von einer Blockade in deren Ausführungsgang. Sie wird von Scheidentrockenheit begleitet und ist häufig sehr schmerzhaft.

Emotionale Entschlüsselung

Hier sind die Scharniere des Tors zur Vagina entzündet. Haben Sie gerade seelisch einiges durchzustehen, was Sie außen nicht sichtbar werden lassen wollen? Oder Sie haben keine Lust auf (sexuellen oder zwischenmenschlichen) Austausch mit bestimmten Leuten. Aber Sie erlauben sich auch nicht, Innenschau zu betreiben, schenken sich selbst kein Gehör. Als würden Sie sich die Ohren zuhalten, um nichts hören zu müssen, verstopfen Sie Ihre Vorhofdrüsen, weil Sie nicht wahrhaben wollen, was sich in Ihnen abspielt. Fragen Sie sich, ob Sie andere in sich einlassen wollen.

Mein Rat

Haben Sie schon mal versucht, eine alte Speichertür zu öffnen, die nie geölt wurde? Sie müssen heftig dagegendrücken, und manchmal geht sie selbst dann nicht auf … Wenn Sie aber ein wenig Öl auf die Scharniere träufeln, siehe da: Die Tür schwingt auf, als wäre sie nie blockiert gewesen! Mit einer Bartholinitis verwehren Sie den Zugang zu Ihrem Inneren. Und zwar mit einer »Blockade«. Setzen Sie Ihre Grenzen schon im Außenbereich. Fixieren Sie sich nicht auf eine einzige Möglichkeit. Öffnen Sie sich anderen Zugängen.

Die Blasenentzündung (Cystitis)

Ich habe Blasenentzündung und -schwäche in diesem Abschnitt über Erkrankungen der Vulva mit aufgenommen, obwohl sie ja eher den Harntrakt betreffen. Aber die Harnröhre mündet in die Vulva. Daher stehen meiner Ansicht nach beide Krankheitsbilder miteinander in Verbindung, weil sie mit der gynäkologischen Matrix zusammenhängen und Ihre genitale Sexualität beeinträchtigen.

Entzündungen der Harnblase haben üblicherweise bakterielle Ursachen. Häufig geht mit ihnen ein unwillkürlicher Urinverlust oder starker Harndrang einher, also das Gefühl, ständig seine Blase entleeren zu müssen. (Selbst wenn dann nur wenige Tropfen kommen.)

Emotionale Entschlüsselung

Die Harnröhre ist sozusagen die Glocke an der Haustür. Sie kündigt uns Besucher an. Symbolisch haben Urin und Blase mit unserem Revier zu tun. Das sieht man auch am Verhalten der Tiere. Sie kennen natürlich kein Türschloss, markieren aber ihr Territorium mit ihrem Urin. So grenzen sie ihren Lebensraum ab, in dem sie keine anderen Angehörigen ihrer Art dulden. Auf diese Weise die eigene Präsenz zu unterstreichen ist lebensnotwendig: Es signalisiert, dass dieser Platz besetzt ist. Der Symbolgehalt der Blase ist klar: Ständig ein paar Tropfen Urin abzusetzen heißt, dass man das Bedürfnis verspürt, sein Revier zu markieren. Wir fühlen uns von jemandem oder etwas angegriffen, das dreist in unser Territorium eindringt.

Mein Rat

Das Thema hier ist die Schwierigkeit, seinen Platz in der Welt zu finden. Man sehnt sich nach Sicherheit. Aber die Tatsache, dass man nicht mehr richtig Wasser lassen, sich also nicht frei machen kann, ist ein Hinweis, dass man (körperlich oder geistig) Probleme damit hat, seinen Raum zu beanspruchen. Verleihen Sie Ihren Wünschen Ausdruck. Machen Sie sie so klar, dass Sie die nötigen Grenzen zwischen sich und anderen ziehen können und sich nicht von anderen auffressen lassen.

BEISPIEL AUS MEINER PRAXIS

Eine junge Frau von 20 Jahren kam zu mir, weil sie immer wieder unter Blasenentzündungen litt und absolut nicht wusste, wo in ihrem Leben sie mehr Raum hätte einnehmen können. Sie absolvierte ein Studium, das ihr Spaß machte, und war in ihren Partner sehr verliebt. Im Laufe unseres Gesprächs stellte sie fest, dass die Blasenentzündungen sich meist dann einstellten, wenn ein Besuch bei den Schwiegereltern anstand. Sie beschrieb diese als sehr besitzergreifend – gegenüber dem Sohn, aber auch gegenüber ihr selbst. Sie hatten große Pläne für den jungen Mann und redeten ihm ein, er dürfe keineswegs die Region verlassen, weil sie sich sonst einsam fühlen würden. Meine Klientin gestand: »Ich habe das Gefühl, dass durch die Beziehung zu ihrem Sohn mein ganzes Leben verplant ist und dass ich selbst gar keine Wahl mehr habe.« Aber da es ihre Schwiegereltern waren, hatte sie Angst, sie vor den Kopf zu stoßen oder ihnen zu sagen, dass sie tun würde, wozu auch immer sie Lust hätte. Als sie das begriffen hatte, brachte sie zunächst rein räumlich eine gewisse Distanz zwischen sich und die Schwiegereltern. Dann sprach sie mit ihrem Partner darüber, und die beiden beschlossen gemeinsam, die Sache in Ordnung zu bringen: Sie wollten ihren Schwiegereltern sagen, dass sie allein über ihre Zukunft bestimmen würden, und falls sie ans andere Ende der Welt ziehen müssten, würden sie das auch tun. Danach zogen sie in eine andere Gegend, und schon waren die ständigen Blasenentzündungen der jungen Frau verschwunden.

Blasenschwäche

Es gibt zwei Arten von Blasenschwäche: die Belastungsinkontinenz (Harnverlust, wenn man hustet, schwere Gegenstände hebt, lacht etc.) und die Dranginkontinenz (bei Blasenkrankheiten wie Blasenentzündung etc.). Erstere hängt mit dem Damm (Perineum) zusammen, der Muskelgruppe, die den Verschluss der Blase kontrolliert. In diesem Fall empfiehlt man Betroffenen, die entsprechenden Muskeln zu trainieren. Auch wenn das sinnvoll ist, macht man für die unwillkürlichen Harnverluste zu häufig das Perineum verantwortlich.

Emotionale Entschlüsselung

Belastungsinkontinenz: Der Damm gehört zum Beckenboden, der unseren Rumpf stützt, aber wenn er dafür allein verantwortlich wäre, hätte er eine ganze Menge zu tun! Er müsste die Gebärmutter, den Darm und die Blase tragen. Das wäre ein enormes Gewicht. Wir haben bereits gesehen, dass die Körperstabilität, die Tensegrity, eine wichtige Rolle spielt (siehe S. 32). Die Gebärmutter wird beispielsweise auch gehalten von den Bändern, die sich mit den Beckenknochen und dem Kreuzbein verbinden. So hält sich unser Körper aus eigener Kraft aufrecht. Wenn wir nun den Damm dafür verantwortlich machen, den gesamten Unterleib zu stützen, überfordern wir ihn. Er ist keineswegs die einzige Größe, die hier von Bedeutung ist. Es ist ein ständiges Spiel zwischen Halten und Gehaltenwerden. Die Haltung eines Menschen, seine Bewusstheit für den aufrechten Gang sind ebenso wichtig wie die Beckenbodenmuskulatur. Unwillkürlicher Harnverlust heißt, dass wir uns nicht mehr »gehalten« fühlen und dem Alltag nicht mehr »standhalten«. Menschen, die unter solchen unwillkürlichen Urinabgängen leiden, durchleben häufig eine Phase, in der sie sich nicht mehr ausreichend unterstützt fühlen und äußere Hilfe brauchen. Oder sie stecken in einer Situation, in der sie andere Menschen unterstützen, obwohl sie selbst schon längst nicht mehr die Kraft dazu haben. Junge Mütter leiden häufig unter unwillkürlichem Harnabgang, weil der Damm während der Geburt in der ein oder anderen Form verletzt wurde. Halten die Urinverluste an, obwohl das Perineum sich erholt hat, ist meine erste Frage gewöhnlich, wie sie ihre Schwangerschaft erlebt haben: ob die Familie, die Partnerin oder der Partner die Schwangerschaft mitgetragen hat und während der Geburt bzw. der ersten Wochen/Monate danach präsent war. Sich allein oder hilflos zu fühlen kann für solche Urinabgänge verantwortlich sein.

Dranginkontinenz: In diesem Fall ist die Blase betroffen. Es handelt sich um eine Störung der bewussten Entleerung der Blase. Im Normalfall merken wir, wenn wir Wasser lassen müssen. Und wir können unser »Geschäft« so lange verschieben, bis wir die nächste Toilette erreichen. Merken wir das aber nicht, haben wir natürlich auch keine Kontrolle. Wie bei der Blasenentzündung hat Urin mit Territorialverhalten zu tun, mit Reviermarkierung, die hier aber unkontrolliert geschieht. Das kann bedeuten, dass die Person sich unbedingt von etwas befreien muss und dass das Bedürfnis nach Kontrolle stark ist. Entweder hält die Betreffende quasi ständig Gedanken und Gefühle unter Verschluss, oder sie kann eine bestimmte Situation bzw. bestimmte Leute nicht mehr kontrollieren.

Mein Rat

Hier braucht der Körper vor allem Flexibilität: Die Blase weiß schon, was sie tut. Sie fordert die betroffene Person auf, Vertrauen zu haben – in den Körper, aber auch ganz allgemein ins Leben. Damit die »bewusste Regulierung« wieder funktioniert.

Belastungsinkontinenz: Wenn Sie diese Form von ungewolltem Urinverlust wieder abstellen wollen, müssen Sie sich Ihren Körper von Neuem bewusst machen. Die Eigenwahrnehmung (Propriozeption) der körperlichen Stütze für Gebärmutter, Blase, Bänder, Damm und den ganzen urogenitalen Bereich erlaubt in einem ersten Schritt, zwischen Muskelanspannung und Urinabgang einen Zusammenhang herzustellen. Zu diesem Zweck gibt es Übungen für den Atem und die Muskeln.

Die sogenannte »hypopressive« Methode ist hier eine echte Hilfe. Sie liegen auf dem Rücken, das Becken berührt den Boden. Eine Hand legen Sie auf den Unterbauch und atmen tief in den Bauch ein. Bei der Ausatmung lassen Sie die Luft so lange wie möglich (mindestens acht Sekunden lang) ausströmen. Dabei spannen Sie den Damm und die Muskulatur im Unterbauch an. Ziehen Sie den Bauch ein mit der Vorstellung, dass Ihr Nabel die Wirbelsäule berührt. Halten Sie den Atem einige Sekunden an, wobei der Damm angespannt bleibt. Dann lassen Sie los und atmen ein bis zwei Mal normal ein und aus, bevor Sie die Übung wiederholen. (Insgesamt mindestens zehn Mal, um eine Tiefenwirkung zu entfalten.)

Emotional ist in diesem Zusammenhang die Frage nach Halten und Gehaltenwerden wichtig. Vielleicht ist es Zeit für Sie, nicht ständig die zu sein, die Unterstützung gibt. Entweder werfen Sie Ballast ab und geben sich die Erlaubnis, nicht mehr für alles die Verantwortung zu übernehmen. Oder Sie holen sich Hilfe, weil Sie es allein nicht mehr schaffen. Andere um Unterstützung zu bitten ist kein Zeichen von Schwäche, das ist der Unterschied zwischen Unabhängigkeit und wechselseitiger Abhängigkeit. In Wirklichkeit ist kein Mensch eine Insel. Kein Mensch kann ständig alles allein stemmen. Manchmal unterstützen Sie Ihre Lieben, Ihre Projekte, Ihre Freunde. Und dann wieder sind sie es, die Ihnen helfen. Und das ist alles völlig in Ordnung.

Dranginkontinenz: Hier geht es um die bewusste Wahrnehmung dessen, welche Entscheidungen Ihre Blase trifft. Achten Sie genau darauf, was sie will und welche Bedürfnisse sie hat. Haben Sie vielleicht früher oder jetzt Ihrer Blase immer vorgeschrieben, wann es für sie Zeit ist, geleert zu werden – also nicht dann, wenn sie voll war? Häufig entspringt das Bedürfnis, auf die Toilette zu gehen, unserem Kopf und nicht der Wahrnehmung des betroffenen Organs. (Zum Beispiel, wenn Sie wissen, dass Sie in nächster Zeit dazu keine Gelegenheit mehr haben werden.) Menschen mit Penis erleben viel seltener unwillkürliche Urinabgänge: zum einen, weil ihre Blase einfach ein größeres Fassungsvermögen hat, zum anderen, weil sie sicher sein können, jederzeit urinieren zu dürfen, überall, sobald sie dazu Lust haben, in der Stadt ebenso wie auf dem Land. Die Sauberkeit öffentlicher Toiletten lässt ja oft zu wünschen übrig, aber es ist auch nötig, dass Sie sich erlauben, Pipi zu machen, wenn Sie das möchten. Auch wenn Sie mal irgendwo fragen müssen, ob Sie auf die Toilette gehen dürfen bzw. wo diese sind. Ihre Blase möchte, dass Sie ihr vertrauen. Und nicht nur ihr, sondern dem Leben, das immer eine Toilette für Sie bereithalten wird, auf all Ihren Wegen. So zeigt Ihr Körper Ihnen, dass Sie immer eine Lösung finden werden. Und Ihre Blase wird sich im richtigen Augenblick und am richtigen Ort bewusst »regulieren«.

DIE KRANKHEITEN DER VAGINA

Die Vagina ist der Raum zwischen Innen- und Außenwelt. Symbolisch ist sie schon deshalb interessant, weil sie mit beiden in Verbindung steht. Sie ist der rote Faden, der Sie mit dem Rest der Welt verbindet.

Vaginitis und Vaginose

Der Unterschied liegt in der letzten Silbe, denn »-itis« heißt, dass es sich um eine Entzündung handelt, »-ose« hingegen verweist auf eine Störung verursacht durch Bakterien, die in der Vagina nichts verloren haben. Äußere Anzeichen sind ein starker Ausfluss von gelber oder grünlicher Farbe, der überdies unangenehm riecht. Ihr Körper bekämpft die Bakterien, entzündet sich aber nicht. Bei der Vaginitis handelt es sich um eine entzündliche Reaktion, die den Körper schützen soll: Schmerzen, Rötung, Reizungen, Schwellungen, Läsionen. Die Vaginose kann zur Vaginitis führen. Ursachen können sein: Bakterien, Viren, Parasiten, Aggression (zu trockene Vagina beim sexuellen Eindringen), eine zu enge Hose, aber auch die Einnahme von Antibiotika, Kortisonpräparaten oder synthetischen Hormonen, die das saure Milieu der Vagina beeinträchtigen.

Emotionale Entschlüsselung

Ob es sich nun um eine Vaginitis oder Vaginose handelt, in beiden Fällen sind die Wände Ihres Eingangsbereiches betroffen. Jemand oder etwas wollte unbedingt verändern, wie dieser ausgestattet ist. Je häufiger Vaginitis oder Vaginose auftreten, desto stärker ist dieser Bereich betroffen. Das ist, als hätte man erst nur mal ein Bild abgenommen, aber am Ende ist der ganze Raum anders eingerichtet! Mit dieser bakteriellen Veränderung will Ihr Körper vielleicht Ihr

Verhalten beeinflussen. Vielleicht hat er auch Angst. Auf der symbolischen Ebene haben wir vielleicht Angst, die Deko zu verändern, oder vor einer bevorstehenden Veränderung oder davor, dass eine Situation aus der Vergangenheit sich wiederholen könnte: aggressive sexuelle Beziehungen, eine Schwangerschaft ...

Mein Rat

Sobald sich die ersten Symptome dieser Störungen zeigen, empfehle ich Ihnen, sich anzuschauen, welche Veränderungen es jüngst in Ihrer Umgebung gegeben hat. Was verändert sich gerade: in der Außenwelt ebenso wie in Ihnen selbst? Empfinden Sie diesen Wandel als angenehm oder unangenehm? Achten Sie vor allem auf alle Aspekte Ihrer Sexualität, wenn Sie tiefer schürfen wollen. Vielleicht ist es an der Zeit, dass Sie die Art ändern, wie Sie Liebe machen. Vielleicht müssen Sie sich neu erfinden, sich auf neue Techniken einlassen. In jedem Fall liegt Veränderung in der Luft ...

Dyspareunie und Vaginismus

Die Dyspareunie bezeichnet alle Schmerzen der gynäkologischen Matrix während oder nach einer sexuellen Begegnung. Dieses Symptom kann verschiedene Ursachen haben. Viele Erkrankungen der gynäkologischen Matrix können Schmerzen verursachen: Vulvatrockenheit, Endometriose, Flechten, Vaginosen, Bartholinitis, Vulvitis, Pilzinfektionen, Vaginitis etc. Daher sollte eine mögliche organische Ursache dieser Schmerzen immer geklärt werden. Als Vaginismus bezeichnet man Schmerzen beim Sexualakt. Hier geht es um eine reflexhafte Verkrampfung der Beckenbodenmuskulatur, sobald etwas (Menstruationstasse, Spekulum, Finger, Penis etc.) in die Vagina einzudringen versucht. Diese Krankheit ist wenig bekannt, allerdings vergleichsweise verbreitet. Die Ursache dafür ist noch unbekannt. Die Schulmedizin bezeichnet den Vaginismus als psychosomatische Krankheit.

Emotionale Entschlüsselung

Wenn wir zum Bild vom Eingangsbereich zurückkehren wollen, so ist klar: Beim Vaginismus bzw. der Dyspareunie wird die Tür vor der Nase zugeschlagen. Die Vagina weigert sich, irgendetwas oder jemanden zu umschließen. Sie verweigert sich der Außenwelt total. Ich möchte noch betonen, dass diese angeblich »psychosomatischen« Krankheiten keineswegs auf sexuelle Aggression zurückgehen müssen, wie manche »Spezialisten« annehmen.

BEISPIEL AUS MEINER PRAXIS

Eine von mir begleitete Person war ziemlich wütend, weil man ihren Vaginismus immer mit Aggression in Verbindung brachte. Sie sagte mir, dass sie nie sexuell missbraucht worden sei und dass sie große Lust hätte, Liebe zu machen und ihre Partner in sich aufzunehmen. Für sie hatte das nichts mit Verweigerung zu tun, und ich glaubte ihr. Aber ich erklärte ihr, dass die Vagina häufig noch in der Vergangenheit lebt. Die Gegenwart, die sie im Kopf hatte, war für ihren Körper noch nicht angebrochen. Wir haben uns daher gemeinsam angesehen, was sie in den letzten Jahren abgelehnt hatte, und zwar nicht nur in sexueller Hinsicht. Bei einer Fantasiereise erzählte sie mir vom Stellenwert, den die Religion in ihrer Familie immer eingenommen hatte. Als sie sich mit 17 Jahren von ihrer Familie löste, wollte sie mit der Religion, in der sie erzogen worden war, nichts mehr zu tun haben. Das war für sie eine große Erleichterung, doch wenn sie nach Hause kam, barg dies immer einen gewissen Konfliktstoff. Sie gestand mir, dass sie auch Jahre später noch Angst hatte, einem neuen Dogma zu verfallen. Sie lehnte alle Glaubenssätze kategorisch ab. Ihre Vagina setzte diese Weigerung offensichtlich in die Tat um. Daher wollte ich wissen, inwiefern die Sexualität für sie ein Dogma darstellte. Sie verstand, dass sie tief im Inneren daran zweifelte, dass Sexualität und Liebe ihre neue »Religion« sein könnten. In einen ihrer Partner war sie unglaublich verliebt und sehnte sich häufig nach ihm. Sie hatte Angst, dass ihre Liebe zu ihm ein neues Gefängnis werden könnte wie die Religion in ihrer Familie. Wir konnten die Angst, von dieser Liebe und der Sexualität abhängig zu werden, gemeinsam auflösen ebenso wie die Furcht, neuen Glaubensformen zu verfallen. Mit Meditation suchten wir nach dem Ort, wo sich diese Angst im Körper versteckt hatte, damit meine Klientin dazu einen besseren Zugang fand. Dann stärkten wir zusammen ihr Vertrauen in ihre Entscheidungsfähigkeit. Ich habe mit ihr einen Ort im Inneren erarbeitet, in den sie vollstes Vertrauen hatte. Es handelte sich dabei um eine Erinnerung, in der sie dieses Gefühl kennengelernt hatte. In der Folge lernte sie, sich darauf zu konzentrieren und diese Erinnerung in ihre Vision von Liebe und Sexualität mit aufzunehmen. Die ganze Arbeit drehte sich um Visualisierungs- und Meditationsübungen sowie um Gespräche. Ich habe meine Klientin auch gebeten, eine Collage zu erstellen, die ihr Selbstvertrauen darstellte, damit sie sich rein äußerlich damit identifizieren konnte. Mithilfe dieser Dekonstruktion und der Bewusstmachung ihrer Anatomie, bei der sie lernte, ihre Vagina körperlich und energetisch zu spüren, ist sie Schritt für Schritt so weit gekommen, dass sie ihre Pforte öffnen und alles umfassen kann, was sie möchte.

Mein Rat

Ich habe in meiner Praxis immer wieder mit nicht diagnostizierten Dyspareunien zu tun und stelle fest, dass viel davon abhängt, ob man sich die richtige Begleitung für diese Probleme aussucht. Manche Menschen im Gesundheitssektor überdecken das Problem, indem sie unangemessene Ratschläge geben wie »Lassen Sie los«, »Entspannen Sie sich« oder »Lassen Sie es einfach geschehen«. Es ist wichtig, sich hier sinnvolle Hilfe zu suchen und zu der Begleitung echtes Vertrauen zu entwickeln. Wenn es bei sexuellen Begegnungen zu Schmerzen kommt, und seien sie noch so geringfügig, dann liegt es auf der Hand, dass etwas körperlich und/oder psychisch nicht funktioniert.

Werfen Sie auch einen Blick auf Ihre Beziehung zu Autoritätsfiguren, auf das, was man Ihnen verweigert oder was Sie sich selbst nicht zugestehen. Danach achten Sie darauf, welche Angst sich hinter dieser Verweigerung verbirgt und wie Sie diese überwinden können, um wieder Zutrauen zu sich selbst zu fassen.

Das Papillomavirus

Das Papillomavirus steht hinter einer weit verbreiteten sexuell übertragbaren Infektion, die selbst bei Geschlechtsverkehr mit Kondom über die Finger von einer Schleimhaut auf die andere übertragen werden kann. Im Grunde handelt es sich beim Papillomavirus um gut hundert Viren. Sie können den gesamten Organismus infizieren, vor allem die Vulva, die Vagina, den Gebärmutterhals, den Anus und die Harnröhre. Der Großteil dieser Infektionen ist gutartig, und der Körper wird allein mit ihnen fertig. Allerdings sollte man sein Immunsystem stärken (Lebensqualität, Schlaf, Ernährung, geistige Gesundheit, körperliche Aktivität), damit der

Organismus die Viren wieder ausscheiden kann. Manchmal lässt das Virus Warzen auf den befallenen Körperteilen sprießen. Auch wenn die Papillomaviren mittlerweile bekannt sind, kann ein Typus am Gebärmutterhals tumorartige Wucherungen verursachen: Die Zellen des Gebärmutterhalses entarten, es entsteht Krebs, und dieser bedroht den ganzen Organismus.

Emotionale Entschlüsselung

Das Papillomavirus befällt den Gebärmutterhals, also die verriegelte Tür zu Ihrem Innenleben, zu der nur Sie allein den Schlüssel haben. Wenn sich dort Verletzungen zeigen, wurde die Tür beschädigt. Jemand oder etwas versuchte, sich Zutritt zu verschaffen, wo er/es nicht willkommen war. Beschädigen heißt, im Wert herabsetzen, vielleicht sogar zerstören. Dabei geht es nicht unbedingt um den/die Partner, die Ihnen das Virus übertragen haben! (Vorausgesetzt, Sie wissen, wer es war.) Einmal mehr interessiert uns hier die symbolische Ebene. Vielleicht haben Sie sich in der Vergangenheit einmal entwertet gefühlt, körperlich oder seelisch, durch irgendetwas oder irgendjemanden. Sie haben sich herabgesetzt gefühlt, in der Schule, in der Kindheit, in einer Beziehung … Das Immunsystem spielt beim Sieg über das Papillomavirus eine entscheidende Rolle. Es verteidigt den Organismus. Wenn eine Klientin oder ein Klient von mir vom Papillomavirus befallen ist, frage ich nach, ob diese Person sich körperlich oder seelisch schwach gefühlt hat, wie sie auf einen Angriff reagiert hat, ob sie sich gegen bestimmte Menschen oder Situationen wehren kann.

Mein Rat

Wenn diese Pforte beschädigt wurde, möchte ich Sie einladen, sich auf deren Verteidigung zu konzentrieren. Jeder Mensch muss lernen, sich körperlich und seelisch zur Wehr zu setzen, dann fühlt er sich wohler. Selbst wenn sie an sich unbedeutend erscheinen mag, schenkt uns die Fähigkeit, uns selbst schützen zu können, Vertrauen in uns selbst und in unser Geschick beim Setzen von Grenzen.

BEISPIEL AUS MEINER PRAXIS

Ich selbst habe mir das Papillomavirus auch einmal eingefangen. Im selben Jahr habe ich in Brüssel gelernt, mich verbal und körperlich zu verteidigen – durch Kurse bei der gemeinnützigen Organisation Garance. Wie viele Frauen mied ich dunkle Ecken und Miniröcke, wenn ich spätabends nach Hause gehen musste. Ich bin absolut nicht für Gewaltanwendung. Aber ein paar simple Tricks zu kennen, mit denen ich mich wehren konnte, hat mir viel Selbstvertrauen geschenkt. Mittlerweile weiß ich, dass ich imstande bin, mich selbst zu verteidigen. Wenn ich will, kann ich jemandem die Nase brechen. Das sage ich gern, weil es mich keineswegs zu einer Gewalttäterin macht. Ich war noch nie in der Situation, dies in der Praxis anwenden zu müssen, und das ist wunderbar. Aber allein das Wissen, dass ich es kann, hilft mir enorm. Das hat mein Gefühl für Selbstwirksamkeit und Sicherheit gestärkt. Vor dem nächsten Abstrich trennte ich mich von meinem damaligen Freund und konnte dabei meine Entscheidung verteidigen. Seitdem wurde nie wieder ein Papillomavirus bei mir festgestellt …

Gebärmutterhalskrebs

Beim Gebärmutterhalskrebs kommt es zu einer bösartigen Zellwucherung, die schließlich den ganzen Organismus bedroht. So gut wie alle Gebärmutterhalstumoren (99 Prozent) gehen auf eine Infektion mit humanen Papillomaviren zurück. Das französische *Institut national du cancer* meldet, dass durch regelmäßige Abstriche (Krebsvorsorge) die Anzahl der Erkrankungs- und Todesfälle in den letzten 20 Jahren massiv zurückgegangen ist. Das ist also die beste Lösung: Die Wucherung wird früh erkannt und behandelt. Man empfiehlt, sich ab dem Alter von 25 Jahren alle drei Jahre untersuchen zu lassen. Der Abstrich sollte von einer Gynäkologin vorgenommen werden. Sollte es sich tatsächlich um eine bösartige Wucherung handeln, ist es interessant zu fragen, warum die Zellen entarten. Normalerweise trägt jede Körperzelle ein Programm in sich, das ihr sagt, wie sie sich im Organismus zu verhalten hat. Das ist sozusagen die »zelluläre Intelligenz«. Zu Zellwucherungen kommt es, wenn dieses Programm nicht mehr funktioniert. Darüber wiederum bestimmt unsere DNS. Was bedeutet, dass Krebszellen ihren Ursprung in einer Anomalie der Erbsubstanz haben. Die DNS ist Quell unseres Lebens, das Fundament jeder Zelle, jedes Gewebes im Körper. Wenn sie sich verändert, hat das weitreichende Folgen. Warum? Das ist eine komplexe Frage, denn auch die Umweltbedingungen spielen dabei eine große Rolle …

Emotionale Entschlüsselung

Eine Selbstzerstörung unserer Zellen heißt, wir richten Gewalt gegen uns selbst. Als hätten wir unsere Lebensenergie verloren. Wenn keine Energie mehr da ist, erlischt der Lebensfunke. Vielleicht hat dieser Mensch jede Hoffnung verloren. Durch Entscheidungen, die Sie oder andere Menschen getroffen haben, sind Sie Gefangene des Schicksals. Sie fühlen sich, als säßen Sie im Gefängnis, als könnte sich nie wieder etwas ändern. In gewisser Weise blockieren Sie die Rückkehr ins Leben.

Mein Rat

Endokrine Disruptoren, Radioaktivität, Teerpartikel im Zigarettenrauch, Kunststoffe, Pestizide und Konservierungsstoffe gehören zu den Umweltfaktoren, die auf unsere DNS einwirken. Wir sollten uns daher um unsere Umwelt und unsere Ernährung kümmern, aber auch um unsere geistige Gesundheit. So können wir unsere zelluläre Intelligenz achten und gesund erhalten.

Wie beim Papillomavirus bitte ich die Menschen, die ich begleite, darum, sich ihre körperliche und seelische Immunabwehr anzusehen. Wenn man lernt, sich körperlich und verbal zu schützen, verleiht einem das häufig neue Lebenskraft. Ich stelle mir die DNS gern als Mauer vor, die die Zellen schützt. Wenn diese entarten, hat die Mauer zu bröckeln angefangen. Die Stabilität geht verloren, die Zellen sterben ab oder lassen feindliche Kräfte durch. Sich verteidigen heißt, dass wir diese Mauer instand setzen, sie befestigen, damit sie dichter und höher ist. So wie wir das für unsere Sicherheit und unser Wohlbefinden brauchen.

Außerdem lade ich meine Klienten ein, sich mit einer Vision von ihrem Ich zu verbinden, in der sie alles tun können, was sie gern machen würden. Stellen Sie sich vor, Sie leben in der besten aller Welten. An welchem Ort leben Sie? Mit welchen Menschen sind Sie zusammen? Was machen Sie? Spüren Sie der Schwingung Ihrer Zellen nach, wenn Sie diesen Traum verfolgen. Wenn Sie ihn wirklich im Körper spüren, dann müssen Sie nur noch eines tun:

ihn Wirklichkeit werden lassen. Entscheiden Sie sich für einen ersten Schritt und gehen Sie ans Werk!

DIE KRANKHEITEN DER GEBÄRMUTTER

Die Gebärmutter ist Sitz unserer Identität. Sie wird sich zu Wort melden, wenn unser Leben nicht dem entspricht, was wir wirklich sind. In diesem Organ drückt sich das »Sein« aus, nicht das »Haben«. Das, wofür wir uns entscheiden. Sie schafft die Realität nicht, sie lebt sie.

Endometriose und Adenomyose

Vor einigen Jahren ging man davon aus, dass bei der Endometriose – und der Adenomyose – Zellen der Gebärmutterschleimhaut in andere Gewebe des Körpers einwandern. Mittlerweile stellen neuere Studien dies infrage. Tatsächlich gab es auch Fälle von Endometriose bei Männern, die ja nun mal keine Gebärmutterschleimhaut haben. Diese Erkrankung ist also durchaus komplex und ihre Ursache noch immer unbekannt. Was man mit Sicherheit sagen kann, ist Folgendes: Zellen, die ähnliche Eigenschaften aufweisen wie das Endometrium, wandern in den Körper und besiedeln bestimmte Gewebe, wo sie sich dann verhalten wie die Gebärmutterschleimhaut unter Östrogeneinfluss. Trotzdem spreche ich nicht von »Zellen der Gebärmutterschleimhaut«, sondern von »Zellen endometrialen Typs«, um Verwirrung zu vermeiden.

Der Unterschied zwischen Adenomyose und Endometriose hängt mit dem Ort zusammen, an dem diese Zellen sich ansiedeln. Bei der Adenomyose wandern sie in die äußere Schicht der Gebärmutter ein, in das Muskelgewebe. Doch auch das ist sehr schmerzhaft. Im Falle der Endometriose breiten diese Zellen sich über den Körper aus und befallen viele Organe: Eileiter, Eierstöcke, Blase, Bänder, Bauchfell, ja selbst Nieren und Lunge. Die Zellen vom endometrialen Typ gehören zu den wenigen, die sich auf Kommando vervielfältigen oder absterben können. Anders jedoch als bei den Hautzellen, die einfach absterben und abfallen, hat der Körper es hier nicht mit Zellen zu tun, die ihn bewusst »verlassen«. Wenn Zellen vom endometrialen Typ in andere Organe wandern, bedeutet das Arbeit für das Gewebe, weil sie genauso absterben und sich erneuern, wie es die Gebärmutterschleimhaut tut. Für den Körper ist das ein Schock, denn die Zellen der Eierstöcke oder der Bänder sind nicht dafür eingerichtet, sich abzulösen.

Diese besondere Situation kann verschiedene Reaktionen zur Folge haben wie etwa starke Schmerzen, aber auch das muss nicht unbedingt sein. Manche Menschen leben mit solchen endometrialen Herden, ohne Schmerzen zu verspüren. Andere haben nur ein oder zwei dieser Herde und erleben sehr starke Schmerzen. Aus verschiedenen Gründen bedeutet es für die Betroffenen bis zur korrekten Diagnose einen langen Kampf. Selbst heute vergehen noch gut sieben Jahre bis zur Diagnosestellung. Das liegt auch daran, dass die einzelnen Herde im Ultraschall schwer zu erkennen sind, häufig gibt nicht einmal ein MRT Aufschluss. Meist bringt erst die Endoskopie ein korrektes Ergebnis. Ein weiterer Grund ist, dass die Krankheit immer noch recht unbekannt ist. Sie kann die unterschiedlichsten Formen annehmen und ist mitunter auch nicht leicht zu erkennen. Zudem nimmt die Schulmedizin Menstruationsschmerzen schlicht nicht ernst genug. Wenn Sie an einer Diagnose zweifeln, holen Sie eine zweite, nötigenfalls auch eine dritte Meinung ein.

Emotionale Entschlüsselung

Für die emotionale Gynäkologie liegt der springende Punkt bei dieser Erkrankung schon in der Definition: Wanderung von Zellen endometrialen Typs. Es handelt sich also um eine *Migration*. Wir alle haben schon von der Migration ganzer Völker gehört. Die Menschen tun so etwas nie zum Vergnügen. Meist gibt es in ihrem Land ein gravierendes Ereignis, das zur Ursache dieser Wanderungsbewegungen wird: Krieg, Hunger, Armut und Klima sind die Hauptursachen. Übertragen auf die endometriale Migration stellt sich die Frage, aus welchem Grund diese Zellen sich zum Auswandern gezwungen fühlen. Und sind sie es nicht, warum besiedeln sie dann Bereiche, für die sie nicht geschaffen sind? Gibt es da vielleicht einen Konflikt? Da die Gebärmutter symbolisch für Identität und Schöpferkraft steht, handelt es sich wohl um einen Identitätskonflikt. Jemand oder etwas verbietet Ihrer Gebärmutter, das zu sein, was sie sein möchte. Irgendetwas hindert Sie daran, das zu werden, was Sie sein möchten. Das kann sich ganz unterschiedlich ausdrücken: Vielleicht haben auch Sie eine geografische Migration hinter sich und finden sich am neuen Ort selbst nicht mehr. Oder Sie haben eine emotionale Migration vor sich, um sich aus einer toxischen Beziehung zu lösen. Vielleicht will Sie auch jemand nach seinem Bilde formen.

Mein Rat

Endometriose heißt, dass man sich nicht am richtigen Ort fühlt. Wir müssen diesen also suchen, entweder durch reale Migration, d. h. Umzug, oder durch Loslösung von der Familie. Manche Menschen, die unter Endometriose leiden, erzählen, dass sie eine Verantwortung übernommen haben, die nicht die ihre war – sich beispielsweise um einen kranken Elternteil kümmern (Sie sind plötzlich selbst »Mutter« für ihre Eltern und nicht mehr »Tochter«). Die Identität in der Ahnenlinie ist in der Schwebe, und der Körper reagiert mit Migration. In solch einem Fall ist es wichtig, seinen Platz zu finden, zu sich selbst zurückzukehren, in sich selbst. Fangen Sie an, Ihren Körper und Ihre Gebärmutter als einzigartigen Ort zu sehen, der Ihr »Eigenheim« ist. Und natürlich muss dieses zu Ihnen passen. Finden Sie mithilfe der Visualisierungsübung für die Gebärmutter (siehe S. 56) heraus, ob dies bei Ihnen der Fall ist. Wenn nicht, dann schlagen Sie Ihrer Gebärmutter ein anderes Bild vor, in dem Sie gern leben. Dann wenden Sie sich an die Endometrioseherde und fordern diese auf, nach Hause zurückzukehren. Sagen Sie ihnen, dass sie dort willkommen sind und dass niemand ihnen den Platz streitig machen wird. Sie sind dort schließlich zu Hause.

Myome, Zysten und Polypen

Auch wenn diese drei Auswüchse an der Gebärmutter sich unterscheiden, so ist das Prinzip doch dasselbe: Es bilden sich Zellklumpen, entweder aus Muskelzellen (Myom bzw. Fibrom), aus anderen Zellen (Polyp), und diese können auch noch mit Flüssigkeit gefüllt sein (Zyste). Diese Zellansammlungen sind meist gutartig, aber ihre Größe kann zum Problem werden. Manche Zysten oder Myome erreichen 10 bis 15 Zentimeter Durchmesser. Das ist auch gefährlich, weil sie im Körper Raum beanspruchen, der nicht für sie gedacht ist. Sie überdehnen die Gebärmutter, verhindern eine Befruchtung und zerren an den Bändern. Zysten können darüber hinaus platzen, was schwierig ist, wenn sie mit Blut gefüllt sind.

Emotionale Entschlüsselung

Seinen Platz einnehmen: Das zeigt, wo die symbolische Ebene dieser Wucherungen liegt. Etwas sammelt sich im Körper an einer Stelle an, wo es nicht hingehört. Entschlüsseln lässt sich das, wenn Sie sich fragen, was in Ihrem Leben zu viel Raum einnimmt: Menschen oder Situationen, die Sie eigentlich nichts angehen … In diesem Fall ist es das Beste, einfach seinen Raum wieder zu beanspruchen. Indem Sie sich verbal Luft machen, unmissverständlich Ihre Absichten äußern. Aber auch, indem Sie körperlich Ihren Raum einnehmen, und zwar so viel, wie nötig ist. Wenn Sie im Haus, in Ihrem Zimmer oder Ihrem Bett den Ihnen zustehenden Raum beanspruchen, kann das helfen, sich diese Wirkmächtigkeit zurückzuholen.

Oder vielleicht ballen sich Ihre Gedanken um ein bestimmtes Thema zusammen und nehmen so geistig zu viel Raum ein. Sie kauen ständig Ereignisse und Erfahrungen durch – auch wenn diese längst der Vergangenheit angehören oder noch vor Ihnen liegen. »Hätte ich bloß dies nicht gesagt …« Und: »Hätte ich doch nur jenes getan …« Oder: »Und wenn ich mich nun dafür entscheiden würde …« Solche Gedanken sorgen nicht nur im Kopf für Stauungen, sondern auch in der gynäkologischen Matrix. Da Ihr Kopf nun ständig auf Nachschub an Blut angewiesen ist, fehlt es anderweitig. Und so kommt es zu diesen Wucherungen im Körper.

Mein Rat

Um diese Situation gar nicht erst eintreten zu lassen, ist es gut, den Fluss der Gedanken einzudämmen und zurück in die Gegenwart zu kommen. Dieser Rat hört sich einfach an, ist aber für die meisten von uns schwer in die Praxis umzusetzen, denn in unserem Kopf wuchern ja jede Sekunde Abertausende Gedanken. Wir müssen wieder lernen, uns ein paar Minuten Zeit zu nehmen, um unsere Gedanken auf ein Minimum zu reduzieren. Ein guter Weg ist, sich zu diesem Zweck auf den Körper zu besinnen: Wenn wir unsere Aufmerksamkeit auf das richten, was im Körper vorgeht, verliert der Strom der Gedanken für eine Weile an Macht. Der Körper-Scan ist eine gute Übung, um ganz in Ihren Körper einzutauchen. Dabei richten Sie nacheinander Ihre Aufmerksamkeit auf jede einzelne Körperpartie, von den Zehen bis hinauf zur Schädeldecke. Wenn Sie viel Zeit haben, können Sie das sehr kleinteilig gestalten: Zehen, Innengewölbe des Fußes, Fersen, Knöchel, Wade, Knie, Oberschenkel, Becken, Pobacken, Vulva, Bauch, unterer Rücken, Wirbelsäule, Brust, Nacken, Kehle, Punkt, an dem der Kopf aufliegt; Kinn, Ohr, Mund, Kiefer, Zunge, Nasenlöcher, Augen, Stirn, Haare, oberster Punkt der Schädeldecke. Oder Sie machen den Schnelldurchlauf: Füße, Beine, Becken, Rücken, Bauch, Brustraum, Kopf. Sehr nützlich ist dabei die Atmung. Sagen Sie sich beim Einatmen: »Nun richte ich meine Aufmerksamkeit auf (Körperteil).« Beim Ausatmen wiederholen Sie: »Nun lasse ich diese Körperpartie los.« So können Sie zuerst Ihre Aufmerksamkeit auf den betreffenden Körperteil lenken, um ihn dann zu entspannen.

ÜBUNG

Klangschwingungen

Bislang haben wir folgende Methoden angewandt, um uns mit der gynäkologischen Matrix zu verbinden: Tanz (siehe S. 150), Propriozeption (siehe S. 168), Schreiben oder Massage (siehe S. 175). Nun werden Sie lernen, wie Sie diese Verbindung mithilfe der Klangmeditation herstellen können. Jeder Klang besteht aus akustischen Wellen, die sich ausbreiten und dabei ihre gesamte Umgebung zum Schwingen anregen. Vielleicht haben Sie diese Erfahrung schon einmal bei einem Konzert gemacht: Klänge, die Ihren Körper erfassen und durchdringen. Das trifft vor allem auf tiefe Töne zu, auf das, was man normalerweise als »Bass« bezeichnet. Es ist kein Wunder, dass die Schamanentrommel im Moment so beliebt ist. Ihre Schwingungen hallen in uns wider. Laura Moreno zufolge erinnert uns die Schamanentrommel an den Herzschlag unserer Mutter, als wir noch in ihrem Bauch waren. Sie können dieses Gefühl mit einem Musikinstrument oder einfach mit Ihrer Stimme wieder zum Leben erwecken.

Was Sie brauchen: Ihre Stimme, eine Trommel oder eine Klangschale.

Wie es geht: Machen Sie sich Ihre Absicht bewusst, ehe Sie Töne erzeugen und zu Ihrer gynäkologischen Matrix schicken. Eine Klangschale, die Sie auf dem Bauch platzieren, hilft Ihnen, mit Ihrer Gebärmutter in Kontakt zu treten. Die Trommel und andere Schlaginstrumente schicken ebenfalls starke Schwingungen zur Matrix. Wenn Sie kein solches Instrument besitzen, benutzen Sie Ihre Stimme. Ich möchte Sie ermutigen, Vokale zu intonieren: a, o, i, u. Dann lassen Sie die Schwingungen vom Brustkorb in den Bauchraum wandern. Oder Sie chanten die Mantras des Wurzel- und Kreuzbeinchakras: LAM für das Wurzelchakra, VAM für das Energiezentrum am Kreuzbein. Intonieren Sie diese Silben bzw. Töne mindestens zehn Minuten lang, um einen Ton zu erzeugen, der Ihre Schwingungsenergie ändert. Wenn Sie Ihre Klangmeditation beendet haben, nehmen Sie sich fünf Minuten Zeit, um zu beobachten, was in Ihnen vorgeht. Ein Kribbeln vielleicht oder Schmetterlinge im Bauch, die auch nach dem Tönen noch anhalten. Achten Sie auch darauf, ob Sie sich danach erleichtert fühlen oder nicht.

Prolaps

Bei einem Prolaps sacken die betroffenen Organe nach unten. Im Bauchraum der Frau ist es gewöhnlich die Gebärmutter, die sich senkt, aber es können auch andere Organe (Blase, Rektum) betroffen sein. Das passiert, wenn vom Rumpf her zu starker Druck auf den Beckenboden erfolgt. Verantwortlich sind dafür Bauchmuskeln, Bänder und Damm. Daher ist es so wichtig, nach einer Geburt den Beckenboden zu trainieren, damit dieser sich nicht senkt und damit einem Prolaps Vorschub leistet.

Dabei spielt nicht nur der Beckenboden eine Rolle. Man erklärt ihn meist vorschnell zum Hauptschuldigen und vergisst, dass er zwar die gynäkologische Matrix mithält, dass dieser Halt aber eigentlich die Hauptaufgabe der Bänder ist. Man kann das mit einem Gummiband vergleichen: Je öfter man es in die Länge zieht, desto weniger kehrt es in seine unverformte Ausgangslage zurück, es leiert also aus. Tatsächlich dehnen sich die Bänder mit der Zeit, ihre Elastizität nimmt ab, und sie werden immer länger. Die Gebärmutter wird nicht mehr richtig gehalten und folgt dem Diktat der Schwerkraft: Sie senkt sich. Das kann auch bei einer schwierigen Geburt geschehen. Eine Epiduralanästhesie fördert diese Dehnung noch, weil die Gebärende weniger Kontrolle über das Pressen hat. Manche Menschen gewöhnen sich an, beim Urinieren oder beim Stuhlgang zu pressen, was ebenfalls langfristig zur Überdehnung führt. Denn auch Harnröhre und Anus sind mit Muskeln ausgestattet – Schließmuskel –, die den Urin- bzw. Kotabgang regeln. Wenn der Schließmuskel sich entspannt, ist der Ausstoß gesichert. Das Pressen ist eine Anspannung. Der Schließmuskel aber muss sich entspannen, damit es zur Entleerung kommen kann. Daher sind die beiden Bewegungen antinomisch. Und die Bänder haben die Folgen zu tragen.

Emotionale Entschlüsselung

Zum Prolaps kommt es, wenn die Gebärmutter keine Unterstützung mehr hat und man zu sehr presst. Um zu verstehen, was emotional dahintersteht, muss man sich vergegenwärtigen, was es bedeutet, wenn der »Halt« fehlt. Jemand braucht Hilfe und bekommt sie nicht. Beispielsweise wenn eine Frau nach der Geburt eine schwierige Zeit durchlebt und keine oder wenig Unterstützung von ihren Verwandten bekommt, etwa wenn der Partner bald wieder zur Arbeit muss oder die Familie weit entfernt lebt. Dann ist sie allein, in einer Situation, in der ihr Körper physisch und emotional schwere Belastungen zu ertragen hat und rundherum alles Kopf steht. Aber ein Prolaps ist eine längerfristige Angelegenheit. Er kann sich auch einstellen, wenn jemand seinen Lieben ständig zur Verfügung steht, wenn diese Person immer für die anderen da ist, für alle ein offenes Ohr hat und eine starke mentale Belastung schultern muss (Kindererziehung, Haushalt, Finanzen etc.).

Damit sich unser Stützapparat nicht überdehnt, müssen wir entweder Ballast abwerfen oder uns Hilfe holen. Und das Ballastabwerfen kann auch eine Trennung sein, eine Scheidung oder ein klärendes Gespräch mit dem Partner. Fragen Sie sich, wer Sie unterstützt bzw. ob Sie die Stütze sind. Tragen Sie zu schwer an anderer Menschen Last, überlasten Sie Ihr System. Dann ist es Zeit, diese Lasten gehen zu lassen.

Mein Rat

Achten Sie darauf, ob Sie Hilfe von außen erhalten oder ob Sie ganz auf sich gestellt sind. Manche Situationen kann man nicht allein durchstehen. Wir können nicht alles im Alleingang stemmen. Ohne Beistand bricht eines Tages alles zusammen. Um Halt für Ihren Körper zu finden, müssen Sie zuerst klären, was Sie brauchen und was Ihnen Sorgen bereitet. Was findet nicht ausreichend Respekt? Wo geben Sie zu viel, ohne etwas zurückzuerhalten? Um Hilfe zu bitten ist da entscheidend. Aber womöglich kommt sie nicht von der Seite, von der wir sie erwarten. Es ist besser, sich von manchen Menschen und aus manchen Situationen zu verabschieden, als ewig vor verschlossener Tür auszuharren. Gestehen Sie sich zu, so viel Unterstützung zu bekommen, wie Sie selbst geben.

DIE KRANKHEITEN DER EIERSTÖCKE

Die Eierstöcke sind der Ort, an dem die Schöpfung entspringt. Sie werden in Mitleidenschaft gezogen, wenn Ihre Schöpferkraft im weitesten Sinne durch Hindernisse von außen oder durch Sie selbst blockiert wird. Als Quelle des Lebens gehören sie in den Bereich des aktiven Tuns, zur Sonnenenergie des Schaffens und Aufbauens.

Schmerzen in den Eierstöcken

Während des Eisprungs kann es auch zu Schmerzen auf einer oder auf beiden Seiten des Unterbauchs kommen. Manchmal pikst es einfach, dann wieder fühlt es sich an wie ein Krampf, der sich bis zu den Lendenwirbeln zieht. Diese Schmerzen haben damit zu tun, dass das Ei aus seinem Follikel »entlassen« wird. Sobald die Oozyte gereift ist, gleitet der Follikel über die Wand der Eierstöcke und öffnet sich, wobei die Eizelle frei wird. Die Hülle platzt keineswegs, sondern öffnet sich nur ein paar Millimeter. Der Follikel bildet einen kleinen Krater aus und entwickelt sich dann zum Gelbkörper. Der Übergang von der Membran der Eierstöcke in die

Eileiter kann aus verschiedenen Gründen schmerzhaft sein. Verklebungen, Entzündungen oder die Größe des Follikels können dafür verantwortlich sein. Letztlich lässt sich das aber nur mit Ultraschall feststellen.

Emotionale Entschlüsselung

Der Übergang des Eis von den Eierstöcken zum Eileiter ist geprägt von solarer Energie und Bewegung. Der neue Eisprung sollte Grund zur Freude sein, aber Sie wollen vielleicht im Moment nichts Neues anfangen. Auch keine frische Idee präsentieren. Sie haben nicht den Mut, bestimmte Dinge klar zu sagen oder eine bestimmte Entscheidung zu treffen. Ich vergleiche den Eisprung gern mit einem Bungeesprung: Sie stehen am Abgrund und haben Angst, sich in die Leere fallen zu lassen. Diese Stiche Ihrer Eierstöcke sagen Ihnen, dass es jetzt Zeit ist für Sie, aktiv zu werden. Wie im Leben liegt die eigentliche Kraft darin, den Sprung zu wagen, auch wenn Sie nicht wissen, was auf das Ei zukommt. Wüssten die Eierstöcke, dass das Ei vielleicht nie einer Spermienzelle begegnet oder sich an einer Kupferspirale aufreibt, würden sie es nicht losschicken. Möglicherweise würde das die Empfängnis fördern. Doch sie machen sich jeden Monat unermüdlich ans Werk, stoßen das Ei aus und warten ab, was passiert. Zwischen der ersten Menstruation und der Menopause finden im Durchschnitt 450 Eisprünge statt. In Europa bekommen die Frauen heute im Durchschnitt 1,59 Kinder. Das heißt, dass nur 0,35 Prozent der Eisprünge mit einer Schwangerschaft enden. (Und dabei sind Fehlgeburten, Schwangerschaftsabbrüche und Absterben des Fötus vor der Geburt nicht eingerechnet.) Doch die Eierstöcke arbeiten beharrlich weiter, koste es, was es wolle. Die Vorstellung des Scheiterns ist ihnen fremd. Es geht ihnen ja auch nicht um eine Befruchtung um jeden Preis. Sie versuchen es einfach und glauben an ihre Fähigkeiten. Was für eine schöne Lektion vonseiten des Lebens!

Mein Rat

Wer nichts verlangt, bekommt auch nichts, heißt es doch immer. Also haben Sie den Mut, Forderungen zu stellen, etwas anzupacken, schöpferisch tätig zu werden, ohne auf das Resultat zu schielen. Das Bedürfnis, im Voraus zu wissen, was in unserem Leben passieren wird, bremst uns aus und macht uns passiv. Der Körper schätzt aber Untätigkeit nicht. Der Zyklus muss immer weitergehen, daher tritt der Schmerz in den Eierstöcken auf. Wenn Sie sich nicht entscheiden können, tun Sie das, was Sie dem Leben, das Sie führen möchten, ein Stück näherbringt – für sich selbst, nicht für die anderen. Sicher brauchen Sie Klarheit, um dahinterzukommen, was gut für Sie ist. Hören Sie auf Ihr Innerstes! Oder wie der amerikanische Schriftsteller John Burroughs sagte: »Spring, das Netz zeigt sich dann schon!«[7]

Eierstockzysten (Ovarialzysten)

Wie die Zysten der Gebärmutter (siehe S. 232) sind auch die am Eierstock Gewebewucherungen.

Emotionale Entschlüsselung

Auf emotionaler Ebene ist diese Problematik gleichzusetzen mit Gedanken, die Sie intensiv beschäftigen. Allerdings hat der Ort des Geschehens hier auch etwas beizutragen: Die Tatsache, dass es um die Eierstöcke geht, zeigt, dass Ihr innerer Schwung in Mitleidenschaft gezogen wird. Als würde ein Gedanke oder ein sonstiges

Hindernis Ihren Mut ersticken. Meine Klienten, die mit Ovarialzysten zu kämpfen haben, neigen häufig zu intensiven Zweifeln. Sie verbringen Stunden damit, sich künftige Ereignisse auszumalen oder sich zu überlegen, was passieren könnte, wenn sie dies tun oder jenes sagen würden. All das sammelt sich an, ohne je konkret zu werden. Und davon sind als Erste die Eierstöcke betroffen. Jede dieser »Wucherungen«, auf die keine Tat folgt, schlägt sich in den Eierstöcken nieder.

Mein Rat

Um diese Zysten loszuwerden, ist es wichtig, den wild gewordenen Gedankenstrom einzudämmen und das Risiko einzugehen, etwas zu tun oder zu sagen, was Ihnen wichtig ist. Damit Sie sich davon befreien können. Kommunikation ist in diesem Fall ganz entscheidend, da sie wirklich Erleichterung bringt – Ihnen ebenso wie Ihrer Umwelt. Leider sagen viele Menschen nicht, was ihnen wichtig ist, weil sie Angst vor der Reaktion ihrer Mitmenschen haben. Dann bleiben sie mit ihrem Gedankenkarussell allein und spinnen Katastrophenszenarien aus. Um diesen Teufelskreis zu durchbrechen, empfehle ich Ihnen ein Spiel, das mir eine Freundin beigebracht hat. Es heißt: »Schlimmstenfalls«. Entwickeln Sie also ein Szenario, das übler nicht sein könnte, und fragen Sie sich bei jedem einzelnen Schritt: »Und was kann schlimmstenfalls passieren?« Zum Beispiel: »Wenn ich ihm das sage, dann sagt er schlimmstenfalls …« »Und was passiert, wenn Sie diese Antwort hören?« »Schlimmstenfalls mache ich …« Und so weiter. Sie werden schnell feststellen, dass selbst das schlimmste Szenario so tragisch nicht ist. Vielleicht ergibt sich daraus sogar etwas höchst Interessantes. Urteilen Sie selbst und nehmen Sie Ihren Mut zusammen.

Und wer weiß: Vielleicht erleben Sie eine Überraschung. Schließlich lässt sich nichts wirklich vorhersagen!

Polyzystisches Ovarialsyndrom (PCO)

Hier haben wir es mit einem hormonellen Ungleichgewicht zu tun. Die Klassifizierung der Krankheit als »polyzystisch«, d.h. von »vielen Zysten« verursacht, verdankt sich den ersten Beobachtungen dieses Zustands vor gut 30 Jahren. Damals dachten die Spezialisten, es würde sich ausschließlich um Zysten der Eierstöcke handeln. Heute wissen wir, dass dem nicht so ist: Was wie Zysten aussieht, sind letztlich Follikel auf der Oberfläche der Eierstöcke, die sich nicht korrekt entwickelt und zersetzt haben. Es wäre eigentlich sinnvoll, der Erkrankung einen neuen, nicht irreführenden Namen zu geben, der die tatsächliche Symptomatik widerspiegelt. Ein PCO schlägt sich nieder in unregelmäßigen Zyklen, in übermäßiger Körperbehaarung, Akne, Haarausfall und mitunter auch in Gewichtszunahme. Festgestellt wird ein PCO durch Blutuntersuchungen. Der Hauptgrund für all diese Störungen ist eine Zunahme »männlicher« Hormone, der Androgene.

Das bekannteste Androgen ist das Testosteron. »Männlich« ist im Übrigen eine schlecht gewählte Bezeichnung, denn Sexualhormone, ob man sie nun als »männlich« oder »weiblich« bezeichnet, sind tatsächlich im Körper beider biologischer Geschlechter zu finden. Allein ihre Konzentration bestimmt über die sekundären Geschlechtsmerkmale, die sich in der Pubertät ausbilden. Im Falle des PCO produziert ein »weiblicher« Körper mehr Androgene als vorgesehen. Da er dafür nicht eingerichtet ist, kommt es zu einem Ungleichgewicht im Menstruationszyklus.

Emotionale Entschlüsselung

Auf der symbolischen Ebene müssen wir herausfinden, weshalb dieser Körper eine Überproduktion von Androgenen eingeleitet hat. Will er wirklich männliche Charakteristika ausbilden? Und wenn ja, warum? Ich habe dazu keine wissenschaftliche Statistik vorliegen, aber aus meiner Arbeit mit Personen, die unter PCO leiden, kann ich sagen, dass sie sich meist mit ihren Vorstellungen von Männlichkeit bzw. Weiblichkeit auseinandersetzen müssen. Diese Klischees nehmen wir schon in der Kindheit auf, und sie werden durch die Reaktionen unseres Umfelds noch verstärkt: »Wir wollten immer einen Jungen haben, und jetzt haben wir zwei Mädchen.« Manchmal kann auch ein Elternteil die Identität des Mädchens nicht akzeptieren. Vielleicht haben Sie als Kind auch bemerkt, dass Ihre Eltern und Verwandten einen Unterschied zwischen Ihnen und Ihrem Bruder machten? Das haben Sie dann in Ihrem Körper abgespeichert. Da gibt es etwas, was Ihnen sagt, dass es besser ist, ein Junge zu sein, wenn man von seinen Eltern geliebt werden will, wenn man frei sein möchte oder Gehör finden ... Möglicherweise finden Sie es ungerecht, ein Mädchen sein zu müssen, und sind zornig, weil Sie diesen Körper haben. Und so versucht Ihr Körper in der Jugend, zu einem »männlichen« Körper zu werden. Aber Achtung: Ein PCO zu haben heißt nicht, dass Sie eine maskuline Identität haben! Hier geht es nicht darum, dass Sie oder Ihr Körper zu einem Mann werden wollen, sondern um die Auseinandersetzung mit dem, welche Auswirkungen die innere und äußere Repräsentation der Geschlechter auf Sie hatte. Es geht nicht um Männlich- oder Weiblichsein, sondern um Ihre persönliche Identität.

BEISPIEL AUS MEINER PRAXIS

Eines Tages meldete sich bei mir eine Frau mit einem ausgeprägten PCO – starke Körperbehaarung, sehr unregelmäßige Zyklen, Akne und Menstruationsschmerzen. Ich fragte sie, wie sie ihre Identität definieren würde: ob sie sich als Frau fühle und ob sie darauf Lust habe. Sie durchstöberte ihre Erinnerungen und erzählte, dass ihr Vater enorme Probleme gehabt hatte, weil sie ein »Mädchen« war. Er hatte sich unbedingt einen Sohn gewünscht. Nach der Scheidung der Eltern verbrachte sie die Zeit beim Vater immer in Jungenkleidung, ohne dass sie dem zugestimmt hätte. Er nahm sie mit zum Fußball und kaufte ihr ein Skateboard. Auch wenn diese Sportarten heute von aller Welt ausgeübt werden, so hatte ihr Vater damit doch etwas anderes im Sinn. Wie meine Klientin erzählte, wollte ihr Vater sie zu einem »missglückten Jungen« umfunktionieren. Das war kein Identitätsangebot, sondern eine Idee, die ihr übergestülpt wurde. Unbewusst wuchs sie also mit der Angst auf, dass ihr Vater sie nicht mehr lieben würde, wenn sie zur »Frau« würde, mit allem, was dazugehört. In der Pubertät dann wandelte sich ihr Körper und nahm »weibliche« Attribute an. Gleichzeitig begannen die Menstruationsschmerzen. Sehr viel später wurde das PCO diagnostiziert, wobei meine Klientin sich diesbezüglich schon vorher absolut sicher war, weil sie massive Akne und eine überschießende Körperbehaarung hatte. In der therapeutischen Begleitung ging es vor allem darum, dass sie sich selbst neu definierte. Sie hat sich ihre Identität erobert, indem sie ihre Vorstellungen von »weiblich« bzw. »männlich« dekonstruierte. Sie hat ihre Sonnen- und Mondenergie in Balance gebracht. Heute ist sie ganz sie selbst, eine einzigartige Persönlichkeit.

Mein Rat

Es gibt keinen besseren Rat als diesen: Seien Sie ganz Sie selbst und leben Sie nach Ihrer Fasson! Leicht gesagt, aber nicht unbedingt leicht getan. Mir ist das durchaus bewusst, und das Thema ist damit ja noch nicht vom Tisch ... Daher möchte ich Ihnen empfehlen, bei der Kleidung anzufangen. Mit ihr signalisieren Sie, wer Sie sind. Wie das kleine Mädchen, das man gegen seinen Willen in einen Jungen verwandelte. Ohnehin ist unsere Kleidung mit das Erste, was ein Außenstehender von uns wahrnimmt. Viele machen sich darüber keine Gedanken, als wäre unser Outfit nebensächlich, ja diese ganze Kleiderfrage völlig überholt. Doch wenn ich Sie auffordern würde, sich komplett anders anzuziehen, würden Sie vermutlich lautstark protestieren! Fragen Sie sich, ob Ihre Kleidung wirklich ausdrückt, wie Sie sich tief im Innersten fühlen. Ist sie vielleicht sogar eine Art Uniform, mit der Sie Grenzen setzen? Fühlen Sie sich in Ihren Sachen wohl oder nicht? Wenn nicht, dann nehmen Sie da und dort Veränderungen an Ihrer Garderobe vor, damit Ihr Äußeres Ihre Identität widerspiegelt.

Dabei ist die Kleidung aber nur ein Beispiel unter vielen. Sie können auch andere Wege finden, sich mehr als Sie selbst zu fühlen – durch Ihren Körper beispielsweise oder Ihren Lebensstil. Erkunden Sie, wo in Ihrem Leben Ihre Identität kaum oder gar nicht sichtbar wird.

Vorzeitiger Funktionsverlust der Eierstöcke

Jeder der beiden Eierstöcke trägt schon im Embryonalstadium ein bis zwei Millionen Follikel in sich. Bei jedem Menstruationszyklus können theoretisch 20 bis 30 Follikel eine Oozyte »reifen« lassen, die sich zum Ei entwickelt. Aber nur ein oder zwei schaffen das tatsächlich. Die anderen sterben ab und entwickeln sich zum Gelbkörper. Die Anzahl der Follikel wird nicht mehr aufgestockt und nimmt im Laufe der Jahre ständig ab. Das ist ein physiologisches Phänomen, das im gynäkologischen Leben unvermeidlich ist. Geschieht dies vor dem 40. Lebensjahr, spricht man von »vorzeitigen Wechseljahren«, was ich allerdings als recht grobe Bezeichnung empfinde. Wenn es tatsächlich zu einem vorzeitigen Funktionsverlust der Eierstöcke kommt, kann das verschiedene Gründe haben: Entweder ist der Vorrat an Follikeln ohnehin klein oder die Follikelreifung ist blockiert. (Die Anzahl der Follikel ist nicht verringert, aber sie können nicht reifen.) Oder der Vorrat wird zu schnell verbraucht. »Funktionsverlust« ist also kein Begriff, der die Problematik korrekt beschreibt. Und es gibt auch Fälle, bei denen kein Grund festgestellt werden kann. Wenn Sie also diese Diagnose bekommen haben, sollten Sie eine genaue Erklärung verlangen, damit Sie wissen, was in Ihrem Körper vorgeht. Aber welchen Grund auch immer diese Störung haben mag, sie steht im Zusammenhang mit einem hormonellen Ungleichgewicht, das verschiedene Ursachen haben kann: Umweltfaktoren, Ernährung, Stress, Erbkrankheiten …

Emotionale Entschlüsselung

Die Follikel sind die Künstler, die Ihr Kunstwerk realisieren. Sie bieten der Welt eine Ihrer Keimzellen des Lebens an. Hier geht es also um ein Angebot. Wenn die Follikel nicht mehr ausreichen oder sich nicht mehr entwickeln können, dann stellen Sie dieses Angebot infrage. Häufig geht dieser Zustand mit folgender Vorstellung einher: »Verdiene ich es denn, der Welt etwas anzubieten?« Ob es nun um die Empfängnis geht, ein angenehmes Leben oder ein neues schöpferisches Projekt, der vorzeitige Funktionsverlust der Eierstöcke zeigt häufig, dass die Betroffenen ihr Recht aufs Dasein, ihre Legitimität zu existieren bezweifeln.

Mein Rat

Der vorzeitige Funktionsverlust der Eierstöcke fordert Sie auf, sich selbst mehr zu vertrauen und in allen Lebensbereichen Ihren Raum einzunehmen. Es ist Zeit, dass Sie über Ihre Zweifel die Oberhand gewinnen und den Grundstein für das Gebäude legen, von dem Sie seit Langem träumen. Denn dass Sie zu wenig Follikel haben, kann Sie daran nicht hindern! Wenn etwas selten ist, dann ist es kostbar und eröffnet viele Möglichkeiten. Dass Gold selten ist, heißt ja nicht, dass es sich verbietet, danach zu suchen. Manchmal liegt es ja auch auf der Straße. Wer weiß das schon im Voraus? Entscheiden Sie Ihren Vorstellungen gemäß. Dann können Sie der Welt ganz gelassen Ihre Version der Dinge präsentieren, Ihre Werte und Ihre Keimzellen für das Leben. Ihre Goldnuggets sind in Ihnen präsent.

DIE KRANKHEITEN DER BRÜSTE

Die Brust steht symbolisch für den Wert des Nährens. Krankheiten in dieser Körperpartie haben mit dem Austausch mit der Welt zu tun, mit Geben und Nehmen. Das Gleichgewicht zwischen beidem ermöglicht uns, im Einklang mit uns und anderen Menschen zu handeln. Die Brüste, die Milch geben, stehen mit dem Element Wasser in Verbindung, das wiederum für die Emotionen steht. Krankheiten der Brüste machen Angst, weil über allem der düstere Schatten des Brustkrebses liegt. Die beste Vorbeugung dagegen ist das regelmäßige Abtasten, noch bevor äußere Zeichen (Sekretion aus der Brustdrüse oder Zysten) auftreten. So einfach das auch ist, es muss doch erlernt werden! Ich werde mich hier nicht mit der emotionalen Entschlüsselung von Brustkrebs beschäftigen, weil dabei neben der Gefühlslage auch unzählige Umweltfaktoren eine Rolle spielen, die sich nicht verallgemeinern lassen.

Sekretion aus der Brustdrüse

Wenn Flüssigkeit aus der Brustwarze austritt und Sie nicht schwanger sind oder stillen, ist dies ein klares Zeichen für ein Ungleichgewicht im Körper. Diese Flüssigkeit kann farblich variieren oder von unterschiedlicher Beschaffenheit sein. Es kann sich um ein Papillom handeln (eine gutartige Wucherung, die grünliche oder bräunliche Flüssigkeit absondert), aber auch um ein hormonelles Problem (milchige Flüssigkeit). Bei einer Infektion ist die austretende Flüssigkeit gewöhnlich gelblich (wie Eiter). Wenn Sie also solche Sekretionen feststellen, sollten Sie auf der Stelle vom Arzt prüfen lassen, worum es sich handelt.

Emotionale Entschlüsselung

Auf der symbolischen Ebene steht die austretende Flüssigkeit für Energie, die Sie verlieren. Wie beim starken Blutfluss während der Menstruation (siehe S. 164) schwappen die Emotionen gleichsam über. Über Ihre Brüste fließt ab, was zu viel ist. Sie müssen also zuerst feststellen, ob diese Energie zu Ihnen gehört oder ob der Körper etwas ihm Fremdes ausstößt. In diesem Fall hat die überschüssige Energie vielleicht damit zu tun, dass man Ihnen einen Rhythmus oder ein Verhalten aufoktroyiert hat, dem Sie sich widersetzen. Dann geben Sie an die Außenwelt zurück, was ihr gehört.

Ist diese Energie aber die Ihre, dann befördern Sie so ans Licht, was Ihnen am Herzen liegt. Sie lassen den Überschuss los. In diesem Fall ist es wichtig, den anderen zu zeigen, dass Sie eine Persönlichkeit sind, dass Sie Ihre eigene Präsenz und Energie haben.

Mein Rat

Es ist an der Zeit, dass Sie der Welt zurückgeben, was nicht zu Ihnen gehört, bzw. ihr zeigen, was in Ihnen steckt. Im ersten Fall würde ich Ihnen ein Ritual empfehlen: Geben Sie der Erde zurück, was Sie nicht mehr haben wollen. Achten Sie darauf, welche Emotionen mit diesen Erinnerungen verbunden sind, und spüren Sie nach, wo die Last in Ihrem Körper sitzt. Schreiben Sie einen Brief, in dem Sie schildern, was Sie weggeben wollen. Oder suchen Sie sich ein Objekt aus, das symbolisch dafür steht. Die Erde nimmt alles auf. Sie kann alle Energien integrieren, darauf können Sie sich verlassen. Umgekehrt sollten Sie ihr erklären, was Sie sich wünschen (im Brief oder mündlich) und was Sie unbedingt loswerden wollen. In dem Moment, in dem Sie Ihren symbolischen Gegenstand der Erde übergeben, sagen Sie einen Satz wie den folgenden: »Ich trenne mich von dieser Energie und gebe sie der Erde zurück.« Fügen Sie als Opfergabe eine Leckerei bei. Die Erde liebt gutes Essen! Dann spüren Sie in sich nach, wo die Leichtigkeit sitzt. Rufen Sie sich Momente ins Gedächtnis, in denen Sie sich unbeschwert gefühlt haben. Sie haben der Erde übergeben, was Sie belastet hat. Grund genug, sich leicht und beschwingt zu fühlen. Bewahren Sie sich dieses Gefühl der Leichtigkeit über mehrere Tage, damit es sich gut im Körper verankert.

Wenn es darum geht, dass Sie der Welt zeigen, was in Ihnen steckt: Nun, da müssen Sie nur loslegen! Die Welt braucht Ihre

Talente. Sie zu verstecken oder nur im stillen Kämmerlein zu pflegen bringt ja nichts. Hüten Sie sich vor dem sogenannten Hochstapler-Syndrom, an dem gerade Frauen so oft leiden: Selbst wenn sie Großartiges leisten, glauben sie, ihr Beitrag sei nicht wertvoll. Ziehen Sie Ihr Projekt durch, zeigen Sie der Welt, was Sie können. Und haben Sie Vertrauen in sich selbst.

Zysten in der Brust

Eine Brustzyste ist eine mehr oder weniger große Tasche, die mit Flüssigkeit oder mit einer weichen Substanz gefüllt ist und sich im Brustgewebe bildet. Der Großteil der Zysten ist gutartig, aber Sie sollten auf Nummer sicher gehen und sich ärztlich untersuchen lassen, um die Natur dieser Zyste zu klären.

Emotionale Entschlüsselung

Wie die Eierstockzysten (siehe S. 240) oder Gebärmutterzysten (siehe S. 232) betrachtet die emotionale Gynäkologie die Zyste als Ansammlung von Material an einem Ort, wo eigentlich alles frei zirkulieren müsste. Symbolisch stehen dahinter die Energie und der Austausch mit der Welt. Eine Energie, die nicht willkommen ist, sammelt sich dort an, wo der Ort des Nährens ist: Verhindert sie damit etwa den Austausch zwischen innen und außen? Prüfen Sie, was im Augenblick von außen auf Sie zukommt und wie Sie dazu stehen. Möglicherweise müssen Sie den Ort oder Ihr Umfeld verändern, damit von außen wieder bessere Energien auf Sie einströmen. Vielleicht haben Sie aber auch zu viel Energie gespeichert, weil Sie nicht gewagt haben, sie in die Welt zu entlassen.

Mein Rat

Bringen Sie die Energie ins Fließen: Reden Sie, singen Sie, tanzen Sie! Massieren oder streicheln Sie Ihre Brüste, um den energetischen Austausch mit der Umwelt zu fördern. Dann vollzieht sich auch die innere Zirkulation ungestört. Oder Sie machen eine Visualisierungsübung: Stellen Sie sich die Energie, die Ihre Brüste aufnehmen, und jene, die sie abgeben, in jeweils einer anderen Farbe vor. Lassen Sie sie mit dem Atem ein- und wieder ausströmen. Für die Ausatmung können Sie eine dunkle Farbe wählen, die für etwas Belastendes steht, das Sie loswerden möchten. Wollen Sie der Welt etwas schenken, dann entscheiden Sie sich für eine strahlende Farbe. Und machen Sie sich klar, dass es – wie bei der Atmung – unmöglich ist, gleichzeitig zu geben und zu nehmen. Dieser Austausch geschieht im Zweivierteltakt, und die einzelnen Takte sind durch Pausen getrennt. Lernen Sie, diese Pausen auch im Leben zu schätzen.

5
SICH IM EIGENEN KÖRPER ZU HAUSE FÜHLEN

Habe ich bisher hauptsächlich über Krankheiten und Ungleichgewichte im weiblichen Innenleben gesprochen, so soll es nun darum gehen, wie Sie heimkehren können zu einer selbstbestimmten und lebendigen gynäkologischen Matrix. Natürlich müssen wir wissen, wie wir mit Schmerzen umgehen können. Doch was braucht es, damit wir mit diesen Organen lustvoll leben können? Ich lade Sie ein, die Freude am eigenen Körper zu entdecken, damit Krankheiten und Probleme sich gar nicht erst einnisten können. Lust hat für mich viel mit Schwingungen zu tun, die zuerst das Blut in Wallung bringen, dann aber auch die Energie steigern. Häufig stelle ich bei den Frauen, mit denen ich arbeite, eine gewisse Abscheu fest, eine Wut, in diesem weiblichen Körper leben zu müssen, vor allem wegen seiner gynäkologischen Matrix. Hier aber soll es um angenehme Empfindungen in Bezug auf Körper und Geist gehen. Nur so kann sich auf Dauer Wohlbefinden einstellen. Also los: Verbinden Sie sich mit Ihrer Gebärmutter, um mit ihr ein Leben voller Liebe und Unbeschwertheit zu teilen!

DAS VERGNÜGEN DER MENSTRUATION

Dieses Kapitel könnte gut und gern als Manifest für eine positive Menstruation gelesen werden, so wichtig ist mir diese Botschaft. Wir sollten lernen, unsere Monatsblutung zu lieben! Denn die Menstruation kann durchaus lustvoll sein, auch wenn sie meist als lästiger Gast erlebt wird: Wir haben Schmerzen, müssen ständig das Blut auffangen und dürfen ja keine Flecken machen. Und natürlich müssen wir in Form bleiben. In dieser Zeit sind wir leichter ermüdbar, leichter reizbar als sonst. Und das ist eine Belastung mehr in unserem an Belastungen ohnehin reichen Alltag.

Mittlerweile gibt es aber genug Lösungen, um gelassen und ohne krank zu werden menstruieren zu können. Häufig ist da die Rede von »Schutz« oder »Hygiene«, aber das finde ich unsinnig. Menstruationsblut ist schließlich kein Frontalangriff auf wen auch immer. Und schmutzig ist es auch nicht. Besser wäre es, man würde schlicht von »Binden« reden oder von »Periodenslips«, mit denen man sich wohlfühlt und nicht den Eindruck hat, sich schützen zu müssen. Sich mit den eigenen Geschlechtsorganen wohlzufühlen ist entscheidend, wenn man diesen Teil des Zyklus als angenehm empfinden möchte. Tampons können im Übrigen eine Gefahr darstellen. Daneben gibt es noch Menstruationstassen und waschbare Naturschwämmchen. Da Binden heute aus modernen Materialien bestehen, sind sie auch wesentlich komfortabler als die dicken Einlagen, mit denen unsere Mütter noch herumlaufen mussten. Die zugehörigen Slips können schnell ins Geld gehen, andererseits kann man seine Binden aus ein oder zwei Lagen Baumwolltuch auch selbst machen. Und ich möchte darauf hinweisen, dass Tampons, aber auch Menstruationstassen, ein Toxisches Schocksyndrom auslösen können, wenn sie länger als vier bis sechs Stunden im Körper verbleiben. Diese seltene Erkrankung entwickelt sich schnell und kann üble Folgen haben (Amputation, Organversagen), ja sogar tödlich sein. Sie können sich vor diesem Risiko schützen, indem Sie Tampon oder Menstruationstasse häufig wechseln und schnell reagieren, falls Sie aus unerklärlichen Gründen Fieber (über 38,9 Grad Celsius) bekommen, erbrechen müssen, sich unwohl fühlen, unter Kopfschmerzen und Durchfall leiden oder eine Hautreaktion zeigen, die an Sonnenbrand erinnert. Sollten Sie eines dieser Symptome an sich bemerken, dann gilt: Entfernen Sie sofort, was immer Sie gerade in der Vagina haben, und suchen Sie umgehend einen Arzt auf.

Sich gesund fühlen

Betrachten wir das Menstruationsblut doch als Chance für den Körper, Giftstoffe auszuscheiden. Rein körperlich werfen die Wände der Gebärmutter ihre Schleimhaut ab, um Tabula rasa zu machen. Wie eine Schlange, die sich häutet. Die alte Haut wird abgeworfen, um eine neue wachsen zu lassen. Seien Sie stolz auf Ihre neue Haut. Die Traditionelle Chinesische Medizin geht davon aus, dass der weibliche Körper besser zu verarzten ist als der männliche, eben weil dieser mit der Menstruationsblutung regelmäßig den Körper reinigt. Und tatsächlich gilt der Eisprung – und damit die Menstruation – als Zeichen der Gesundheit. Wenn der Zyklus länger oder kürzer wird oder der Körper ihn gar ganz einstellt, ist dies ein deutliches Signal, dass etwas aus der Balance ist. Also freuen Sie sich über diesen Moment, in dem Ihr Körper zeigt, dass er – auch emotional – bei bester Gesundheit ist. Wenn ich das mit meinen Klientinnen bespreche, stelle ich gewöhnlich fest, dass sie ihre Menstruation danach mit anderen Augen sehen. Eine Klientin meinte einmal sogar: »Jetzt kann ich es kaum erwarten, dass meine Blutung kommt.« Und diese kann tatsächlich als Barometer unserer körperlichen und seelischen Gesundheit gelten. Also: Freuen Sie sich daran!

ÜBUNG
Das rote Herz

Ich habe ein ganz persönliches Ritual entwickelt, das ich unter der Dusche ausführe – zusätzlich zur emotionalen Leerung. Ich schicke meiner Gebärmutter eine Botschaft der Liebe. Ich sage ihr, dass ich sie liebe, weil sie ist, wie sie ist. Ob ich das nun verstehe oder nicht. Ob sie mir Schmerzen bereitet oder nicht. Ich liebe sie bedingungslos.

Was Sie brauchen: Dusche, Menstruationsblut oder einen roten Lippenstift bzw. knallrote Wasserfarbe.

Wie es geht: Wenn Sie nackt sind, zeichnen Sie ein rotes Herz auf Ihren Unterbauch – entweder mit Ihrem Blut (wenn die Blutung auf dem Höhepunkt ist) oder mit roter Farbe bzw. einem roten Lippenstift. Nehmen Sie sich die Zeit, um Ihrer Gebärmutter ganz bewusst eine Botschaft der Liebe zu senden. Die Herzform dient dazu, dass sie das Mitgefühl spüren kann, das Sie für dieses Organ empfinden. Liebkosen Sie sich, streicheln Sie sich, umarmen Sie sich. Ohne sexuelle Hintergedanken, sondern voll liebender Zärtlichkeit. Wenn Sie spüren, dass Sie voller Liebe sind, gehen Sie unter die Dusche, um das Herz abzuwaschen. Danken Sie sich selbst, weil Sie sich Zeit für sich genommen haben.

Die energetische Reinigung

Wir haben diese Übung schon im Zyklus-Kapitel kennengelernt (siehe S. 151). Aber ich möchte diesen Punkt noch einmal unterstreichen: Zu menstruieren heißt, dass wir das Glück haben, uns emotional und energetisch zu reinigen. Sie werfen allen Ballast ab. In diesem Moment des Zyklus wirft nicht nur die Gebärmutter ihre Schleimhaut ab, Sie können auch alles abfließen lassen, was Sie geistig belastet. Wenn Sie gelernt haben, sich auf diese Weise emotional zu reinigen, werden Sie Ihre Menstruation gar nicht mehr erwarten können. Denn so werden Sie auf ganz natürliche Weise alle überschüssigen Energien und Emotionen los.

Ein neuer Zyklus: Wiedergeburt und neues Leben

Der Zyklus verweist uns symbolisch auf Leben, Tod und Wiedergeburt. Voller Freude zu menstruieren heißt auch, dass Sie Vergangenes vergangen sein lassen und sich bewusst machen, dass es nun Zeit für einen Wandel ist. Wie ein neues Jahr, das beginnt, nur dass das jeden Monat geschieht! Und wie bei der klassischen Neujahrsfeier können Sie auch für Ihr menstruelles Neujahr gute Vorsätze schriftlich festhalten und sich vergegenwärtigen, was Sie dazu im Monat davor geschrieben haben. Oder Sie feiern mit der Menstruation alle Siege, die Sie im letzten Monat errungen haben, und schaffen damit Raum für Neues! Wir beschweren uns ja häufig und konzentrieren uns auf das Negative. Aber wir stecken doch voller Widersprüche, denn schließlich feiern wir auch gern. Aus ebendiesem Grund gibt es ja die »Feiertage«: Karneval, Geburtstag, Hochzeit, Johannisnacht, Kirmes etc. Machen Sie sich selbst die Freude und registrieren Sie, dass der Weg, den Sie bereits zurückgelegt haben, Ihrem Körper positive Energie vermittelt. Jede meiner Sitzungen beginnt damit, dass wir feiern, was sich seit dem letzten Mal zum Positiven verändert hat. So gewöhnt sich der Geist daran, sich eher auf die positiven Aspekte des Lebens zu konzentrieren. Die Menstruation ist die optimale Gelegenheit, um zu feiern, was sich in Ihrem Leben an Positivem tut. Und feiern Sie ruhig so, wie es Ihrem Temperament entspricht.

Wie wir uns das Blut zurückerobern

Nur wenige meiner Klienten erleben das Menstruationsblut als angenehm. Sie betrachten es als etwas Schmutziges, als etwas, was man loswerden muss. Dabei hätten wir ein entspannteres Verhältnis zu unserem Zyklus, wenn wir es würdigen könnten. Dieses Blut gehört zur Gebärmutter, die es ausstößt, um neues Leben zu ermöglichen. Und es ist auch nicht von der gleichen Zusammensetzung wie der Rest unseres Blutes: Wie dieses enthält es Eisen, Eiweiß und Wasser, aber auch Teile der Schleimhaut und – wie eine wissenschaftliche Studie kürzlich zeigen konnte[8] – Stammzellen. Diese können sich selbst erneuern und sich zu allen anderen Zelltypen entwickeln (für Blut, Muskeln, Nieren, Schilddrüse, Fett etc.). Von der Schulmedizin werden sie eingesetzt, um bestimmte Krankheiten zu heilen. Dass diese Zellen im Menstruationsblut enthalten sind, zeigt einmal mehr, dass unsere Gebärmutter uns Riesenchancen bietet ... Das Menstruationsblut zu akzeptieren heißt, die Gebärmutter zu ehren.

Wie wir unser Blut der Erde schenken

Mit Ritualen können wir uns auf höchst spannende Weise mit den Elementen verbinden. Sein Menstruationsblut der Erde zu schenken zeigt, dass wir es (und damit uns selbst) zu würdigen wissen und die Erde ebenfalls. Wir verstehen, dass dieses Blut den Pflanzen und Bäumen gute Nahrung liefert. Es aber konkret der Erde zu übergeben ist ein Akt, der weit hinausgeht über das schlichte Ausbringen von etwas Dünger. Die Erde gibt uns so viel. Ihr unser Blut anzuvertrauen heißt, dass wir sie zutiefst achten. Sie liefert uns Gemüse, Getreide, Früchte, von denen wir uns ernähren; und (über die Bäume, die ihn produzieren) den Sauerstoff, den wir atmen. Und sie bringt alle Pflanzen hervor, die wir brauchen, um uns etwas Gutes zu tun und uns zu heilen … Der Erde unser Blut anzuvertrauen heißt, dass wir ihr für ihre Fruchtbarkeit danken. Außerdem kanalisiert sie Energie. Es ist kein Zufall, dass beim Legen von Stromleitungen immer auch ein sogenannter »Erdleiter« verlegt werden muss: Dieser leitet Fehlströme in die Erde ab. Jedes Haus besitzt eine solche Erdung. Die Erde nimmt unterschiedslos alle Energien auf. Ihr unser Blut zu schenken heißt auch, dass wir ihr alles überantworten, was wir nicht mehr leben wollen. Diese Energien sind die unseren, aber auch die des Zellgedächtnisses, das in unserer Gebärmutter gespeichert ist. Sein Blut der Erde zu spenden bedeutet auch, dass wir die Schmerzen ablegen, die unsere weibliche Ahnenreihe an uns weitergegeben hat.

Zu diesem Zweck können Sie Ihren Blutfluss direkt sammeln, beispielsweise in einer Menstruationstasse. Oder Sie waschen Ihre Periodenslips bzw. Binden und fangen das Wasser auf. Nun übergeben Sie es der Erde: Gießen Sie Ihre Pflanzen damit oder besprengen Sie den Boden, der alle Lebewesen trägt. Bevor Sie der Erde Ihr Blut übergeben, nehmen Sie sich ein paar Minuten Zeit für Ruhe und Entspannung. Dann nehmen Sie den Behälter mit der Flüssigkeit und wiederholen, während Sie diese ausgießen, die Absicht, die Sie mit dieser Opfergabe verbinden – entweder laut oder nur im Geist. Welche Worte Sie wählen, bleibt ganz Ihnen überlassen. Hauptsache, sie klingen für Sie authentisch! Halten Sie einen Augenblick inne und danken Sie der Erde dafür, dass sie Sie ernährt und trägt. Erklären Sie ihr, dass Sie sie nun Ihrerseits nähren. Ob Sie dieses Ritual nun jeden Monat durchführen oder nur einmal im Leben – es ist auf jeden Fall eine machtvolle Opfergabe. Wobei das Wichtigste die Absicht ist, die Sie damit verbinden. Wenn Sie etwa Ihre Projekte fördern wollen, dann wird Ihre Opferung diese aufblühen lassen.

Ich persönlich führe dieses Ritual mittlerweile schon seit einigen Monaten nicht mehr durch. Ich lebe nämlich jetzt mitten im Wald und habe eine andere Möglichkeit gefunden, mich mit der Erde zu verbinden. An den Tagen, an denen ich meine Menstruation habe, gehe ich zum Pinkeln in die freie Natur und lasse mein Blut laufen. Dabei nehme ich mir kurz Zeit, um der Erde zu erklären, dass diese Flüssigkeit ihr Nährstoffe schenkt, und danke ihr für alles, was sie mir gibt. Wenn auch Sie mitten in der Natur leben oder die Möglichkeit haben, während Sie menstruieren in die Natur zu gehen, dann experimentieren Sie doch mit dieser Praxis. Sie ist ebenso einfach wie kraftvoll!

Einen Menstruationsaltar aufbauen

Wer von meinen Leserinnen und Lesern eine mystische Veranlagung hat, fühlt sich vielleicht wohl mit dem Gedanken an einen Menstruationsaltar, den Sie während Ihrer Blutung errichten können. Dazu brauchen Sie zunächst einmal einen klar abgegrenzten runden Raum, den Sie beispielsweise mithilfe einer runden Tischdecke schaffen. Der Kreis steht symbolisch für die Zyklen, die ständig aufeinanderfolgen. Auf das Tischtuch stellen Sie ein Foto von sich, auf dem all

Ihre Vornamen und Ihr Nachname stehen. Der Altar soll ja nur Ihnen gewidmet sein. Nun schmücken Sie ihn mit Bildern jener Gottheiten, die Sie ansprechen. Und mit einer Kerze, die Sie anzünden, wann immer Sie sich vor Ihrem Altar sammeln. Die Farbe der Kerze steht für die Energie, die Sie ausstrahlen möchten. In der Mitte platzieren Sie nun Ihr Blut: ein paar Tropfen Blut in einer Schale oder eine Mischung aus Wasser und Blut. Entzünden Sie die Kerze und sammeln Sie sich. Übermitteln Sie Ihrer Gebärmutter Dankbarkeit und Liebe. Bitten Sie sie darum, weich zu werden/zu bleiben. Und öffnen Sie sich für alles, was sie Ihnen mitteilen möchte. Beenden Sie das Ritual mit einer Opferung Ihres Blutes an die Erde (siehe S. 257). Wenn Sie Bedenken wegen des Geruchs haben: Vermischt mit Wasser zersetzt sich das Blut sehr schnell. Lassen Sie es also nur während der Augenblicke Ihrer Sammlung auf dem Altar. Reines Menstruationsblut in einer Schale hingegen trocknet ein, ohne Gerüche zu verursachen.

Mit Menstruationsblut schöpferisch sein

Unser Menstruationsblut kann auch Träger schöpferischer Aktivität sein. Zahlreiche Künstlerinnen haben mit ihrem Blut Kunstwerke geschaffen. Zu ihnen gehört beispielsweise die Feministin Judy Chicago, eine der Pionierinnen menstrueller Kunst. Oder Sarah Levy, die mit ihrem Blut ein Bild von Donald Trump gemalt hat, dem sie den Titel gab: *Whatever (Bloody Trump).*

Wenn Sie dazu Lust haben, dann verwenden Sie Ihr Blut für Bilder von Ihrer Gebärmutter oder anderen Dingen! Das mit Wasser vermischte Blut verhält sich wie Aquarellfarbe. (Verwenden Sie deshalb Papier von 300 g/m^2, um zu vermeiden, dass es sich wellt.) Pur hat das Blut eher den Charakter von Gouachefarben. Lassen Sie sich inspirieren. Nehmen Sie Kontakt auf zu Ihrer gynäkologischen Matrix, bevor Sie zum Pinsel greifen. Legen Sie Musik auf, die Sie entgrenzt, und eröffnen Sie den Raum des Schöpferischen für sich. Wenn Sie möchten, können Sie sich ein Motto für Ihre Arbeit geben. Oder Sie malen einfach drauflos. Anschließend können Sie das Bild auch interpretieren. Sie können es behalten oder sich davon trennen. Im letzteren Fall aber sollten Sie es nicht einfach in den Müll werfen. Das hieße ja, dass Sie auch Ihr Blut für Abfall halten und vor Ihrer Gebärmutter keinerlei Achtung haben. Stattdessen sollten Sie es verbrennen, vergraben oder einem Wasserlauf überantworten. Sie können mit Ihrem Blut natürlich auch direkt auf Ihrem Körper malen: Viele Menschen bemalen sich damit das Gesicht oder den Körper.

Wie Sie das Menstruationsblut noch verwenden können

Auch wenn es dazu keine wissenschaftlichen Studien gibt, bin ich davon überzeugt, dass unser Menstruationsblut heilsam wirkt. In bestimmten Kulturen – etwa bei den Aborigines in Australien – verwendet man es, um Krankheiten zu kurieren.

Bevor Sie jedoch beginnen, Ihr Blut zu heilerischen Zwecken einzusetzen, ist es wichtig, sich klarzumachen: Menstruationsblut ist das, was Sie sind, was Ihre Umgebung und Ihre Ernährung Ihnen geben. Wenn Sie sich schlecht ernähren, ist auch Ihr Blut nicht gesund und besitzt daher weniger Heilkraft. Auch wenn Sie unter Pilz- oder sexuell übertragbaren Infektionen leiden, sollten Sie Ihr Blut nicht als Medizin einsetzen. Hier ein paar Vorschläge, was Sie damit machen können:

- **Haarspülung**: Versetzen Sie einen Becher Blut mit 250 Milliliter Wasser (eine große Tasse) und spülen Sie damit Ihr Haar. Sie schenken ihm damit mehr Volumen und Glanz.

- **Gesichtsmaske**: Nehmen Sie frisches Menstruationsblut (frisch von der Vagina, nicht aus der Menstruationstasse) und geben Sie es ins Gesicht. Lassen Sie es etwa fünf Minuten einwirken. (Es darf nicht trocknen.)
- **Feuchtigkeitscreme**: Mischen Sie einen Tropfen Menstruationsblut mit einen Tupfen Ihrer täglichen Feuchtigkeitspflege. Wenn Sie sich während der Menstruation schneiden, können Sie die Wunde mit dem Blut betupfen. Aufgrund der vielen Stammzellen, die es enthält, heilt die Wunde schneller ab.
- **Urtinktur**: Luz Clara Camus, Medizinfrau aus Chile, empfiehlt, aus dem Menstruationsblut eine Urtinktur herzustellen. Sie brauchen drei Fläschchen zu je 50 Milliliter. Das erste füllen Sie mit sieben Zehnteln Alkohol und drei Zehnteln Quellwasser. Dann geben Sie 13 Tropfen Blut hinein. Diese Tinktur wird nun dynamisiert. Sie schütteln Sie hundertmal auf. Dann vergraben Sie die Flasche für eine Zykluslänge (Ihre eigene) in der Erde. Bei der nächsten Menstruation füllen Sie das zweite Fläschchen mit fünf Zehnteln Alkohol und fünf Zehnteln Wasser, um dann noch 13 Tropfen aus dem ersten Fläschchen hinzuzufügen. Vermischen Sie alles und nehmen Sie anschließend 13 Tropfen aus diesem Flakon, um sie in das dritte Fläschchen zu füllen. Letzteres füllen Sie dann auf mit sieben Zehnteln Wasser und drei Zehnteln Alkohol. Erneut schütteln Sie die Flasche hundertmal auf und vergraben sie in der Erde, bis sich Ihre Menstruation wieder meldet. Nach dieser Zeit ist die Urtinktur fertig: Nehmen Sie dreimal täglich je vier Tropfen unter die Zunge. Probieren Sie es über drei Zyklen hinweg aus und achten Sie darauf, wie gut es Ihnen körperlich und energetisch tut.

Achtung: Bitte wenden Sie all diese Hilfsmittel nur bei sich selbst an. Das Menstruationsblut ist eine urpersönliche Angelegenheit. Es ist nicht für andere Menschen gedacht. Und das hat nicht nur mit der Angst vor Infektionen zu tun, sondern vor allem damit, dass es Ihre ureigenste Energie darstellt!

INTEGRATIVE SEXUALITÄT

In unserer Gesellschaft begegnet uns die Sexualität hauptsächlich in zwei Formen: reproduktiv (zum Zweck des Fortbestands der Menschheit) und genital (die auch mit Fortpflanzung zu tun hat, aber auch mit der Absicht, die eigenen Geschlechtsorgane auf eine Art zu erleben, die eben nicht der Reproduktion dient). Ich plädiere für eine dritte Form: die integrative Sexualität. Sie definiere ich als das Zusammenspiel sämtlicher Faktoren, die auf körperlicher, emotionaler und intellektueller Ebene zu einer lustvollen Sexualität beitragen. Denn die gynäkologische Matrix ist nicht unbedingt erforderlich, um ein erfüllendes Sexualleben zu haben. So ermöglichen Praktiken wie Tantra, BDSM[9] oder Fetischismus sexuelle Erfahrungen ohne Bezug auf die Geschlechtsorgane.

Ihre gynäkologische Gesundheit auf körperlicher und emotionaler Ebene kann von Ihrer genitalen Sexualität abhängen und umgekehrt. Ich höre von meinen Klienten immer wieder, dass die medizinische Gynäkologie ihnen in puncto Sexualität alle Antworten schuldig bleibt. Wenn Sie aber Zweifel haben, was Ihre Gesundheit und/oder Ihre Sexualität angeht, dann geht auch das körperliche und emotionale Gleichgewicht verloren. In solch einem Fall suchen Sie sich besser eine Beraterin oder einen Berater mit einem offenen Ohr für Ihre Probleme. Das wird auch Ihrer Gesundheit nützen.

In diesem Kapitel geht es um die integrative Form der genitalen Sexualität: Wir beschäftigen uns mit der Lust in der gynäkologischen Matrix, aber vor dem Hintergrund einer Öffnung hin auf die Gesamtheit der Person. Zu mir kommen immer wieder Menschen, die auf ihre dysfunktionale genitale Sexualität fixiert sind. Daher lade ich sie während unserer Sitzungen ein, das Augenmerk weniger auf die Probleme zu richten als auf das, was für sie Lust bedeutet. Tatsächlich lernen wir nicht, die Sexualität als Phänomen wahrzunehmen, das den ganzen Körper einbezieht. Unsere Gesellschaft geht von der Vorstellung aus, dass Sex sich in den Genitalien abspielt. Dabei gibt es auch andere Möglichkeiten. So wie Sie die Grundlagen Ihrer Sprache lernen mussten, um sich ausdrücken zu können, so wie Sie beim Fahrradfahren lernen mussten, sich auf zwei Rädern zu halten, so müssen Sie Ihre Sexualität erst erlernen. Und wie bei allen anderen Dingen müssen Sie zuerst die Grundlagen verstehen, bevor Sie Ihren eigenen Weg finden können. Und das ist das eigentliche Problem, denn in unserer Gesellschaft wird Sexualität nicht gelehrt. Wir entdecken selbst (und später mit den Partnerinnen und Partnern) ihre unterschiedlichen Formen – und dies meist eher per Zufall. Der eine entdeckt die Freuden der Masturbation mit einem Kissen, die andere mit einem Duschkopf. Es gibt Menschen, die ihre Vulva nie berühren. Die persönliche Erfahrung ist wichtig für die Entwicklung unserer Sexualität. Und wie bei jeder anderen Form der Lehrzeit versuchen wir, uns zu informieren, zu experimentieren, neue Formen zu entdecken, auch auf dem Weg der Nachahmung … Manche Praktiken sind erfüllend und lassen uns unsere Sexualität gern erleben. Andere hingegen blockieren unsere Entwicklung. Ich denke da an »klassische« Pornografie, die auf phallischer Dominanz beruht. Sie zeigt uns, wie der Penis mechanisch, manchmal aggressiv in der Vagina aus und ein geht. Und sie liefert ein recht gleichförmiges Bild vom Ablauf (Vorspiel, Penetration und Ejakulation). Hier durch Nachahmung zu lernen schadet nur, denn dieses Bild reduziert die Sexualität auf eine einzige ihrer unzähligen Formen. Denn für Menschen mit einer Vagina ist es nicht das mechanische Rein und Raus von Penis oder Fingern, das Lust bringt, sondern eher der Druck auf die Wände der Vagina …

Glücklicherweise gibt es mittlerweile auch eine feministische Pornografie, die neue Horizonte eröffnet und die »klassische« Form der Sexualität dekonstruiert. Darin kommen auch weniger stereotype Körperformen vor (kleine Brüste, Schamhaare, kleinere Penisse). Und Szenarien, die nicht von Dominanz bestimmt sind. VOXXX zum Beispiel ist eine Sammlung von Audiopornos, die auf einer Idee von Olympe de G. beruhen: Es sind die Laute und die Geräuschkulisse, die stimulierend wirken. Das Bild des Menschen bleibt intakt.

Zu dieser eher zufälligen Einführung in die Sexualität kommt dann noch all das, was unsere Erziehung und unsere Kultur uns über Sex vermitteln. Die katholische Religion betrachtet die Sexualität als unrein, da sie Lust verschafft. Sie will sie auf die Fortpflanzungsfunktion reduzieren. Diese Religion beherrscht unseren Alltag vielleicht nicht mehr so stark wie früher, doch sie prägt immer noch die Kultur des Abendlandes. Unbewusst ist das Tabu immer noch präsent. In manchen Familien ist es so stark, dass Kinder und Jugendliche nicht wagen, ihre eigene Sexualität zu entdecken. Heraus kommen dabei Erwachsene, die sich, so sie sich von ihrer Erziehung abnabeln können, eine erfüllte Sexualität gar nicht erst zugestehen. Und natürlich geben sie dieses Tabu auch weiter.

Für eine integrative genitale Sexualität

Ich möchte Sie hier einladen, das Vokabular und die Überzeugungen, die wir alle in puncto Sexualität haben, zu überarbeiten. Öffnen Sie sich für eine neue Art der Lust. Ich verspreche Ihnen eines: Wenn Sie neue Möglichkeiten finden, Ihre Sexualität zu leben, wird auch Ihre Verbindung mit der gynäkologischen Matrix erneuert.

Die Grundlagen einer erfüllten Sexualität

Das erste Grundprinzip einer erfüllten Sexualität ist das gegenseitige Einvernehmen. Dieses Prinzip muss in der sexuellen Beziehung jederzeit gelten und respektiert werden. Ob Sie Ihren Partner vor einer Stunde oder vor 15 Jahren kennengelernt haben, ob Sie es wild oder lieber sanft mögen, jede sexuelle Begegnung beruht auf gegenseitigem Einvernehmen. Die Soziologen Nathalie Bajos und Michel Bozon haben eine Studie über das Sexualleben der Franzosen durchgeführt. Sie stellten fest, dass mehr als viermal so viele Frauen wie Männer angeben, eine sexuelle Begegnung akzeptiert zu haben, ohne es wirklich gewollt zu haben. Manche Zwänge nimmt man im Augenblick kaum wahr, etwa wenn man unter Alkohol- oder Drogeneinfluss steht. Möglicherweise denkt die Person ja auch, sie sei es ihrem Partner schuldig, oder sie wird eben entsprechend manipuliert. Das führt uns zum zweiten Grundprinzip jeder erfüllten sexuellen Begegnung: *Kommunikation*. Das Aufeinandertreffen muss sich für Sie ebenso richtig anfühlen wie für Ihre Partner. Fragen Sie sich, ob das, was Sie in diesem Moment erleben, Ihnen gefällt. Vielleicht bemerken Sie da ja eine gewisse Spannung.

Oder Sie brauchen eine Pause bzw. möchten ganz aufhören. In diesem Fall gilt (und das kann man gar nicht oft genug wiederholen): Nein heißt Nein! Manchmal fällt es uns schwer, das auszusprechen. Dann spricht der Körper für uns: Sie nehmen sich zurück. Der Körper wird steif. Ihre Miene verschließt sich. Sie reagieren nicht mehr auf Zärtlichkeiten. Doch der andere versteht diese Gesten vielleicht nicht auf Anhieb. Diese zeigen ihm/ihr nicht ausreichend deutlich, was Sie nicht wollen. In diesem Fall sollten Sie das Wort ergreifen. Erlauben Sie sich ruhig, Dinge zu sagen wie: »Ich brauche eine Pause.« Oder: »Ich habe Angst, dass mir das wehtut.« Und: »Ich mag es nicht, wenn du das tust.« Oder ganz im Gegenteil: »Ich finde es toll, wenn du das machst.« Bei BDSM-Praktiken vereinbart man gewöhnlich ein *safeword*, ein Codewort, das signalisiert, dass an dieser Stelle Schluss ist. Ohne weitere Debatten. Die Klassiker sind: Grün, was heißt: »Weitermachen.« Und Rot, was für »Stopp« steht. Auch wenn Sie keinen Spaß am BDSM haben, ist so ein *safeword* keine schlechte Lösung, um dem Partner Grenzen zu setzen, ohne großartig Erklärungen abgeben zu müssen. Sie können ja immer noch später darüber reden. Für den Moment aber gilt: Wenn das Codewort fällt, ist Ende der Fahnenstange. Eine achtsame Sexualität hat viel mit Kommunikation zu tun, denn man teilt sich mit, was einem guttut und was nicht. Zögern Sie nicht, Ihrem Partner zu sagen, was Ihnen gefällt. Zeigen Sie ihm, wie er/sie es machen soll. Diese Art von Dialog können Sie während der sexuellen Begegnung führen oder hinterher. Aber es besteht immer die Gefahr, dass die Partnerin oder der Partner enttäuscht wird, wenn ihr/ihm etwas nicht gefällt. Daher kann es vorteilhaft sein, diese Unterhaltung zu führen, wenn keine Erregung im Spiel ist. Dann nimmt man solche Dinge weniger persönlich.

Das letzte Grundprinzip einer erfüllten Sexualität ist die *Öffnung* für das weite Feld der Möglichkeiten. Die ersten Erfahrungen mit Ihren Partnern bestimmen häufig über die Sexualität eines ganzen Lebens, als hätten Sie mit der Entscheidung für diese Form der Sexualität alle Möglichkeiten der Veränderung aufgegeben. Ein Beispiel: Sie lernen kochen und fangen an mit Nudelgerichten, weil diese am einfachsten sind. Irgendwann aber haben Sie von den Nudeln genug und wollen mal etwas anderes ausprobieren. Auf die gleiche Weise entwickelt sich Ihre Sexualität. Kreativität ist wichtig für Ihre sexuelle Erfüllung. Auch der Körper verändert sich ja ständig – durch Schwangerschaften, die Menopause ... Schmerzen können auftreten und bestimmte Stellungen verhindern. Es ist von entscheidender Bedeutung, sich in jedem Augenblick des Lebens in seinem Körper zu Hause zu fühlen. Wenn Sie eine bestimmte Form der Sexualität leben, heißt das ja nicht, dass Sie andere nicht erforschen dürfen. Die integrative Sexualität passt sich den verschiedenen Lebensphasen an: Sie entwickelt sich weiter.

Circlusion oder nicht

Wenn Sie neue Formen der Sexualität entdecken wollen, ist der Begriff der Circlusion (statt Penetration) zentral. Hier geht es um das Umschließen, nicht um das Eindringen. Die penetrationszentrierte Sexualität ist in unserer Gesellschaft weit verbreitet, doch sie kann mitunter gravierende Blockaden verursachen. Natürlich ist es schwierig, sich von diesem omnipräsenten Bild zu verabschieden, vor allem für Menschen mit einem Penis. Die Circlusion ist nicht der einzige Zweck des Sexuallebens. Die meisten Menschen denken, sie sei notwendig der Gipfel der sexuellen Begegnung. In vorzugsweise heterosexuellen Beziehungen haben Männer häufig

Schwierigkeiten, sich eine andere als die penetrative Sexualität vorzustellen. Aus dieser Vorstellung entsteht auch die Idee vom »Vorspiel«. Diese Idee geht davon aus, dass man die Circlusion vorbereiten muss, koste es, was es wolle. Aber Zärtlichkeiten, Küsse, bestimmte Massagen, Praktiken mit der Zunge, den Fingern oder Sex Toys sind ein wesentlicher Bestandteil der sexuellen Begegnung und brauchen keine weitere Ergänzung. Aus diesem Grund gibt es eigentlich kein »Vorspiel«. Schließlich ist die integrative Sexualität das »Zusammenwirken aller Faktoren, die auf körperlicher, emotionaler und intellektueller Ebene Lust verschaffen«. Meine heterosexuellen Cis-Klientinnen berichten mir immer wieder, dass sie gern etwas anderes ausprobieren würden als die Circlusion, aber dass der Mann damit nichts anfangen könne. Das hat meist folgenden Grund: Da die erogenen Zonen des männlichen Körpers häufig auf den Penis reduziert werden, glauben diese Menschen, dass die Circlusion die einzige Möglichkeit ist, sie zum Höhepunkt zu bringen. Verständlich, wenn der restliche Körper nie entsprechend stimuliert wurde. Kein Wunder, schließlich fliegen wir auch in den Urlaub in ferne Länder, ohne den Wald hinter unserem Haus je erforscht zu haben. Das Gleiche geschieht in der Sexualität! Sie auf die Gesamtheit des Körpers und der Lüste auszudehnen ist, als würden wir die Stadt, in der wir aufgewachsen sind, plötzlich mit neuen Augen sehen. Da spielen wir mit Sex Toys herum, während Brüste, Hals oder Füße viel mehr Lustempfinden schenken können. Wobei ich nichts gegen Sexspielzeug habe, auch es kann die Bandbreite der Möglichkeiten erweitern. Außerdem: Wenn Sie Ihre Sexualität als erfüllend erleben, müssen Sie natürlich auch nichts ändern. Doch wenn wir den ganzen Facettenreichtum der Lüste kennenlernen wollen, müssen wir zu

Forscherinnen und Forschern werden. Ich gehe ja auch nicht ins Restaurant und esse immer das Gleiche …

Der Energieaustausch

Die klassische genitale Sexualität hat meist den Orgasmus zum Ziel. Dabei kann sie viel mehr sein als nur eine einfache körperliche Begegnung, wenn man sie unter energetischen Gesichtspunkten sieht. Methoden wie das Tantra oder Slow Sex zielen auf eine achtsame Sexualität ab. Auf der physiologischen Ebene ist eine sexuelle Begegnung ein Cocktail aus Hormonen, die Lust machen: Testosteron, Endorphine, Östrogene und Dopamin. Während des Orgasmus wird Oxytocin ausgeschüttet. Das ist der Ausdruck dessen, was wir üblicherweise als »Libido« bezeichnen. Wir haben es also einmal mehr mit unseren hormonellen Botenstoffen zu tun! Letztlich geht es dabei um Energieschübe, die dem Körper und dem Gehirn angenehme Informationen vermitteln. Endorphine reduzieren das Schmerzempfinden im Körper, Dopamin sorgt für Freude und Kreativität. Oxytocin vermittelt das Gefühl des Vertrauens. Dieser starke hormonelle Ansturm entsteht aus Ihrer Begegnung mit Ihren Partnern. Alle Sinne tragen zur Erregung bei und somit zur Hormonausschüttung: das Auge, das Ohr, die Nase, der Geschmacks- und der Tastsinn, aber auch die Propriozeption (die Innenwahrnehmung des Körpers). Sie mixen diesen delikaten Hormoncocktail, der uns dieses Wohlbefinden verschafft. Ich stelle mir die integrative Sexualität gerne als Energieaustausch vor, bei dem die Zärtlichkeiten eines Partners beim anderen zur Dopaminausschüttung führen, während die Seufzer des anderen den Testosteronspiegel erhöhen. Wie bei einem Orchester, bei dem alle Instrumente zusammenklingen, um als Ganzes zu wirken, können Sie die körperliche Begegnung als energetischen Austausch sehen, der Sie beide auf eine andere Ebene führt. Auch wenn ich hier immer von Partner spreche, meine ich die Masturbation mit, denn dabei treten Sie einfach in Kontakt mit sich selbst. Der energetische Austausch ist eine Art, seine Sexualität bewusst und präsent zu erleben: Wir spüren, wie die Hormone uns immer trunkener machen, und bleiben doch ganz im Hier und Jetzt. Dieser Austausch geht über die sexuelle Begegnung weit hinaus, denn er nährt uns sowohl körperlich als auch emotional und energetisch.

Keine Liebe machen

Es gibt unzählige Gründe, ohne Sexualität zu leben. Vielleicht haben Sie aufgrund einer körperlichen Blockade (Schmerzen oder Krankheit) Ihre Libido verloren. Oder aufgrund eines traumatischen Erlebnisses (nicht nur sexueller Natur), das Sie emotional blockiert. Oder Ihr Partner zieht Sie nicht mehr an. Möglicherweise fühlen auch Sie sich nicht mehr anziehend für Ihren Partner. Oder Sie wünschen sich eine Pause. Oder Sie sind einfach asexuell, was bedeutet, dass Sie keinerlei sexuelle Anziehung spüren, nicht die, die sich auf Sie richtet, und nicht die, die Sie auf andere richten. Viele Menschen kennen Zeiten, in denen sie keine Lust auf Sex haben – ob nun aus medizinischen Gründen oder weil es in der Beziehung kriselt oder weil die Partner beschlossen haben, keinen Sex mehr zu haben … Die Sexualität muss sich dem Leben in jeder einzelnen Phase anpassen. Die Ankunft eines Kindes, ein neuer Arbeitsplatz, eine neue Begegnung, eine Zeit der Unruhe oder ein Umzug – all das kann unsere Libido verändern. Wir müssen uns bewusst machen, dass die Sexualität sich entwickelt, genau wie unser Menstruationszyklus. Sie kann jederzeit auf andere Weise gelebt werden. Sie wird später wieder aufgenommen, oder aber Sie stellen fest, dass Sexualität für Sie keine Bedeutung mehr hat.

Auch hier ist das Entscheidende, dass wir in den Dialog treten. Zuerst mit uns selbst. Was löst es in Ihnen aus, dass Sie keine Sexualität mehr erleben oder nicht mehr leben wollen? Seien Sie ehrlich mit sich selbst. Und denken Sie zunächst einmal nur an sich. Viele Menschen wollen zu ihrer Libido zurückfinden, weil der Partner es so möchte oder weil das nun mal die gesellschaftliche »Norm« ist. Der innere Dialog setzt ein aufrichtiges Fühlen voraus und nicht die vom Partner gewünschte Reaktion. Überlegen Sie, welches die Gründe für den Verlust Ihrer Libido sein könnten. Normalerweise dauert es nur ein paar Minuten, bevor meine Klientinnen herausrücken mit einem schüchternen »Ich weiß nicht, ob das was damit zu tun hat, aber ...« Und dann benennen sie das eigentliche Problem: »Ich bin immer so müde.« Oder: »Ich glaube, dass ich meinen Partner nicht mehr liebe.« Und: »Ich langweile mich.« »Es tut mir weh.« Aber auch: »Ich liebe ihn, aber er ist im Bett immer so brutal.« Wir alle haben eine Intuition, die uns darauf hinweist, was in unserem Körper vorgeht. Vertrauen Sie auf sich selbst: Ich versichere Ihnen, dass dieses innere Stimmchen Sie zu Ihren tiefsten und ehrlichsten Emotionen führt. Aber machen Sie sich keine Schuldgefühle, wenn Sie nicht sofort etwas wahrnehmen. Der Körper versteckt seine inneren Bedürfnisse manchmal sehr gut und gibt auch nicht unbedingt weiterführende Hinweise.

Wenn Sie Ihren inneren Dialog zu Ende geführt haben, ist es Zeit, mit dem Partner zu reden, wenn Sie mit jemandem zusammen sind. Einmal mehr ist die Kommunikation der zentrale Punkt. Viele Menschen haben Angst vor den Konsequenzen eines offenen Gespräches über Sexualität. Und es hat ja auch Auswirkungen auf Ihr

Intimleben, ob es nun darum geht, dass Sie mal Nein sagen, wenn Sie keine Lust haben, ob Sie in sexueller Hinsicht eine Pause brauchen, sich mehr Begleitung wünschen oder von Ihrem Partner mehr Kommunikation. Oder ob es um größere Veränderungen wie beispielsweise eine Trennung geht ... Das Wichtigste ist, dass Sie sich erleichtert fühlen. Seien es Zärtlichkeiten oder Peitschenhiebe, jede Form integrativer Sexualität muss sich angenehm anfühlen. Wenn Sie in Ihren sexuellen Beziehungen keine Sicherheit haben, sollten Sie eine entsprechende Entscheidung treffen, damit Sie Ihre körperliche und/oder seelische Ruhe wiederfinden.

Die unzähligen Wege der Lust

Die eigene Sexualität lustvoll zu gestalten ist ein zutiefst persönlicher Akt. Möglicherweise sagt man Ihnen, es genüge, die Klitoris zu stimulieren, um in den siebten Himmel zu kommen. Tatsächlich kann der Klitorisorgasmus recht mechanisch ausfallen. Er wird schnell erreicht, aber entsprechend kurz ist dann auch die Lust. Andere Frauen kennen ihn nicht und streben danach, als wäre dies der Gral des weiblichen Lustempfindens. Bei der integrativen Sexualität läuft das anders: Hier geht es um Lust, mit und ohne Orgasmus. Um sie zu steigern, beschreiten wir andere Wege als die rein genitale Sexualität. Wenn es die Hormone sind, die unsere Libido anheizen, dann ist unser wichtigstes Geschlechtsorgan das Gehirn. Dieses müssen wir zur Lust hinführen.

Der kulinarische Weg

Der Verlust des Verlangens ist mitunter kaum fassbar. Meist stellen die Menschen erst lange danach fest, dass das Begehren verschwunden ist. In diesem Fall sollte man feststellen, ob der Hormoncocktail in anderer Hinsicht noch funktioniert. Denn Endorphine, Oxytocin und Dopamin werden auch bei anderer Gelegenheit ausgeschüttet. Haben Sie emotional Lust auf andere Dinge? Um Ihre sexuelle Lust wiederzufinden, sollten Sie Schleichwege beschreiten, auf denen Sie Ihre Hormone herauskitzeln können. Andere lustvolle Erfahrungen können Ihr Gehirn anregen, die Hormonproduktion wieder hochzufahren.

Einer dieser Schleichwege führt direkt hinein ins kulinarische Paradies. Unter den Menschen, die ich begleite, versagt sich ein recht hoher Prozentsatz alle Gaumenfreuden und unterwirft sich stattdessen lieber einer strengen Diät. Aber zwischen Mund und Vulva besteht seit jeher ein enger Zusammenhang: Da sind zunächst einmal die Lippen, aber auch die Kehle und die Vagina haben vieles gemeinsam. Haben Sie vielleicht einen trockenen Mund, wenn Sie keine Lust auf Sex haben? Wenn Sie sich mit dieser Körperpartie beschäftigen, finden Sie vielleicht zurück zur Lust der gynäkologischen Matrix. Erlauben Sie sich zu essen, was Ihnen schmeckt. Verwöhnen Sie sich mit kulinarischen Köstlichkeiten. Nehmen Sie sich Zeit, sie zu verzehren, sie zu kosten, ihnen mit Zunge und Gaumen zu Leibe zu rücken. Diese Übung in körperlicher Empfindung entzündet in Ihrem Gehirn vielleicht den Funken, den es braucht. Möglicherweise stellen Sie aber auch fest, dass Sie an einer Essstörung leiden. Dann können Sie sich professionelle Hilfe suchen oder einen Menschen, der Sie da hindurchbegleitet.

Die kleinen Vergnügungen

Wenn Sie mit kulinarischen Vergnügungen nichts anfangen können, dann suchen Sie sich andere lustvolle Erfahrungen: mit einem guten Buch und einer Tasse Tee auf der Couch liegen, Freunde treffen, schwimmen gehen oder im Kino einen klassischen Horrorfilm gucken ... Fragen Sie sich, ob Sie sich die Zeit gönnen, um solche kleinen Vergnügungen zu genießen. Wenn nicht, dann schaffen Sie Raum und Zeit dafür und schenken Sie sich eine schöne Erfahrung nur für Sie.

Ein anderer Weg zu einem lustvolleren Leben ist es, die kleinen Freuden des Alltags schätzen zu lernen. Schalten Sie im Laufe des Tages immer mal wieder kurz auf Standbild und spüren Sie nach, was Sie in diesem Moment als schön empfinden. Auch wenn Sie schwere Zeiten haben, halten Sie kurz inne und überlegen Sie, was es in diesem Augenblick an Schönem gibt: einen Sonnenstrahl, der durchs Fenster fällt; die Wärme des Wassers, das über Ihre Hände fließt; der seidenglatte Stoff der Hose, in der Sie sich am wohlsten fühlen; die Befriedigung, ein Projekt abgeschlossen zu haben. Hinter dieser Übung steckt das Prinzip, sich einen Augenblick vollster Präsenz zu gönnen, Präsenz in der Freude, und zu sehen, ob wir diese nicht auf andere Lebensbereiche ausdehnen können. Die Lust in den Mittelpunkt Ihres Lebens zu stellen ist ein Weg, um sie wieder in Ihre Matrix zu integrieren.

Nehmen lernen

Da die integrative Sexualität auch ein energetischer Austausch ist, ist die Symbolik von Geben und Nehmen hier besonders wichtig. Liebe machen heißt schließlich ebenso Lust geben wie empfangen. Und viele Menschen haben Probleme mit dem Annehmen. Unsere Erziehung und die Gesellschaft im Allgemeinen halten uns zur Bescheidenheit an, was uns daran hindert, Komplimente oder Geschenke anzunehmen. Meist sind es die Frauen, denen man diese Erbschaft mitgegeben hat, die uns verführt zu geben, ohne daraus

Befriedigung zu ziehen. Das sagen schon die üblichen Höflichkeitsfloskeln wie »Ach, das war doch gar nichts« oder »Keine Ursache« und »Gern geschehen«. In der Sexualität wirkt sich das so aus, dass man dem anderen Lust verschafft, aber nicht auf seine eigenen Bedürfnisse hört. Aber Ihre Hormone lassen sich nicht täuschen. Sie merken sehr schnell, dass nicht sie angekurbelt werden sollen, sondern die Hormonproduktion beim Partner. Schon aus diesem Grund sollten wir lernen zu nehmen: Machen Sie sich Geschenke. Gönnen Sie sich einen Augenblick des Vergnügens mit sich selbst. Lernen Sie, Komplimente anzunehmen und sich nicht zu unterschätzen! Zu empfangen, ohne zu geben heißt nicht, dass wir egozentrisch sind. Auch Sie haben schließlich Ihren Wert. Sie sind unglaublich! Sie haben das Recht auf Lust und Vergnügen.

Der Teufelskreis Krankheit/Sexualität

Unbewusst kann sich auch ein Teufelskreis bilden, der die Sexualität und die gynäkologische Matrix betrifft. Wenn eine Krankheit zum Einstellen der sexuellen Kontakte zwingt, reduziert dies die Libido. Das wiederum kann die Krankheit weiter anheizen, sodass sexuelle Kontakte auch weiterhin unterbleiben. Das Nachlassen der Lust verstärkt also die Krankheitssymptome. Damit wird ein Teufelskreis aus Pilzinfektionen oder Blasenentzündungen oder anderen Krankheiten losgetreten. Gleichzeitig verstehen Sie nicht mehr, was vorgeht, ziehen sich zurück und leiden unter Ihren Schmerzen. Wenn Ihnen das bekannt vorkommt, müssen Sie die ursprüngliche Ursache der Blockade finden. Versuchen Sie herauszufinden, wann das alles angefangen hat und was Sie dabei empfunden haben. Forschen Sie nach, welche entscheidenden Erlebnisse Sie in den Monaten vor dem ersten Auftreten der Krankheit hatten. Ziehen Sie sich einmal ganz auf sich selbst zurück, um den Gefühlen nachzuspüren, die sich bei dieser Frage melden. Wenn Sie sie aufgespürt haben, laden Sie sie zum Dialog ein. Häufig lebt unser Körper in der Vergangenheit, wenn er nicht angehört wird. Er käut das Erlebte und Nichtverarbeitete wieder, während Sie glauben, es längst vergessen zu haben. Vielleicht müssen Sie mit einem Menschen aus Ihrem Umfeld reden, um eine Situation zu klären, Wut loszuwerden oder sich ein Gefühl der Trauer einzugestehen ... Die ursprüngliche Emotion freizulegen ist das beste Mittel, um zu sich zurückzufinden und mit diesem Kapitel abschließen zu können. Dann ist der Teufelskreis durchbrochen, weil die Krankheit keinen Grund mehr hat wiederzukehren.

Der Verlust der Libido in der Menopause

Die Menopause ist eine Zeit, in der hormonell und psychisch viel passiert. Die Perimenopause beginnt mit dem Abfall des Progesteronspiegels, was man normalerweise nicht mit der Libido in Verbindung bringt. Darauf folgt einige Monate oder Jahre später eine dauerhafte Senkung des Östrogenspiegels, der durchaus für das Ausbleiben der Libido verantwortlich sein kann. Diese Hormone sind Stimulantien. Sie erweitern die Gefäße, erhöhen die Serotoninausschüttung und gehören zum libidinösen Hormoncocktail. Ein entsprechender hormoneller Mangel wird begleitet von Trockenheit der Vagina und Verringerung der Libido. Bestimmte pflanzliche Stoffe, die »östrogenähnliche« Wirksamkeit entfalten, können diesen Abfall des Hormons zumindest abfedern (siehe S. 148). Die gute Nachricht ist, dass wenigstens ein Hormon, welches das Begehren fördert, im Körper verbleibt: das Testosteron. Wie es die Libido beeinflusst, ist nicht ganz klar. Eine Theorie besagt, dass es sich im Gehirn zu Östradiol verwandelt (das zu den Östrogenen gehört), was die Libido steigert. Progesteron wird von der Nebennierenrinde und den Eierstöcken produziert, und zwar bis ans Lebensende. Für Menschen, die eine Eierstockablation hatten oder denen die Eierstöcke ganz oder teilweise entfernt wurden, heißt das, dass der Testosteronspiegel im Körper massiv absinkt.

Auch die Gesundheit der Vagina spielt hier eine Rolle, zum einen ihre Elastizität, zum anderen ihre Gleitfähigkeit. Mit Vaginalkugeln oder dem Yoni-Ei können wir den Muskeltonus der Vagina stärken und damit auch das Perineum. Bei vaginaler Trockenheit sollten Sie zu einem Gleitmittel greifen (möglichst in Bioqualität!). Das ist kein Grund, sich zu schämen, denn eigentlich sollten wir alle stets Gleitmittel zu Hause haben, denn solche »Trockenphasen« können sich immer wieder mal einstellen.

Doch der Verlust der Lust muss nicht immer hormonelle oder körperliche Gründe haben. Vergessen wir nicht, dass das wichtigste Geschlechtsorgan das Gehirn ist. Dort sollten wir uns um die Rückkehr der Lust kümmern. Die Menopause kann unser ganzes Leben umkrempeln. Wir sollten bereit sein, uns auf diese neue Art auf unseren Körper zu beziehen. Zu diesem Zweck müssen wir ihn noch intensiver wahrnehmen können als sonst. Beobachten Sie Tag für Tag, was sich körperlich und emotional in Ihnen abspielt. So finden Sie Zugang zu sich selbst. Nehmen Sie sich täglich ein paar Minuten Zeit, um sich – im Sitzen oder Liegen – Ihrem Körper zu widmen. Wo spüren Sie Spannungen, Schmerzen oder vielmehr Leichtigkeit? Welche Emotionen melden sich, wenn Sie Ihren Körper durchgehen? Dieses tägliche Rendezvous mit sich selbst erlaubt Ihnen, Ihre Sinne für Neues zu öffnen und Ihren Körper in seinen feinsten Schwingungen zu erfahren.

Aber häufig ist die Menopause auch von Angst geprägt: Angst vor der Veränderung des Körpers, vor dem Alter, vor dem Verlust der Attraktivität, dem Verlust von Fähigkeiten. Und auf abstrakter Ebene auch vor dem Tod, sowohl unserem eigenen wie dem unserer Lieben. Also: Denken Sie zurück an den kleinen Vogel, der sich nicht fürchtet auf dem dünnen Ast, weil er weiß, dass er fliegen kann! Was auch immer geschieht, auch Sie sind fähig, sich wieder in die Lüfte zu erheben. Ich appelliere hiermit an die weise Frau in Ihnen. Bei all den Lebenserfahrungen, die Sie hinter sich haben, haben Sie sich auch anderen Ängsten gestellt. Wann immer diese Ängste in Ihnen aufflackern, denken Sie an einen Augenblick Ihres Lebens, als Sie eine schwierige Phase überwunden hatten und von Neuem schöne Momente erlebten. Spüren Sie diese Resilienz in sich. Fassen Sie Zutrauen zu sich selbst und zu Ihrer Fähigkeit, sich auch an diese neue Situation anzupassen.

Und schenken Sie sich Augenblicke nur für sich selbst. Ich möchte Sie einladen, regelmäßig Liebe mit sich selbst zu machen, ob nun in sexueller oder anderweitig sinnlicher Hinsicht. Zum Beispiel, indem Sie Ihren Körper mit duftenden Ölen liebkosen oder sich mit einer Fußmassage verwöhnen.

Machen Sie Liebe mit sich selbst

Tatsächlich ist die Masturbation ein schöner Weg, um ein sexuell erfülltes Leben zu führen. Auch hier müssen wir einen Blick auf das Vokabular werfen, um nicht unbewusst in irgendeine Falle zu tappen. Der Begriff »Masturbation« kommt nämlich vom lateinischen *manus* für »Hand« und *stuprare,* »entehren«. Und wer will sich schon von Hand entehren? Häufig sehen wir die Masturbation als Mittel, auf recht direkte Art schnell zum Orgasmus zu kommen.

Warum also machen Sie nicht vielmehr Liebe mit sich selbst, statt zu masturbieren? »Liebe« ist in meinen Augen eine Energie, die in jedem Menschen präsent ist, die uns zum Leben treibt, zur Erfüllung und zur Freude. Um Liebe als Energie geht es hier. Liebe mit sich selbst zu machen heißt, dass Sie sich Ihre eigene Lebensenergie schaffen. Diese zutiefst intime Erfahrung mit sich selbst sollte umfassender sein: Seien Sie zärtlich zu Ihrem ganzen Körper. Umarmen Sie sich, massieren Sie sich, lächeln Sie sich zu, nehmen Sie sich in den Arm. Kurz und gut: Lieben Sie sich selbst. Zuerst bitten Sie sich um Ihr Einverständnis. Durch die Selbstliebe werden Sie sich besser kennenlernen, Sie werden neue erogene Zonen entdecken. So können Sie selbstsicher eine sexuelle Beziehung mit einem Partner eingehen, weil Sie wissen, was Ihnen guttut. Liebe mit sich selbst zu machen heißt auch, dass wir uns unsere Fantasien erlauben. In der Welt des Imaginären ist alles möglich. Also gestatten Sie sich, loszulassen und Einlass zu finden in eine Welt, in der alles machbar und vorstellbar ist. Wir sind ja selbst unsere schlimmsten Zensoren. Lassen Sie sich von Ihrer Fantasie davontragen. Sie wird Sie in schönere Welten entführen. Machen Sie den Weg frei für nicht körperliche Fantasien. Wenn man sich der Sexualität als Energie öffnet, ergibt es Sinn, zu so gesunden und machtvollen Energieträgern wie der Erde und der Sonne Zuflucht zu nehmen. Machen Sie Liebe mit der Sonne, umschließen Sie ihre Strahlen, öffnen Sie sich für ihre zärtliche Wärme. Wenn Sie Ihrer Fantasie auf diese Weise freien Lauf lassen, werden Sie Energien empfangen, die alles übersteigen, was Sie bisher für möglich hielten …

ANHANG

DANKSAGUNG

Simon: Danke, dass du mir gleichzeitig Anker und Segel bist.

Suyapa, meine Verlegerin: Danke für dein Vertrauen, deine Geduld und die Lichter, die du mir aufgesteckt hast. Danke für die Freiheit, die du mir beim Schreiben gelassen hast. Und danke schließlich für die Stärke, die du beweist, indem du dieses und all die anderen Bücher herausbringst …

Danke all denen, die ich einzeln oder in der Gruppe beratend begleiten durfte. Was ich weiß, verdanke ich euch.

Christine: Danke dafür, dass du die Lust und Geduld hattest, dieses Buch noch einmal durchzulesen. Danke für dein Wort und deine Feder, für deinen poetischen Genius und deine Stilsicherheit.

Nathalie: Danke, dass du mich bei La Oniora so unterstützt hast, dass ich mir Zeit zum Schreiben nehmen konnte!

Meine Eltern: Danke für eure Unterstützung bei meinen diversen Projekten, die in all diesen Jahren von Mal zu Mal verrückter wurden. Ich glaube sehr, dass das noch ein Weilchen so weitergehen wird.

Laura Moreno, Sajeeva Hurtado und Hekate: Danke an meine drei *maestrias* auf der anderen Seite des Atlantiks für alles, was ich von euch lernen durfte.

Stéphanie Lafranque: Danke an meine geschätzte Mittelsfrau mit den Goldaugen.

Marie-Anne: das offene Ohr mit der ebenso sanften wie machtvollen Stimme einer Freundin, die an mich glaubt: Ich danke dir.

Sarah und Athénaïs: Danke an meine Helferinnen, denen ich mich anvertrauen konnte.

Mélisse, Seb und Gaspar: Danke fürs Hinschauen und eure Einstellung.

Meine Instagram-Community, ohne die dieses Buch wohl nie entstanden wäre: Danke, dass ihr an meine Arbeit und meine Vision der Welt geglaubt habt. Und wie versprochen und geschuldet: Ein besonderes Dankeschön geht an die Steppenprinzessin (sie weiß schon, wer gemeint ist).

Aurore Rosello: Danke, dass du mir eine langfristige Vision meiner beruflichen Arbeit aufgezeigt hast, sodass ich mir die Erlaubnis gab, mir die Zeit zum Schreiben zu nehmen.

Olivia Colboc, Joep Beving, Philip Glass und René Aubry: Eure Musik hat mich viele Stunden beim Schreiben begleitet.

Ein bewegtes Dankeschön an LADI, die Ligue angevine de danse improvisée, die mir – koste es, was es wolle – eine »rührige« Verschnaufpause verschaffte in den Monaten, als ich an diesem Buch schrieb.

Claire Astigarraga: Danke sowohl für deine Illustrationen wie für unsere unkomplizierte und unbeschwerte Freundschaft.

Meine kleinen Freundinnen und Freunde: Danke für diese Stunden, in denen ihr mir Druck abgenommen und mich unterstützt habt. Der erste Titel für dieses Buch wird mir immer der liebste sein.

Lucile: Danke für dieses Treffen am Meer, als ich auf der Zielgeraden war, und die wertvollen Ratschläge, die mir aus deinen Neophyten-Augen zuströmten.

Und schließlich: Danke dir, Wald, und dir, Mutter Erde, danke für eure Präsenz und die Aufnahme, die ihr mir gewährt habt. Ich danke euch auch dafür, dass ihr uns das Papier für dieses Buch und für die Weitergabe dieses Wissens geschenkt habt.

BIBLIOGRAFIE

Adamczak, Bini, »Come on. Über ein neues Wort, das sich aufdrängt – und unser Sprechen über Sex revolutionieren wird«, in: *Analyse und Kritik* 614 (2016), siehe unter: https://archiv.akweb.de/ak_s/ak614/04.htm [abgerufen am 27. Juni 2022].

Aguilera, Efféa, *Un périnée heureux, c'est possible! Un livre concret et pratique pour vivre pleinement sa féminité et sa sexualité,* Paris 2018.

Arnal, Bérengère, *Syndrome prémenstruel. Les solutions naturelles,* Vergèze 2014.

Bajos, Nathalie, Bozon, Michel, *Enquête sur la sexualité en France. Pratiques, genre et santé*, Paris 2008.

Baldassari, Gaëlle, *Kiffe ton cycle,* Paris 2019.

Cameron, Julia, *The Artist's Way. A Spiritual Path to Higher Creativity,* Los Angeles 1992.

Edgar-Rosa, Clarence, *Connais-toi toi-même. Guide d'auto-exploration du sexe féminin*, Paris 2019.

Hugo, Victor, *Océan prose,* Paris 2002.

Hurtado, Sajeeva, *Full Of Life. Ovarian Breathing, Feminine Alchemy,* ohne Ort 2015.

de La Cochetière, Véronique, *Réveillez-vous, femmes divines*, Paris 2019.

Lacey, Louise, *Lunaception*, Berlin 1981.

Martel, Jacques, *Mein Körper – Barometer der Seele. Das psychosomatische Lexikon, das schon beim Lesen hilft*, Kirchzarten bei Freiburg 2019.

Nissim, Rina, *Eine zeitgemäße Hexe. Frauen und Gesundheit. Zur weltweiten Selbsthilfebewegung*, Rüsselsheim 2018.

Dies., *Naturheilkunde in der Gynäkologie. Handbuch für Frauen*, Rüsselsheim 2021.

Patel, Amit N., et al., »Multipotent Menstrual Blood Stromal Stem Cells: Isolation, Characterization, and Differentiation«, in: *Cell Transplantation* 17 (2008), S. 303–311.

Pérès, Marie Pénélope, *Sagesse et pouvoirs du cycle féminin. Santé, fertilité, plantes amies et symbolique*, Éourres 2017.

Pérez San Martin, Pabla, *Introductory Manual of Natural Gynaecology*, ohne Ort 2020. (Nur E-Book.)

Plã, Jüne, *Kommt gut. 1001 Sex-Tipps und Illustrationen für mehr Oohs und Aahs*, Igling 2020.

Rosenberg, Marshall B., *Gewaltfreie Kommunikation. Eine Sprache des Lebens*, Paderborn 2016.

The Boston Women's Health Book Collective (Hg.), *Unser Körper, unser Leben. Ein Handbuch von Frauen für Frauen, Band 1 und Band 2*, Reinbek bei Hamburg, 1994.

Thiébaut, Élise, *Ceci est mon sang. Petites histoires de règles, de celles qui les ont et de ceux qui les font*, Paris 2017.

ANMERKUNGEN

1. Eine Doula ist eine nicht ärztliche Spezialistin, eine Hebamme, die Schwangere bis zur Geburt und auch noch danach begleitet. In Chile war die Gründung dieses Netzwerks tatsächlich ein militanter Akt, weil dort bis zum Jahr 2017 jegliche Abtreibung verboten gewesen war.
2. Der Begriff des *empowerment* kommt aus dem Englischen und ist schwer zu übersetzen. Er wird seit den 1980er-Jahren im feministischen Milieu gebraucht, und zwar für jenen Schritt, in dem die Frauen voller Selbstvertrauen über sich und ihren Körper bestimmen.
3. Victor Hugo, *Océan prose,* Paris 2002.
4. Bezeichnet eine Person, deren geschlechtliche Identität mit ihrem Geburtsgeschlecht übereinstimmt.
5. Bini Adamczak, »Come on. Über ein neues Wort, das sich aufdrängt – und unser Sprechen über Sex revolutionieren wird«, in: *Analyse und Kritik* 614 (2016), siehe unter: https://archiv.akweb.de/ak_s/ak614/04.htm [abgerufen am 27. Juni 2022]..
6. Genesis 3,16.
7. Julia Cameron, *The Artist's Way. A Spiritual Path to Higher Creativity,* Los Angeles 1992.
8. Vgl. Amit N. Patel et al., »Multipotent Menstrual Blood Stromal Stem Cells: Isolation, Characterization, and Differentiation«, in: *Cell Transplantation* 17 (2008), S. 303–311.
9. Die Praxis von Bondage, Disziplin, Dominanz, Unterwerfung und Sadomasochismus.

VERZEICHNIS DER KRANKHEITEN

VERZEICHNIS DER ÜBUNGEN